药学类专业系列教材

药物分析

新形态教材

主　编　张　姣　肖　娟　雷　勇

副主编　王红梅　明智强　殷学利

主　审　胡春梅　舒　炼

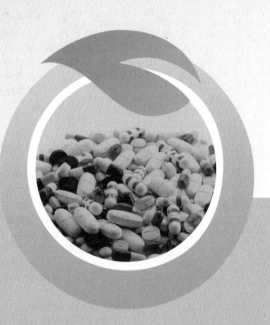

重庆大学出版社

国家一级出版社
全国百佳图书出版单位

内容提要

本书以药物及其制剂的质量研究分析技术为主线,结合《中国药典》(2020 年版)的修订与执行编写而成。全书共 7 章:第一章是全书的引领,结合现行版药典着重介绍药典的知识及药品质量研究的基本内容;第二至第四章是全书的基石,从我国药品质量分析的实际出发,系统介绍药物分析各项技术;第五、六章为全书的应用,第五章是药物制剂检验技术,根据我国现行版药典制剂通则的要求,具体讲述各常见药物剂型标准与分析方法;第六章是药物生物检定技术,探讨生物检定及安全性方面问题,包括无菌检查、微生物计数检查、生物活性测定等相关方面;第七章为体内药物分析,通过了解药物在体内的数量和质量变化,从而对药物研究、生产、临床合理应用等方面做出估计和评价。

本书适用于高等职业教育药品经营与管理、药品质量与安全、药学等相关专业,也可供药品类相关从业者参考。

图书在版编目(CIP)数据

药物分析 / 张姣,肖娟,雷勇主编. -- 重庆:重庆大学出版社,2023.12
高等职业教育药学类专业系列教材
ISBN 978-7-5689-4194-5

Ⅰ. ①药… Ⅱ. ①张… ②肖… ③雷… Ⅲ. ①药物分析—高等职业教育—教材 Ⅳ. ①R917

中国国家版本馆 CIP 数据核字(2023)第 207630 号

药物分析
YAOWU FENXI

主　编　张　姣　肖　娟　雷　勇
副主编　王红梅　明智强　殷学利
主　审　胡春梅　舒　炼
策划编辑:袁文华

责任编辑:陈　力　版式设计:袁文华
责任校对:邹　忌　责任印制:赵　晟

*

重庆大学出版社出版发行
出版人:陈晓阳
社址:重庆市沙坪坝区大学城西路 21 号
邮编:401331
电话:(023)88617190　88617185(中小学)
传真:(023)88617186　88617166
网址:http://www.cqup.com.cn
邮箱:fxk@ cqup.com.cn(营销中心)
全国新华书店经销
重庆博优印务有限公司印刷

*

开本:787mm×1092mm　1/16　印张:15.25　字数:373 千
2023 年 12 月第 1 版　2023 年 12 月第 1 次印刷
印数:1—2 000
ISBN 978-7-5689-4194-5　定价:42.00 元

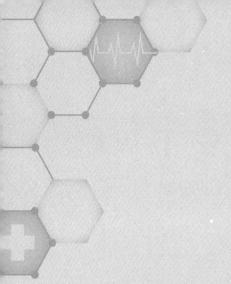

BIANWEIHUI 编委会

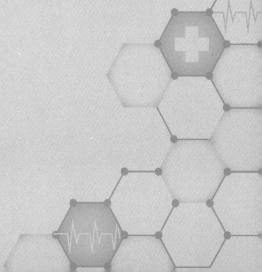

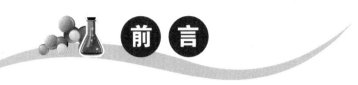

前　言

　　"药物分析"是药学类专业的一门专业课程,其任务是培养学生具备强烈的药品全面质量控制的观念和必需的药物分析操作技能,使学生能胜任药品研究、生产、供应和临床使用过程中的分析检验工作。

　　本书以药物及其制剂的质量研究分析技术为主线,结合现行版《中华人民共和国药典》(2020 年版)的修订与执行编写而成,全书共 7 章。其中,第一章是全书的引领,结合现行版药典着重介绍药典的知识及药品质量研究的基本内容。第二至第四章是全书的基石,是从我国药品质量分析的实际出发,系统介绍药物分析各项技术,包括药物的鉴别、药物杂质的检查、药物的定量分析,夯实读者从事药品质量检验、研究及相关工作的专业基础知识。第五至第六章为全书的应用部分,第五章为药物制剂检验技术,根据我国现行版药典制剂通则的要求,具体讲述各常见药物剂型标准与分析方法;第六章药物生物检定技术,探讨生物检定及安全性方面问题,包括无菌检查、微生物计数检查、生物活性测定等相关方面。第七章为体内药物分析,通过了解药物在体内的数量和质量变化,从而对药物研究、生产、临床合理应用等方面做出估计和评价。通过 7 章内容的学习,引导学生综合应用药物分析专业基础知识与技术解决药品质量分析研究的具体问题。每章附有实训情景,分别为基本技能训练,药物的鉴别、检查、含量测定与药品制剂分析,实训情景有利于促进学生职业能力的培养和实践技能的提高。每章附有习题,有利于学生自测学习效果。

　　本书根据我国现行版药典各药品项下标准,编写了与各章节内容相应的应用实例,包括药物杂质检查、定量分析、生物检定分析各方面,适用性广,并注重有关药物的原料药、制剂分析方法的系列性,对药物制剂种类涵盖面广,制剂通则分析方法详尽。生物检定分析为整个药品质量体系工作中的重要一环,本书囊括药品生物检定技术重要内容,使书中药品质量检验技术体系更完整。本书适用于高等职业教育药品经营与管理、药品质量与安全、药学等相关专业。

　　主编张姣，国家执业药师，重庆能源职业学院副教授，高级技师，药品质量与安全专业带头人，在全国知名药品生产企业——国药太极有数十年丰富的药物理化分析、仪器分析、药品生物检定分析工作经验，负责本书第三至第五章的编写。主编肖娟，重庆能源学院讲师，高级健康管理师，从事高等职业教育 13 年，发表论文数篇，负责本书第一章的编写。主编雷勇，重庆阁睿斯工程科技有限公司总经理，对化学反应安全性测试、测试数据分析、数据的工程设计有丰富企业经验，负责本书第二章的编写。副主编王红梅，重庆医科大学附属儿童医院内分泌科主管护师、责护组长，重庆市儿童 PICC 专科护士，从事儿科临床护理和教学工作 16 年，具有娴熟的操作技能和良好的临床教学能力，负责本书第六和第七章的编写。副主编明智强、殷学利共同负责本书数字资源的编写。主审胡春梅，国药太极西南药业股份有限公司质量保证部部长助理，高级工程师，共同参与第六章的编写。主审舒炼，重庆能源职业学院副教授，高级技师。两位主审结合药品生产企业、药检所、三方检测机构工作和教学工作为本书的编写提供了大力支持和帮助，提出宝贵意见，在此表示衷心的感谢！

　　本书的编写力争满足药物分析和药学相关专业人才培养的需要。由于编者编写时间仓促，书中难免有不妥之处，敬请读者提出意见，不胜感激！

编　者

2023 年 2 月

目 录 CONTENTS

第一章

绪　论

第一节　药物分析在医学领域中的地位和任务

药品是指用于预防、治疗、诊断人类的疾病,有目的地调节人的生理机能并规定有适应证或者功能主治、用法和用量的物质。它不同于一般产品,是一种关系人民生命健康的特殊商品。全面控制药品的质量,保证人民群众使用高质、安全、稳定和有效的药品,是药学工作者义不容辞的责任。药品质量的全面控制不是某一个单位或某一个部门能够独立完成的工作,在药品的研制、生产、经营以及临床使用过程中都应该严格执行科学管理规范,所以它是一项涉及多方面、多科学的综合性工作。药物分析就是这些众多学科中研究和发展药品全面质量控制的"方法学科",是我国药学各专业规定设置的一门主要专业课程,也是整个药学领域中一个重要组成部分,详见表1-1。

表1-1　药物分析在药学领域中应用

领域	应用
药物研发	结构分析与鉴定;有关物质研究;稳定性研究;体内样品分析与测定
生产过程	水及生产环境监测;原辅料检测;工艺跟踪监测;中药材及提取物质量分析
经营过程	定期考察质量变化
使用过程	临床药物监测分析;指导医生合理用药及个体化用药
监督管理	药品检验所依法对药品实施检测与监督管理

药物分析是利用分析测定手段,发展药物的分析方法,研究药物的质量规律,对药物进行全面检验与控制的一门学科。随着科学技术和药学事业的发展,该学科涉及的研究范围已经涵盖药品质量控制、临床医学、中药与天然药物分析、药物代谢分析、法医毒物分析、兴奋剂检测和药物制剂分析等。

第二节　药品质量标准

一、制订药品质量标准的目的与意义

药品的特殊性决定了对其进行质量监控的重要性,由于不同厂家生产工艺、技术水平及设备条件、运输与贮存条件的差异等都会影响药品的质量,所以国家必须制订对药品有强制执行力的统一的质量标准,即药品质量标准。药品质量标准是国家对药品质量、规格及检验方法所做的技术规定,是药品生产、供应、使用、检验和药政管理部门共同遵循的法定依据。制订并贯彻统一的药品标准,对医药科学技术、生产管理、经济效益和社会效益都会产生良好的影响与作用。

《中华人民共和国药品管理法》明确规定:"药品必须符合国家药品标准。国务院药品监督管理部门颁布的《中华人民共和国药典》和药品标准为国家药品标准。"《药品注册管理办法》进一步明确"国家药品标准是指国家食品药品监督管理局颁布的《中华人民共和国药典》、药品注册标准和其他标准,其内容包括质量指标、检验方法以及生产工艺等技术要求。"除此之外,由药品生产企业研究制订并用于药品质量控制的标准称为企业药品标准,它仅在本企业的药品生产质量管理中使用,属于非法定标准。

药品质量标准不是一成不变的,随着科学技术的发展和生产工艺的改进,药品质量标准也将相应提高。目前国家正着力规范提高药品标准,对多个企业生产的统一品种,标准的制订"就高不就低",力争实现药品标准管理计算机网络化的目标。

二、制订药品质量标准的原则

药品的质量标准与药品总是同时产生的,是药品研发、生产、经营及临床应用等的综合成果。在进行新药的研究时,除对新药的生产工艺、药理和药效等方面进行研究外,还要对新药的质量控制方法进行系统的研究,并在此基础上制订药品质量标准。制订药品质量标准主要应遵循以下原则:

1. 充分考虑药品的安全性和有效性。
2. 检测项目、分析方法和限度要合理可行。
3. 从生产、流通及使用各个环节考察影响药品质量的因素。
4. 制剂质量标准与原料药质量标准要有关联性。

三、药品质量标准的主要内容

药品质量标准的主要内容有名称、性状、鉴别、检查、含量测定、类别和贮藏等。

（一）名称

药品质量标准中药品的名称包括中文名、汉语拼音名和英文名3种。

中文名称是按照"中国药品通用名"（Chinese approved drug names,CADN）推荐的名称以及命名原则命名的,是药品的法定名称;英文名称尽量采用世界卫生组织制订的"国际非专利药品名"（international nonproprietary name for pharmaceutical substances,INN）,INN 没有的可采用其他合适的英文名称。

药物的中文名称应尽量与英文名称对应,可采用音译、意译或音意合译,一般以音译为主。

（二）性状

药品的性状是药品质量标准的重要表征之一,主要包括药品的外观、臭、味、溶解性、一般稳定性及物理常数等,反映了药物特有的物理性质。

1. 外观与臭味 药品的外观是对药品的色泽和外表的感观规定。具有一定的鉴别意义,可以在一定程度上反映药物的内在质量。臭味是药品本身所固有的。
2. 溶解度 溶解度是药品的一种物理性质。《中国药典》中药物的溶解性用术语来表示,如"极易溶解""易溶""溶解""略溶""微溶""极微溶解""几乎不溶或不溶"等,现行版《中国药典》凡例中对以上术语有明确的规定。

3.物理常数　物理常数是药物的物质常数,具有鉴别意义,也能反映药物的纯杂程度,是评价药品质量的重要指标。现行版《中国药典》在四部中收载的物理常数有相对密度、馏程、熔点、凝点、比旋度、折光率、黏度、吸收系数、碘化值、皂化值及酸值等。

（三）鉴别

鉴别是指用规定的方法对已知药物的真伪进行判断,是控制药品质量的重要环节。鉴别必须是对每个具体药品能准确无误地做出正确判断,选用的方法应准确、灵敏、简便、快速,主要依据该药品的化学结构和理化性质。

（四）检查

现行版《中国药典》凡例中规定检查项下包括有效性、均一性、纯度和安全性4个方面内容。

1.有效性检查　是以动物实验为基础,最终以临床疗效来评价的。一般是针对某些药品的特殊药效需要进行的特定项目的检查。如对抗酸药品需检查"制酸力",主要控制除真伪、纯度和有效成分含量等因素以外其他可能影响疗效的因素。

2.均一性检查　主要是指检查制剂的均匀程度,如片剂等固体制剂的"重量差异"及"含量均匀度"检查等。

3.纯度检查　是药品检查项下的主要内容,是对药物中的杂质进行检查。其内容详见本书第三章。

4.安全性检查　其目的是在正常用药的情况下,保证用药的安全。如"热原检查""毒性检查""过敏试验""升降压物质检查"等。

（五）含量测定

含量测定主要是针对药品中有效成分含量的测定,是保证药品安全有效的重要手段。常用的含量测定方法有理化方法和生物学方法,使用理化方法测定药物的含量,称为"含量测定",测定结果一般用含量百分率（%）来表示。生物学方法包括生物检定法和微生物检定法,是根据药物对生物或微生物作用的强度来测定含量的方法,常称为"效价测定",测定结果通常用"效价"（国际单位IU）来表示。对于测定方法的选择,除应要求方法的准确性与简便性外,还应强调测定结果的重现性,含量测定必须在鉴别无误、杂质检查合格的基础上进行。

（六）类别

药品的类别是指按药品的主要作用、主要用途或学科划分的类别。如解热镇痛药、抗生素等。

（七）贮藏

贮藏项下规定的贮藏条件,是根据药物的稳定性,对药品包装和贮存的基本要求,以避免或减缓药品在正常贮存期内变质。其常用术语有遮光、密闭、密封、熔封或严封、阴凉处、阴暗处、冷处及常温等。

第三节 药典概述

一、《中国药典》基本知识

《中华人民共和国药典》简称《中国药典》,其英文名称是 Chinese Pharmacopoeia,缩写为 Ch.P.,不同版本以其后括号内的年份来表示。《中国药典》由国家药典委员会编制,是记载药品质量标准的法典,是国家监督、管理药品质量的法定技术指标,具有法律约束力。自中华人民共和国成立后发行第一版《中国药典》(1953 年版)以来,迄今为止已出版了 11 版,分别是 1953、1963、1977、1985、1990、1995、2000、2005、2010、2015、2020 版。现行版《中国药典》为 2020 年版,是第十一版药典。按照第十一届药典委员会成立大会暨全体委员大会审议通过的药典编制大纲要求,以建立"最严谨的标准"为指导,以提升药品质量、保障用药安全、服务药品监管为宗旨,在国家药品监督管理局的领导下,在相关药品检验机构、科研院校的大力支持和国内外药品生产企业及学会协会积极参与下,国家药典委员会组织完成了《中国药典》(2020 年版)编制各项工作。2020 年 4 月 9 日,第十一届药典委员会执行委员会审议通过了《中国药典》(2020 年版)(草案)。经国家药品监督管理局会同国家卫生健康委员会审核批准颁布后施行。《中国药典》一经颁布实施,其同品种的上一版标准或其原国家药品标准即同时停止使用。本版药典收载品种 5 911 种,新增 319 种,修订 3 177 种,不再收载 10 种,因品种合并减少 6 种。《中国药典》(2020 年版)由一部、二部、三部、四部组成。一部中药收载 2 711 种,其中新增 117 种、修订 452 种。二部化学药收载 2 712 种,其中新增 117 种、修订 2 387 种。三部生物制品收载 153 种,其中新增 20 种、修订 126 种;新增生物制品通则 2 个、总论 4 个。四部收载通用技术要求 361 个,其中制剂通则 38 个(修订 35 个)、检测方法及其他通则 281 个(新增 35 个、修订 51 个);指导原则 42 个(新增 12 个、修订 12 个);药用辅料收载 335 种,其中新增 65 种、修订 212 种。

(一)凡例

凡例是药典总的说明,是解释和使用《中国药典》,正确进行质量检定的基本原则,并对正文品种、附录及质量检定有关的共性问题加以规定。如规定本版药典使用的滴定液和试液的浓度,以 mol/L(摩尔/升)表示者,其浓度要求精密标定的滴定液用"XXX 滴定液(YYY mol/L)"表示;若作其他用途不需精密标定其浓度时,用"YYY mol/L XXX 溶液"表示,以示区别。溶液后标示的"(1→10)"等符号,是指固体溶质 1.0 g 或液体溶质 1.0 mL 加溶剂使成 10 mL 的溶液;未指明用何种溶剂时,均指水溶液;两种或两种以上液体的混合物,名称间用半字线"-"隔开;其后括号内所示的":"符号,是指各液体混合时的体积(重量)比例。标准品、对照品是指用于鉴别、检查、含量测定的标准物质。标准品是指用于生物检定、抗生素或生化药品中含量或效价测定的标准物质,按效价单位(或 μg)计,以国际标准品进行标定;对照品除另有规定外,均按干燥品(或无水物)进行计算后使用。"精密称定"是指称取重量应准确至所取重量的千分之一;"称定"是指称取重量应准确至所取重量的百分之一；"精密量取"是指量取体积的准确度应符合国家标准中对该体积移液管的精密度要求；"量取"是指可用量筒或按照量取体积的有效数位选用量具。取用量为"约"若干时，是指取用量不得超过规定量的±10%。

（二）正文

正文是药典的主要内容，记载药品或制剂的质量标准，化学药品内容主要包括中文名、汉语拼音名、英文名、结构式、分子式和分子量、性状、鉴别、检查、含量测定、类别、贮藏及制剂等；中药标准还包含炮制、性味与归经、功能与主治等；生物制品标准还包含制造、检定、使用说明等。

下面以维生素 B_6 为例说明质量标准正文的主要内容。

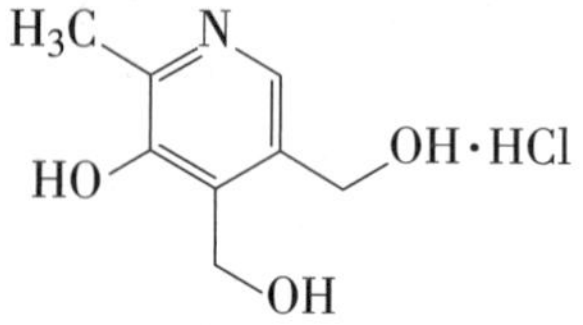

图 1-1　维生素 B_6 结构图

本品为6-甲基-5-羟基-3,4-吡啶二甲醇盐酸盐。按干燥品计算，含 $C_8H_{11}NO_3 \cdot HCl$ 应为 98.0% ~102.0%。

【性状】　本品为白色或类白色的结晶或结晶性粉末；无臭；遇光渐变质。

本品在水中易溶，在乙醇中微溶，在三氯甲烷或乙醚中不溶。

【鉴别】　（1）取本品约 10 mg，加水 100 mL 溶解后，各取 1 mL 2 份，分别置甲、乙两支试管中，各加 20% 醋酸钠溶液 2 mL，甲管中加水 1 mL，乙管中加 4% 硼酸溶液 1 mL，混匀，各迅速加氯亚氨基-2,6-二氯醌试液 1 mL。甲管中显蓝色，几分钟后即消失，并转变为红色，乙管中不显蓝色。

（2）在含量测定项下记录的色谱图中，供试品溶液主峰的保留时间应与对照品溶液主峰的保留时间一致。

（3）本品的红外光吸收图谱应与对照的图谱（光谱集448图）一致。

（4）本品的水溶液显氯化物的鉴别（1）的反应（通则0301）。

【检查】　**酸度**　取本品 1.0 g，加水 20 mL 使溶解，依法测定（通则0631），pH 值应为 2.4~3.0。

溶液的澄清度与颜色　取本品 1.0 g，加水 10 mL 溶解后，溶液应澄清无色；如显浑浊，与 1 号浊度标准（通则0902第一法）比较，不得更浓；如显色，与黄色 1 号标准比色液（通则0901第一法）比较，不得更深。

有关物质　照高效液相色谱法（通则0512）测定。

本品适量，加流动相溶解并稀释制成每 1 mL 中约含 1 mg 的溶液作为供试品溶液；精密量取 1 mL，置 100 mL 量瓶中，用流动相稀释至刻度，摇匀，作为对照溶液。系统适用性溶液：取维生素 B_6 适量，加流动相溶解并稀释制成每 1 mL 中约含 0.1 mg 的溶液。

色谱条件　用十八烷基硅烷键合硅胶为填充剂；以 0.04% 戊烷磺酸钠溶液（用冰醋酸

6

调节 pH 值应至 3.0)-甲醇(85∶15)为流动相;检测波长为291 nm。进样体积10 μL。

系统适用性要求　系统适用性溶液色谱图中,理论板数按维生素 B_6 峰计算不低于4 000。

测定法　精密量取供试品溶液与对照品溶液各10 μL,分别注入液相色谱仪,记录色谱图至主成分峰保留时间的3倍。

限度　供试品溶液的色谱图中如有杂质峰,各杂质峰面积的和不得大于对照液主峰面积(1.0%)。

干燥失重　取本品在105 ℃干燥至恒重,减失重量不得超过0.5%(通则0831)。

炽灼残渣　不得超过0.1%(通则0841)。

重金属　取本品2.0 g,加水20 mL溶解后,加氨试液至遇石蕊试纸显中性反应,加醋酸盐缓冲液(pH 值3.5)2 mL与水适量使成25 mL,依法检查(通则0821 第一法),含重金属不得超过百万分之十。

【含量测定】　照高效液相色谱法(通则0512)测定。

供试品溶液　取本品适量,精密称定,加流动相并定量稀释制成1 mL中约含0.1 mg的溶液。

对照品溶液　取维生素 B_6 对照品,精密称定,加流动相并定量稀释制成1 mL中约含0.1 mg的溶液。

色谱条件　见有关物质项下。

系统适用性要求　理论板数按维生素 B_6 峰计算不低于4 000。

测定法　精密量取供试品溶液与对照品溶液,分别注入液相色谱仪,记录色谱图。按外标法以峰面积计算。

【类别】　维生素类药。

【贮藏】　遮光,密封保存。

【制剂】　(1)维生素 B_6 片;(2)维生素 B_6 注射液。

(三)通用技术要求及药用辅料

自《中国药典》(2015 年版)起,将《中国药典》(2010 年版)一部、二部、三部分别收载的通用技术要求(包括制剂通则、分析方法、指导原则等)及药用辅料的内容整合、修订与完善,独立成卷作为第四部,制定了统一的技术要求。

制剂通则是按药物的剂型分类,针对剂型特点所规定的基本技术要求。收载有片剂、注射剂、合剂等中药和化学药,在每种剂型下规定有该剂型的定义、基本要求和常规的检查项目。

通用检测方法是各正文品种进行相同检查项目的检测时所应采用的统一设备、程序、方法及限度等。比如色谱法、物理常数的测定、微生物检查法等。

指导原则是为执行药典、考察药品质量、起草与复核药品标准等所制定的指导性规定。不作为强制的法定标准。

(四)索引

索引包括中文索引(按汉语拼音顺序排列)和英文索引(按英文字母顺序排列)两种。

二、《中国药典》(2020 年版)特点简介

(一)稳步推进药典品种收载

品种收载以临床应用为导向,不断满足国家基本药物目录和基本医疗保险用药目录收录品种的需求,进一步保障临床用药质量。及时收载新上市药品标准,充分体现我国医药创新研发最新成果。

(二)健全国家药品标准体系

通过完善药典凡例以及相关通用技术要求,进一步体现药品全生命周期管理理念。结合中药、化学药、生物制品各类药品特性,将质量控制关口前移,强化药品生产源头以及全过程的质量管理。逐步形成以保障制剂质量为目标的原料药、药用辅料和药包材标准体系,为推动关联审评审批制度改革提供技术支撑。

(三)扩大成熟分析技术应用

紧跟国际前沿,不断扩大成熟检测技术在药品质量控制中的推广和应用,检测方法的灵敏度、专属性、适用性和可靠性显著提升,药品质量控制手段得到进一步加强。如新增聚合酶链式反应(PCR)法、DNA 测序技术指导原则等,推进分子生物学检测技术在中药饮片、动物组织来源材料、生物制品起始材料、微生物污染溯源鉴定中的应用;新增 X 射线荧光光谱法、单抗制品特性分析方法、转基因检测技术应用于重组产品活性检测等。

(四)提高药品安全和有效控制要求

重点围绕涉及安全性和有效性的检测方法和限量开展研究,进一步提高药品质量的可控性。在安全性方面,进一步加强了对药材饮片重金属及有害元素、禁用农药残留、真菌毒素以及内源性有毒成分的控制。加强了对化学药杂质的定性定量研究,对已知杂质和未知杂质分别控制;对注射剂等高风险制剂增订了与安全性相关的质控项目,如渗透压、摩尔浓度测定等。加强了生物制品病毒安全性控制、建立了疫苗氢氧化铝佐剂以及重组技术产品相关蛋白的控制。在有效性方面,建立和完善了中药材与饮片专属性鉴别方法,部分产品制定了与临床疗效相关的成分含量控制。结合通过仿制药质量与疗效一致性评价品种的注册标准,修订了药典相关标准的溶出度项目;进一步完善了化学药与有效性相关的质量控制要求。增订人用聚乙二醇化重组蛋白及多肽制品、螨变应原制品和人用基因治疗制品总论等,重组类治疗生物制品增订相关蛋白检测及限度要求等。

(五)提升辅料标准水平

重点增加制剂生产常用药用辅料标准的收载,完善药用辅料自身安全性和功能性指标,逐步健全药用辅料国家标准体系,促进药用辅料质量提升,进一步保证制剂质量。

(六)加强国际标准协调

加强与国外药典的比对研究,注重国际成熟技术标准的借鉴和转化,不断推进与各国药典标准的协调。参考人用药品注册技术要求国际协调会(ICH)相关指导原则,新增遗传毒

性杂质控制指导原则,修订原料药物与制剂稳定性试验、分析方法验证、药品杂质分析等指导原则,新增溶出度测定流池法、堆密度和振实密度测定法,修订残留溶剂测定法等,逐步推进 ICH 相关指导原则在《中国药典》的转化实施。

(七)强化药典导向作用

紧跟国际药品标准发展的趋势,兼顾我国药品生产的实际状况,在药品监管理念、质量控制要求、检测技术应用、工艺过程控制、产品研发指导等方面不断加强。在检测项目和限量设置方面,既考虑保障药品安全的底线,又充分关注临床用药的可及性,进一步强化药典对药品质量控制的导向作用。

(八)完善药典工作机制

始终坚持公开、公正、公平的原则,不断完善药品标准的形成机制。组织药品检验机构、科研院校等单位持续开展标准课题研究,鼓励更多药品生产企业、行业组织和社会各界积极参与国家药品标准制修订工作,积极研究和回应业界反馈意见和建议。严格执行专业委员会工作规则,强化委员管理,防止利益冲突。完善质量保证体系、优化工作流程、加强风险防控、强化全程管理,进一步保障药典编制质量。

药典编制秉承科学性、先进性、实用性和规范性的原则,不断强化《中国药典》在国家药品标准中的核心地位,标准体系更加完善、标准制定更加规范、标准内容更加严谨、与国际标准更加协调,药品标准整体水平得到进一步提升,全面反映出我国医药发展和检测技术应用的现状,在提高我国药品质量,保障公众用药安全,促进医药产业健康发展,提升《中国药典》国际影响力等方面必将发挥重要作用。

三、主要国外药典简介

(一)USP-NF

《美国药典》,英文名为 The United States Pharmacopoia,缩写为 USP。《美国国家处方集》,英文名为 The National Formulary,缩写为 NF,两者合称为美国药典-国家处方集,简称为 USP-NF。主要由凡例、正文、通则和索引组成。对于在美国制造和销售的药物和相关产品而言,USP-NF 是唯一由美国食品药品监督管理局(FDA)强制执行的法定标准。此外,对于制药和质量控制所必需的规范,例如测试、程序和合格标准,USP-NF 还可以作为明确的操作指导。

USP-NF 配套出版物有《色谱试剂》《药剂师药典》《美国药品通用名称和国际药品名称字典》《美国药典产品目录》。

(二)《英国药典》

《英国药典》,英文名为 British Pharmacopoia,缩写为 BP,由英国药典委员会编制,是英国制药标准的唯一法定来源,每年修订出版 1 次,由 6 卷组成,不仅提供了药用和成药配方标准,也展示了许多明确分类并可参照的欧洲药典专著。BP 的凡例与 USP-NF 不同,共分为 3 部分:第一部分说明 BP 收录欧洲药典品种的标识;第二部分为 BP 的凡例内容;第三部分为欧洲药典的凡例内容。统一的凡例内容编排在各卷收载的正文品种之前。

英国药典委员会为配套药典使用还出版了《英国药品通用名称》,其中也收录了 INN 名称。"药品通用名称"科学和简明地对药物进行了命名,以方便使用。

(三)《日本药局方》

日本药典名称为《日本药局方》,英文名为 Japanese Pharmacopoia,缩写为 JP,其收载的主要内容有凡例、原料药通则、制剂总则、通用试验方法、正文、红外光谱集、紫外-可见光谱集、一般信息、附录(原子量表)等。《日本药局方》的索引有药物的日文名索引、英文名索引和拉丁名索引 3 种,其中拉丁名索引用于生药品种。

(四)《欧洲药典》

《欧洲药典》,英文名为 European Pharmacopoeia,缩写为 Ph. Eur. 或 EP,是欧洲药品质量控制标准,由欧洲药品质量理事会编辑出版,有英文和法文两种法定版本,在欧盟范围内具有法律效力,每 3 年修订一版,每年发行 3 个增补本。此外,欧洲药典委员会还根据例会决议进行非累积性增补,一年 3 次。《欧洲药典》的基本组成有凡例、附录方法、制剂通则、指导原则和药品标准等。

(五)《国际药典》

《国际药典》,英文名为 International Pharmacopoeia,缩写为 Ph. Int,是由世界卫生组织(WHO)编纂,收载药物原料、药用辅料、药物制剂、标准物质的标准,以及它们的分析检验方法等内容,由世界卫生大会批准出版,满足 WHO 成员国中的发展中国家实施药品监管的需要。经成员国法律明确规定执行时,才具有法律效力。现行版同时出版了网络版和 CD-ROM 版。

第四节　药品检验工作的基本程序

一、药品检验工作的基本要求

药品检验工作是通过检验,对药品的质量作出公正的、科学的、准确的评价和判定,维护消费者、生产企业和国家的利益。党和国家对用药安全高度重视,全力确保人民群众安全用药、放心用药。因此,这对药品检验工作提出了新的更高的要求。首先,确保公正是对药品检验工作最基本的要求,也是药品检验人员必须具备的职业道德,药品检验人员必须严格按照药品质量法规和药品检验标准进行操作,一切按规章制度办事,坚持原则,依据检验结果客观、实事求是地作出判定;其次,药品检验人员必须不断提高自身的业务水平,以高度的责任心和科学的态度对待检验工作,严格执行各种管理制度和检验标准操作规程,必须确保提供的检验数据真实、可信、准确;此外,要履行好药品技术监督检验的法定职能,以认真负责的工作态度、科学严谨的工作作风和准确无误的工作结果树立起工作的权威。

二、药品检验工作的基本程序

药品检验工作是按照药品质量标准对药品进行检验、比较和判定。所以,作为药品检验人员首先要熟悉和掌握检验标准及有关规定,明确检验目的和指标要求及判定原则。

(一)取样

为确保检验结果的科学性、真实性和代表性,取样必须坚持随机、客观、均匀、合理的原则。药品生产企业抽取的样品包括进厂的原辅料、中间体及产品。取样时必须填写取样记录,内容主要包括品名、日期、规格、批号、数量、来源、编号、必要的取样说明、取样人签字等,取样由专人负责。

1. 取样量 取样应根据被取样品的特性按批进行。若某批总件数(原料:袋;中间体:桶、锅;产品:箱、袋、盒、桶等)为 x,则当 $x \leqslant 3$ 时,每件取样;当 $3 < x \leqslant 300$ 时,按 $\sqrt{x}+1$ 随机取样;当 $x > 300$ 时,按 $\sqrt{x}/2+1$ 随机取样。1 次取样量最少可供 3 次检验用量,同时还应保证留样观察的用量。

2. 取样方法

(1)原辅料取样时,应将被取物料外包装清洁干净后移至与配料室洁净级别相当的取样室或其他场所进行取样,以免被取物料受污染。

(2)固体样品用取样器或其他适宜的工具从袋(桶、箱)口一边斜插至对边袋(桶、箱)深约 3/4 处抽取均匀样品。取样数较少时,应选取中心点和周边 4 个抽样点,自上而下垂直抽取样品。

(3)液体样品用两端开口、长度和粗细适宜的玻璃管,慢慢插入液体中,使管内外液面保持同一水平,插至底部时,封闭上端开口,提出抽样管,抽取全液位样品。

(4)所取样品经混合或振摇均匀后(必要时进行粉碎)用"四分法"缩分样品,直至缩分到所需样品为止。

(5)将所取样品按规定的数量分装两瓶,贴上标签或留样证,一瓶供检验用,另一瓶作为留样保存。

(6)制剂样品和包装材料随机抽取规定的数量即可。

(7)针剂澄明度检查,按取样规定每盘随机抽取若干,全部混匀再随机抽取。

(8)外包装按包装件 50% 全检。

(9)取样后应及时将打开的包装容器重新封口,同时在包装容器上贴上取样证,并填写取样记录。

3. 注意事项

(1)取样器具、设备必须清洁干燥,且不与被取物料起化学反应,应注意由于取样工具不洁而引起的交叉污染。抽取供微生物检查用的样品时,取样器具还须按规定消毒灭菌。

(2)盛放样品的容器必须清洁、干燥、密封。盛放遇光不稳定样品和菌检样品的容器应分别使用不透光容器与无菌容器。

(3)取样必须由质检人员进行,取样人必须对所取样品的代表性负责,不得委托岗位生产人员或其他非专业人员代抽取。

(4)取样者必须熟悉被取物料的特性、安全操作的有关知识及处理方法。抽取有毒有害样品时,应穿戴适宜的劳动保护用品。

(5)进入清洁区取样时,应按符合清洁区的有关规定进出。

(6)取样后要尽快检验。如一次检验不合格,除另有规定外,应加大取样数量,从两倍数量的包装中进行检验。重新取样时,也应符合本标准规定的要求。

(7)易变质的原辅料,贮存期超过规定期限时,领用前要重新取样检验。抽取的检验样品按检验过程分为待检、在检和已检3种状态。

4.药材取样法　药材取样法是指选取供检定用药材样品的方法,取样的代表性直接影响检定结果的正确性,因此,必须重视取样的各个环节。

(1)取样前应注意品名、产地、规格等级及包件式样是否一致,检查包装的完整性、清洁程度以及有无水迹、霉变或其他物质污染等情况,详细记录。凡有异常情况的包件,应单独检验。

(2)从同批药材包件中抽取检定用样品,原则是药材总包件数在100件以下的,取样5件;100~1000件,按5%取样;超过1000件,超过部分按1%取样;不足5件,逐件取样;贵重药材,不论包件多少均逐件取样。

(3)对破碎的、粉末状的或大小在1 cm以下的药材,可用采样器(探子)抽取样品,每一包件至少在不同部位抽取2~3份样品,包件少的抽取总量应不少于实验用量的3倍。包件多的,每一包件的取样量一般按下列规定:一般药材100~500 g;粉末状药材25 g;贵重药材5~10 g;个体大的药材,根据实际情况抽取代表性的样品。如药材个体较大时,可在包件不同部位(包件大的应从10 cm以下的深处)分别抽取。

(4)将所取样品混合拌匀,即为总样品。对个体较小的药材,应摊成正方形,依对角线画"x"字,使分为四等份,取用对角两份,再如上操作。反复数次后至最后剩余的量足够完成所有必要的试验以及留样数为止,此为平均样品。个体大的药材,可用其他适当方法取平均样品。平均样品的量一般不得少于试验所需量的3倍数,即1/3供化验室分析用,另1/3供复核用,其余1/3则为留样保存,保存期至少1年。

质检部门由专人负责样品的接收、登记工作,接收样品时要检查样品是否符合抽样记录单上的内容,做好接收记录,将样品分类存放并附有状态标签。

(二)检验

检验员接到检验样品后,依据检验标准按检验标准操作规程进行检验。

1.鉴别　鉴别是药品检验工作的首要任务,只有在鉴别无误的情况下,进行药物的杂质检查和含量测定工作才有意义。鉴别首先是药品性状的观测及物理常数的测定,其次是依据药物的结构特征、理化性质采用灵敏度高、专属性强的反应对药品的真伪进行判断。不能将药品的某一个鉴别试验作为判断该药品真伪的唯一依据,鉴别试验往往是一组试验项目综合评价得出的结论。

2.检查　检查包括纯度检查和其他项目的检查,主要是按药品质量标准规定的项目进行"限度检查"。

3. 含量测定　药品的含量测定是指对药品中有效成分的含量进行测定,包括理化方法和生物学检测方法。

(三)检验记录及检验报告

1. 检验记录　检验人员在检验过程中必须做好原始记录,因为检验记录是出具检验报告的依据,是进行科学研究和技术总结的原始资料。检验记录必须做到真实、完整、清晰。应及时做检验记录,严禁事后补记或转抄,检验记录不得任意涂改,若需要更改,必须用斜线将涂改部分划掉,并在旁边签上涂改者的名字或盖印章,涂改地方要保证清晰可见,以便日后有据可查。分析数据与计算结果中的有效数位应符合"有效数字和数值的修订及其运算"中的规定。检验记录应保存至药品有效期后 1 年。检验记录应至少包括以下内容:

(1)产品或物料的名称、剂型、规格、批号或供货批号,必要时注明供应商和生产商的名称或来源。

(2)依据的质量标准和检验操作规程。

(3)检验所用的仪器或设备的型号和编号。

(4)检验所用的试液和培养基的配制批号、对照品或标准品的来源和批号。

(5)检验所用动物的相关信息。

(6)检验过程,包括对照液的配制、各项具体的检验操作、必要的环境温湿度。

(7)检验结果,包括观察情况、计算和图谱或曲线图,以及依据的检验报告编号。

(8)检验日期。

(9)检验人员的签名和日期。

(10)检验、计算复核人员的签名和日期。

2. 检验报告

(1)检验报告单主要内容包括药物名称、规格、流水号或批号、数量、生产单位、取样日期、检验日期、检验依据、检验结果、检验人、复核人、质检部经理签字等。

(2)检验报告是对药品质量检验的定论,要依法作出明确、肯定的判断。

(3)检验报告单上必须有检验者、复核者、部门主任签字或签章以及质检部章方可有效。

(4)检验报告单结果中有效数字与法定标准规定要一致。

(5)检验报告单字迹要清晰,色调一致,书写正确。

(四)结果判定与复检

将检验结果同质量标准相比较,判定是否符合质量标准的要求,进而对整批产品质量作出结论。

1. 检验原始记录和检验报告,除检验人自查外,还必须经第二人复核。检验报告还必须交化验室主任或由其委托指定的人员进行审核。

2. 复核人主要复核原始记录和检验报告的结果是否一致,双平行试验结果是否在允许误差范围内。边缘值和不合格指标是否已经复验、指标是否漏检、是否异常数据、判断结果是否准确等。

3. 复核、审核接受后,复核人、审核人均应在原始记录或检验报告上签字,并对复核和审核结果负全部责任。凡属计算错误等,应由复核者负责;凡属判断错误等,应由审核人负责;

凡属原始数据错误等,应由检验者本人负责。

4. 对原始记录和检验报告上查出的差错,由复核人、审核人提出,告知检验者本人,并由更正人签章。

5. 检验报告经检验人、复核人、审核人3级签章,并由审核人加盖质量管理部章后,方可外报。

6. 凡符合以下情况之一者,必须由检验人进行复验:①平行试验结果误差超过规定的允许范围内的;②检验结果指标边缘值或不合格的;③复核人或审核人提出有必要对某项指标进行复验的;④技术标准中有复验要求的;⑤原辅料超过贮存期限的。对抽样检验的品种,复验时应加大1倍取样数重新抽样检验。如原样检验和复验结果不一致时,除技术标准中另有规定外,应查找原因,排除客观因素,使原检验人与复验人的结果在误差允许范围内,以两人(或多人)的平均值为最终结论。

7. 平行试验结果的误差允许范围规定为:①中和法、碘量法、配位滴定法、非水滴定法的相对偏差不得超过0.3%;②直接重量法的相对偏差不得超过0.5%;③比色法的相对偏差不得超过2.0%;④紫外可见分光光度法相对偏差不得超过0.5%;⑤高效液相色谱法相对偏差不得超过1.5%。

第五节　药品生产企业质量管理简介

药品的质量是靠设计赋予、生产过程保障、化验结果来体现,药品生产过程中的质量监控是药品生产企业必须重视的问题。虽然药品检验只是一种监督手段,并且是一种事后的监督检查,但是药品质量检验是生产企业质量控制(Quality Control, QC)和质量保证(Quality Assurance, QA)体系的主体。药品生产企业在生产运营中应遵守《药品生产质量管理规范》(Good Manufacturing Practice of Medical Products, GMP)。

一、质量保证

质量保证是质量管理体系的一部分,企业必须建立质量保证系统,同时建立完整的文件体系,以保证系统有效运行。质量保证系统应当确保:

1. 药品的设计与研发符合GMP要求。

2. 生产管理和质量控制活动符合GMP要求。

3. 管理职责明确。

4. 采购和使用的原辅料与包装材料正确无误。

5. 中间产品得到有效控制。

6. 确认、验证的实施。

7. 严格按照规程进行生产、检查、检验和复核。

8. 每批产品经质量授权人批准后方可放行。

9. 在贮存、发运和随后的各种操作过程中有保证药品质量的适当措施。

10. 按照自检操作规程,定期检查评估质量保证系统的有效性和适用性。

二、质量控制

质量控制包括相应的组织机构、文件系统以及取样、检验等,确保物料或产品在放行前完成必要的检验,确认其质量符合要求。

(一)质量控制实验室基本设施

由于各企业生产品种的不同,质量控制实验室设置略有差别,主要包括天平室、标准溶液室、理化检验室、仪器室、无菌室、无菌检查准备室、洗刷室、留样观察室、高温加热室、中药标本室、试剂室、包材检验室、资料室、更衣室、办公室等。

(二)质量控制实验室工作总则

1. 检验过程中要点 必须熟练掌握自己所检验的产品的检验标准与标准操作程序;在检验操作中,必须严格执行检验标准操作规程,检验每个项目都必须认真操作,所有检验数据应该真实记录,实事求是地反映产品质量,不得弄虚作假;必须具有书面授权,方可更改操作程序。

2. 检验记录 所有记录必须用黑色签字笔或蓝黑墨水笔书写,字迹清楚,端正完整;按规定更改错误并签上更改人姓名;仔细做好记录并核对后签上记录者的姓名,然后交复核者复核并签名。

3. 检验报告单的书写与复核 检验报告单所有文字必须用黑色签字笔或蓝黑墨水笔书写,字迹清楚、端正完整;不得修改或涂写;仔细核对记录,并签上检验者姓名,然后交复验者复核并签名;QC 负责人应认真审核实验记录并签字;实验报告单上必须有检验者、复核者、QC 负责人签字,盖上质量管理部章方有效。

4. 进厂原料同一品种、所有批号都必须全检 原辅料、中间体、成品检验必须由复核者认真做好复核工作;计量器具仪器必须按规定进行校正;成品检验后包装应撕碎后丢弃,或将瓶贴、盒贴撕下后再进行处理。

5. 注意用电安全。

(三)检验与测试的管理规定

1. 产品的检验与测试必须严格执行经批准的取样规程和检验规程。

2. 检验人员必须经过培训,并考试合格方能承担检验工作。产品、原料的检验人员和大型精密仪器的使用人员应相对稳定。

3. 更换标准溶液或主要化学试剂(不同批号),要用已知结果的样品进行对照,确认无误后方可使用。

4. 不准使用过期、批号不清或没有标签的试剂、药品和溶液。

5. 所用仪器、药品和溶液必须符合标准规定。

6. 在计算结果时必须将检验用量器、温度计和标准溶液的补正值或校正值对分析结果进行补正或校正。

7. 进行分析检验工作必须做平行样试验,平行测定结果绝对值之差在允许范围内时,方可以其平均值报出结果。报出结果必须经过复查和审查。复查和审查的内容应包括取样记录、计算、数据处理及分析情况等。

8. 在检验测试过程中发现的异常现象(颜色异常、结果偏高或过低等)或操作有误时,必须及时报告并进行复检。

9. 凡检验与测试结论不合格时,应第二次取样复检,并在复检前对第一次检验取样、分析、操作及所用的仪器、药品等做细致检查。第二次复检要严格按检验规程细心操作。

10. 凡检验与测试的样品必须按规定留样。

(四)分析仪器使用、维护、保养及保管制度

1. 仪器由专人负责保管,每台仪器应制订标准操作规程。

2. 使用仪器应严格执行标准操作程序,使用完毕后,应将仪器各开关依次关好、复原,附件(如吸收池等)应洗净放好,并按规定登记。

3. 各部门之间借用仪器应通过保管人员,并严格遵守仪器所规定的操作程序。

4. 仪器设备必须严格按照规定的范围使用,不能超量程、超功能使用。

5. 仪器设备在操作过程中如有不正常现象必须立即停止使用,并报告部门主管,等故障排除后,方能使用,原实验数据无效。严禁带故障工作。

6. 每台仪器均应设仪器登记卡及使用说明书等有关资料,每次维修应及时记录维修时间、仪器故障和修理结果、修理人。

7. 精密仪器应定期进行校验,记录结果。新购仪器应随时填卡,以便掌握性能。经检定不合格的仪器设备,应及时维修,修理后经检定合格或复核合格方能投入使用。

8. 所有仪器设备均应贴有合格(绿)、准用(黄)或停用(红)三色标签。

9. 发现仪器有故障或损坏时,应关闭电源,及时向保管人员和部门主管报告,并填写维修单交维修组决定修理办法,待维修的仪器设备不得使用。

10. 仪器设备维修应做好记录并归档保存。

11. 仪器设备使用后应及时清理,保持整洁,及时更换受潮的干燥剂。

(五)化学试剂的贮存与管理

1. 化学试剂应贮存于阴凉避光的专用化学试剂贮藏室内,分类存放,由专人负责。

2. 操作区内的橱柜中及操作台上只允许存放规定数量的化学试剂。

3. 各种试剂应包装完好,封口紧密,标签完整,内容书写清晰,贮存条件明确。

4. 危险品应贮存于专室或专柜中。

5. 在室温易挥发的挥发性固体或液体必须放在冰箱里贮存。

(六)有毒化学物质的使用、贮存和处理

1. 贮存、使用有毒品必须有两个人同时执行,一是化验室负责人,二是分析人员,并且做到专柜、专账、双锁、双人保管。

2. 化学有毒品须经保管员按领取单单独发放,取出所需用量的化学有毒品后,剩下的必

须放回原处,双人用专用封签封口。保管员必须在专门的账目上做好记录,并签上使用者的姓名。

3. 检验人员在使用时,化验室负责人应全程监督。

4. 易挥发、易溶的有毒物质的清除必须首先于密封容器中集中存放,再向上级提出清除建议。

5. 在有毒化学品的检测试验过程中要注意安全,必要时要戴上橡胶手套、防护目镜和穿上防护服,在使用特殊的有毒物时,必须穿上橡胶鞋、戴上防毒面具等。

6. 当实验完毕,剩余的有毒物以及它们的反应产物必须经初步处理后倾入安全可靠的封闭的容器里,然后集中统一处理。剩余的化学有毒物和它们的反应物严禁倒入下水道。

(七)试剂、试药、标准品、对照品的管理规定

1. 有计划地购进试剂、试药(含基准物质),购买前作购物计划,报供应部门。

2. 试剂、试药由供应部门采购,QC 领用后,必须分类定位放置。

3. 对某些用量较大的试剂、试药,根据使用情况,制订用量计划报供应部门,供应部门制订最低库存量和最高库存量并及时购买。

4. 对照品、标准品由质量管理部根据生产综合计划制订购买计划,派专人到省市药检所或中国食品药品检定研究院购买。

5. 对照品、标准品和基准物质应有使用登记,双人双锁保管。

6. 未经管理人员同意,外部门人员不得擅自拿走试剂。

7. 标准品、对照品、基准物质由保管员发放,同时填写发放记录。

(八)滴定液管理办法

1. 滴定液的配制 ①滴定液的配制有直接法和间接法,除另有规定外,均应按《中国药典》(2020 年版)的规定进行配制和标定。②配制滴定液所用的水应为纯化水或去离子水。③配制时应将滴定液充分振摇,使固体溶质全部溶解。④滴定液浓度的名义值与标定值应明显标出,其浓度校正因数(F)应为 0.95 ~ 1.05,否则应加水或加溶质重新调整。⑤直接法配制的滴定液,其所用试剂应为基准试剂,并经干燥至恒重后称取,取用量应为精密称定(精确至 4 ~ 5 位有效数字),至 1 000 mL 量瓶中,加溶剂溶解并稀释至刻度,摇匀。配制过程中应有核对人,并在记录中签名以示负责,所用量瓶均应经过校验。⑥配制浓度等于或低于 0.02 mol/L 的滴定液时,除另有规定外,应于临用前精密量取浓度等于或大于 0.1mol/L 的滴定液适量,加新沸过的冷水或规定的溶剂稀释制成。⑦滴定液应有专人负责保管。

2. 滴定液的标定和复标 标定工作应由初标者(一般为配制者)和复标者在相同条件下各作平行试验 3 份;各项原始数据经校正后,根据计算公式分别进行计算 3 份平行试验结果的相对偏差,除另有规定外,不得大于 0.1%;初标平均值和复标平均值的相对偏差也不得大于 0.1%;标定结果按初、复标的平均值计算,取 4 位有效数字。

3. 滴定液的保存 ①滴定液在配制后应按《中国药典》(2020 年版)规定的(贮藏)条件贮存,一般采用质量较好的具玻璃塞的玻瓶。②应在滴定液贮瓶外的醒目处及时贴上标签,注明滴定液名称、浓度、浓度校正因数(F)、配制日期、标定日期、室温、标定人、复标人和失效期,待标的滴定液应贴上待标标志,并与已标定完成的滴定液分区存放。③除另有规定外,可在 3 个月内应用,过期应重新标定。④当标定与使用时的室温相差未超过 10 ℃时,除另有规定外,其浓度值可不加温度补正值;但当室温之差超过 10 ℃时,应加温度补正值,或重新标定。

4.滴定液的领发　①滴定液由标定人员发放;②滴定液领发时,领用人员应核对滴定液的名称、浓度是否与所需的完全一致,滴定液的存放期限是否在有效期内等;发放人员则应检查领用人员盛放滴定液的容器是否洗涤干净并已沥干(盛放原滴定液的容器凭标签可不必洗涤),如容器来不及沥干,可用少量滴定液洗涤 3 次,经双方检查核对无误后,方可发放;③领用完毕,由标定人员签发滴定液标签,经双方复核无误后贴好,同时,领用人和发放人在滴定液领发记录上签名。

5.滴定液的使用　①滴定液使用前必须摇匀,滴定管用少量滴定液洗涤 3 次,滴定完毕,应将滴定管中剩余的滴定液放尽,并用水洗沥干,再用清洁液、纯化水或去离子水洗净,沥干,备用;②滴定管校正值和温度校正值引入计算;③使用新的滴定液时,应密切注意观察是否与原滴定液一致,如发现异常时,应向标定人员提出复查;④使用过程中发现滴定液出现浑浊、变色等异常情况或超过使用期限的,应立即停用。

(九)水质监护管理办法

对工艺用水的水质建立定期检查制度,饮用水每月检查部分项目 1 次;每年委托防疫站或自来水公司全面检查 1 次。纯化水每 2 h 监督检查部分项目 1 次,每周全项检查 1 次。注射用水每 2 h 监督检查部分项目 1 次,每周全项检查 1 次。

(十)洁净区的检测

我国 GMP 对药厂洁净区的规范是以空气的洁净度为控制指标。空气洁净度主要由空气中的悬浮粒子和微生物数来体现,微生物主要指沉降菌和浮游菌。此外还需通过净化空气调节系统控制环境的温度、湿度、压差、噪声、新鲜空气量等。因此药厂洁净区的检测主要包括空气中的悬浮粒子、沉降菌和浮游菌的检测,温度、湿度、空调系统的检测。

【习题】

一、填空题

1.中国药典的主要内容由(　　　)、(　　　)、(　　　)、(　　　)四部分组成。

2."精密称定"系指称取重量应准确至所取重量的(　　　);"称定"系指称取重量应准确至所取重量的(　　　);取用量为"约"若干时,系指取用量不得超过规定量的(　　　)。

3.标定和复标的份数不少于(　　　)份。

4.平行试验结果的误差允许范围规定,采用高效液相色谱法时相对偏差不得超过(　　　)。

二、选择题

1.《药品生产质量管理规范》可用( )表示。
    A. USP   B. GLP   C. BP   D. GMP   E. GCP

2.《药品临床试验质量管理规范》可用( )表示。
    A. GMP   B. GSP   C. GLP   D. TLC   E. GCP

3.《中国药典》的最新版为( )。
    A. 2005   B. 2010   C. 2015   D. 2000   E. 2020

4.《英国药典》的缩写符号为( )。
    A. GMP   B. BP   C. GLP   D. RP-HPLC   E. TLC

5. GMP 是指( )。
    A. 药品非临床研究质量管理规范
    B. 药品生产质量管理规范
    C. 药品经营质量管理规范
    D. 药品临床试验质量管理规范
    E. 分析质量管理

6. 关于药典的叙述最准确的是( )。
    A. 国家临床常用药品集   B. 药工人员必备书
    C. 药学教学的主要参考书   D. 国家关于药品质量标准法典

7.《中国药典》(2020 年版)分为( )。
    A. 1 部   B. 2 部   C. 3 部   D. 4 部

8. 某药厂新进 3 袋淀粉,取样应( )。
    A. 每件取样   B. 在一袋里取样

    C. 按 $\sqrt{x}+1$ 随机取样   D. 按 $\frac{\sqrt{x}}{2+1}$ 随机取样

三、问答题

1. 药品的概念是什么?

2. 药物分析在药品的质量控制中担任的主要任务是什么?

3. 常见的药品标准主要有哪些? 各有何特点?

4.《中国药典》(2020 年版)是怎样编排的?

5. 什么是恒重、空白试验、标准品及对照品?

6.《中国药典》的内容分哪几部分? 中华人民共和国成立以来我国已经出版了几版《中国药典》?

7. 药品检验工作的基本程序是什么?

8.《中国药典》和国外常用药典的现行版本及英文缩写分别是什么?

【实训情景】 药品检验基本技能训练

【实训目的】

熟练掌握药物分析基本实验操作技术。

【实训用品】

1. 仪器 烧杯、量筒、滴定管、移液管、容量瓶、称量瓶、分析天平、紫外-可见分光光度计。

2. 试剂 重铬酸钾、浓硫酸。

【方法与步骤】

（一）洗液的配制

称量 10 g 重铬酸钾,加水 30 mL,加热使溶解,沿壁缓缓加浓硫酸 170 mL,搅匀。

（二）仪器的洗涤

按规范要求清洗实验台面所有玻璃仪器,为后续实验做好准备。

（三）容量仪器的使用

1. 滴定管

（1）分类:①酸式,用于酸性或具有氧化性的滴定液;②碱式,用于碱性或具有还原性的滴定液;③自动,用于非水或水分测定(连有贮液瓶,能节省滴定液;可避免滴定液的挥发、污染)。

（2）操作方法:洗涤(洗液、饮用水、纯化水)→涂凡士林(两头涂,同一方向旋转活塞,凡士林均匀透明)→试漏(装满水静置 2 min 后观察,玻璃塞旋转 180°再观察)→装滴定液(先荡洗 2~3 次,由试剂瓶直接加,不能借助于其他任何容器)→排气泡(酸式倾斜 30°,左手迅速打开活塞使溶液冲出;碱式胶皮管向上弯曲,玻璃尖嘴斜向上方,两指挤压玻璃珠,使溶液从出口管喷出)→滴定操作(滴定管放置一般为碱左酸右,滴定时都是左手握管;边滴边振摇,同一方向圆周运动;平行测定起始位置应相同;沾在锥形瓶内壁的滴定液可用洗瓶冲下)→读数(放液后 1~2 min,取下滴定管读数,注意滴定管的垂直,视线水平)→整理(剩余滴定液不能倒回原瓶,洗净倒夹在滴定管架上)。

2. 容量瓶 检漏(装满水,倒立 2 min;瓶塞旋转 180°同法检测)→洗涤(洗液、饮用水、纯化水)→溶液配制(固体烧杯中溶解,转入容量瓶,烧杯要用溶液冲洗 3~4 次;溶液的定量稀释精密量取一定量直接加入容量瓶中,稀释至刻度)。

3. 移液管和吸量管 移液管和吸量管(刻度吸管)都是用来准确量取一定体积的量器,均可精确到 0.01 mL。

滤纸吸尖端的水→待吸溶液转洗 3 次→左球右管→滤纸抹干管外液体→移液管垂直、尖端贴容器内壁,容器倾斜 45°放液至刻线→放至洁净容器→停留 15 s(有"吹"则吹)→清洗干净放回移液管架。

(四)容量仪器的校正

1.容器瓶的校正　将待校正的容量瓶洗净、干燥,取烧杯盛放一定量纯化水,容量瓶及纯化水同时放在天平室 20 min,使其与空气的温度一致,记下纯化水的温度。先将空的容量瓶连同瓶塞一起称定质量(可用万分之一天平称准至 4 位有效数字即可),然后加纯化水至刻度,注意刻度之上不可留有水珠,否则应用干燥滤纸擦干,塞上瓶塞,再称定质量,减去空瓶重量即得容量瓶中水的质量,按表 1-2 中温度换算后 1 mL 水的质量来除,即得容量瓶容积的毫升数。

2.移液管的校正　取一干燥锥形瓶,称定质量。然后取内壁已洗净的移液管,按照移液管的使用方法,吸取纯化水至刻度,将纯化水放入已称定质量的锥形瓶中,称定质量;记下纯化水的温度,从表 1-2 中查出水的密度,用放出的水的质量除以水的密度,即得到移液管的容积。

3.滴定管的校正　取一干燥的 50 mL 锥形瓶,称定质量。然后将待校正的滴定管装入纯净水至 0.00 刻度处,记下水的温度,从滴定管放下 5.00 mL 的水至锥形瓶中(根据滴定管大小及管径均匀情况,每次可放 5.00 mL 或 10.00 mL),精密读取滴定管读数至小数点后第 2 位。称定锥形瓶中水的质量,然后再放一定体积再称,如此一段一段地校正。然后从表 1-2 中查出水在实验温度时的密度,用放出水的质量除以水的密度,即得到真实容积。可将各段校正值列表备用。

表 1-2　水在真空和空气中的质量

温度/℃	1 mL 水在真空中的质量/g	1 mL 水在空气中的质量/g
15	—	0.997 92
16	—	0.997 92
17	0.998 97	0.997 64
18	0.998 80	0.997 51
19	0.998 62	0.997 34
20	0.998 43	0.997 18
21	0.998 23	0.997 00
22	0.998 02	0.996 80
23	0.998 80	0.996 60
24	0.998 57	0.996 38
25	0.998 32	0.996 17
26	0.998 07	0.995 97
27	0.998 81	0.995 69
28	0.998 54	0.995 44
29	0.998 26	0.995 18
30	0.998 97	0.994 91

续表

温度/℃	1 mL 水在真空中的质量/g	1 mL 水在空气中的质量/g
31	0.998 67	0.994 64
32	—	0.994 34
33	—	0.994 06
34	—	0.993 75

校正实验每段必须重复 1 次,每次校正值的误差应小于 0.01 mL,校正时必须控制滴定管的流速,使每秒钟流出 3 ~ 4 滴,读数必须准确。在标准温度 20 ℃ 时,滴定管的总容量和为零至任意分量,以及任意两检定点之间的最大误差,均应符合规定。

(五)称量、溶解、转移、定容

精密称量供试品约 0.1 g,溶解、转移至容量瓶中,定容至刻度,取出适量,转移至另一容量瓶中,定容至刻度。

(六)紫外-可见分光光度计的使用

1. 熟悉仪器操作。

2. 扫描光谱图。

【注意事项】

1. 配制洗液要用稍大一些的容器,避免硫酸飞溅。

2. 校正容量仪器的注意事项

(1)需校正的容量仪器必须洗净,溶液流下时,内壁不得挂水珠。

(2)需校正的滴定管或移液管,只需洗净不必干燥,容量瓶洗净后,必须干燥后才能校正。

(3)校正温度一般为 15 ~ 25 ℃,校正中如温度有变化可查该温度下的修正值。

(4)校正所用的纯化水及欲校正的量器,至少提前 1 h 放至天平室,使温度恒定后,进行校正,以减少校正的误差。

(5)校正时用于称水的小锥形瓶,必须干净,瓶外干燥。

(6)校正滴定管前,滴定管与管尖端外面的水要除去,滴定管更不能漏水,酸式滴定管的玻塞应旋转自如。

(7)滴定管放水速度不宜过快,3 ~ 4 滴/s(1 min 约 10 mL),水液面放至需校正量上 1 cm 时,应慢慢放下,使恰至所需刻度。读取读数时液面应与视线在一水平面上,否则因读数不正确而引起误差。

(8)一般每个容量仪器应同时校正 2 ~ 3 次,取其平均值。校正时,2 次真实容量不得超过 ±0.01 mL,或水重不得超过 ±10 mg;10 mL 以下容器,水重不得超过 ±5.0 mg。

3. 紫外-可见分光光度计使用的注意事项

(1)比色皿光滑面不可用手接触,倒进溶液后,可用吸水纸轻吸,再用擦镜纸擦,磨砂面则可用吸水纸擦。

（2）往比色皿中装溶液时,装到3/4即可。

（3）把比色皿放进吸收池室前需观察溶液中有无气泡,以及外壁是否擦干净。另外,不可随便移动吸收池架,否则会影响通过吸收池的光路。

（4）吸收池室盖子不可打开太久,放进或取出溶液后需尽快合上,避免光电池受强光照射太久而缩短使用寿命。

（5）仪器显示"系统忙……"时,不可以按动操作面板上的按钮,防止导致系统处理混乱。测定过程中禁止震动桌面与仪器,以免影响光路。

（6）若仪器自检错误或发现问题时,应尽快告知老师处理,严禁自行操作。

4.电子天平使用的注意事项

（1）如进行精密度要求高的测定,天平需预热1 h以上。

（2）不可把待称量的试剂直接放置称量盘上。称量容器需干燥后才使用,不得用外壁带水或已被污染的容器称量试剂。若称量有挥发性的物品,须把称量容器的盖子盖严。禁止称量湿的或腐蚀性的物品。

（3）不能用手直接接触称量瓶,需戴手套或用清洁的长纸条拿取,以免残留汗渍影响结果。

（4）不要在样品盘上装载过量称量物及碰撞样品盘。

（5）禁止碰撞、移动天平和旋动天平两脚螺丝,测定中也不能震动台面。

（6）请勿冲击天平玻璃门把手。

（7）非装载称量物不能随意开启天平玻璃门,防止灰尘和湿气进入而影响称量结果。

（8）小心操作,勿把被称物撒落天平内,若不慎撒落,马上用干净柔软的刷子将其扫出。称量瓶外、称量盘上注意不能沾有粉末,否则会影响称量的准确性及污染天平。

（9）天平一旦出现异常显示,应及时与带教老师联系,勿乱动按钮。

（10）带磁性物质不可接近天平。

（11）保持天平室桌面、地面清洁。

（12）使用天平后,如实填写天平使用登记本,交老师签名后放回原处,无须把电源插头拔出。

【实训检测】

1.请查阅资料,还有哪些洗液配制方法?

2.容量仪器为何需要校正?

第二章
药物的性状检查与鉴别试验

第一节 药物的性状检查与物理常数测定

一、药物的性状检查概述

药物的性状反映了药物特有的物理性质,一般包括外观、溶解度和物理常数等。

(一)外观

外观是指药物的晶型、聚集状态,色泽、臭、味等。如《中国药典》(2020 年版)中对维生素 C 的外观描述为"本品为白色结晶或结晶性粉末;无臭,味酸,久置色渐变黄;水溶液显酸性反应"。

(二)溶解度

溶解度是药物的一种物理性质,在一定程度上反映了药物的纯度。《中国药典》(2020年版)中采用极易溶解、易溶、溶解、略溶、微溶、极微溶解、几乎不溶或不溶等来描述药物在不同溶剂中的溶解性能。如《中国药典》(2020 年版)中丙酸睾酮溶解度描述为"在三氯甲烷中极易溶解,在甲醇、乙醇或乙醚中易溶,在乙酸乙酯中溶解,在植物油中略溶,在水中不溶"。

试验法:除另有规定外,称取研成细粉的供试品或量取液体供试品,于一定容量的(25±2)℃溶剂中,每隔 5 min 强力振摇 30 s;观察 30 min 内的溶解情况,如无目视可见的溶质颗粒或液滴时,即视为完全溶解。

(三)物理常数

物理常数是评价药物质量的主要指标之一,其测定结果不仅对药品具有鉴别的意义,也可反映药品的纯度。《中国药典》(2020 年版)中收载的物理常数包括相对密度、馏程、熔点、溶解度、凝固点、比旋度、折光率、黏度、吸收系数、碘值、皂化值和酸值等。

二、物理常数测定法

物理常数是表示药物的物理性质的重要特征常数,各种药物因分子结构以及聚集状态不同,物理常数也不同。物理常数是反映药品真伪优劣的一个方面,应结合各项检查以及含量测定来评价药品的质量。

(一)熔点测定法

1. 基本原理 熔点是指一种物质按规定方法测定,由固相熔化成液相的温度或融熔同时分解的温度或在熔化时初熔至全熔经历的温度范围。熔融同时分解是指某一药品在一定温度产生的气泡、上升、变色或浑浊等现象。

测定熔点的药品应是遇热晶型不转化,其初熔点和终熔点容易分辨的药品。测定熔点可以鉴别药物,检查药物的纯杂程度。

2. 测定方法 依照供试品性质不同,测定法可以分为 3 种:测定易粉碎的固体供试品、不易粉碎的固体供试品、凡士林及其类似物质。3 种方法中最常用的方法为第一法,一般未注明者均指第一法。

3. 注意事项

(1)测定时根据供试品熔融同时分解与否,调节传温液的升温速度为 2.5~3.0 ℃/min 或 1.0~1.5 ℃/min。

(2)要求报告"初熔"(供试品毛细管内开始局部液化出现明显液滴时的温度)和"全熔"(供试品全部液化时的温度)。

(3)对熔点难以判断或熔融同时分解的品种应同时采用热分析方法进行比较研究。

4. 应用 熔点测定法主要用于许多固体药物的鉴别和纯度判断。药物的熔点也收载在《中国药典》的性状项中。用测定的结果与《中国药典》(2020 年版)中药物的熔点比较是否一致,以判断是否符合规定。如《中国药典》(2020 年版)中十一酸睾酮要求熔点为 60~63 ℃;氢溴酸东莨菪碱要求熔点为 195~199 ℃,熔融同时分解。

(二)旋光度测定法

许多有机药物结构中含有不对称手性碳原子,具有旋光现象。利用测定药物的旋光度进行药物鉴别、杂质检查和含量测定的分析方法称为旋光度测定法。旋光度测定法具有操作简便、快速等优点。

1. 基本原理 平面偏振光通过含有某些光学活性的化合物液体或溶液时,能引起旋光现象,使偏振光的平面向左或向右旋转,旋转的度数称为旋光度。偏振光透过长 1 dm 且每 1 mL 中含有旋光物质 1 g 的溶液,在一定波长与温度下测得的旋光度称为比旋度。比旋度为旋光物质的特性常数。因此,测定物质的比旋度可以鉴别或检查某些药品的纯杂程度,也可用以测定某些药物的含量。

使偏振光向右旋转(顺时针方向)为右旋,以"+"符号表示;使偏振光向左旋转(反时针方向)为左旋,以"-"符号表示。用同法读取旋光度 3 次,取 3 次的平均数,按照式(2-1)和式(2-2)计算,即得供试品的比旋度:

$$液体样品[\alpha]_D^t = \frac{\alpha}{l \times c} \tag{2-1}$$

$$固体样品[\alpha]_D^t = \frac{100 \times \alpha}{l \times c} \tag{2-2}$$

式中 $[\alpha]_D^t$——比旋度;

α——实验测得的旋光度值;

c——供试品溶液的浓度,g/100 mL;

l——测定管的长度,dm;

D——钠光谱的 D 线,589.3 nm;

t——测定温度,规定测定温度为 20 ℃。

除另有规定外,《中国药典》(2020 年版)中本法采用钠光谱的 D 线(589.3 nm)测定旋光度,测定管长度为 1 dm(如使用其他管长,应进行换算),测定温度为 20 ℃,使用读数至 0.01°并经过检定的旋光计。旋光度的测定可采用自动旋光仪和目视旋光仪进测定。

2. 注意事项

(1)在测定旋光度时,应严格按照药典或文献记载的条件进行,方可获得准确的结果。

(2)测定前以溶剂作空白校正,测定后再校正 1 次,以确定测定时零点有无变动;如第二次校正时发现零点有变动,应重新测定旋光度。

(3)配制溶液及测定时,应调节温度为(20±0.5)℃(或各药品项下规定的温度)。

(4)供试溶液应不显浑浊或含有混悬的小颗粒,如有上述现象,应预先滤过,并弃去初滤液。

3. 应用 旋光度测定法主要用于药物鉴别,也用于药物的杂质检查和含量测定。

(1)药物的鉴别:在规定条件下药物的比旋度是一常数,因此,药物的比旋度是进行旋光性物质鉴别的依据。通常在规定条件下测定供试品的旋光度,再计算供试品的比旋度,用测定的结果与《中国药典》(2020 年版)中旋光性物质的比旋度比较是否一致,以判断是否符合规定。

(2)药物的杂质检查:某些药物本身无旋光性,而所含杂质具有旋光性,所以可通过控制供试液的旋光度大小来控制杂质的限量。《中国药典》(2020 年版)对硫酸阿托品中莨菪碱杂质的检查采用旋光度法。

(3)药物的含量测定:具有旋光性的药物,在一定浓度范围内药物的浓度与旋光度成正比,因此可用旋光度测定法对具有旋光性的药物进行含量测定。《中国药典》(2020 年版)中对葡萄糖注射液和葡萄糖氯化钠注射液的含量测定采用旋光度测定法。

(三)pH 值测定法

1. 基本原理 《中国药典》(2020 年版)规定 pH 值测定法采用电位法。电位法测定溶液的 pH 值,一般采用饱和甘汞电极做参比电极,用玻璃电极做指示电极,将两个电极插入待测溶液中组成原电池,根据能斯特方程式,pH 值测定如下:

$$pH = \frac{pH_s + (E - E_s)}{k} \tag{2-3}$$

式中 E——含有待测溶液(pH)的原电池电动势,V;

E_s——含有标准缓冲液(pH_s)的原电池电动势,V;

k——与温度 $t(℃)$有关的常数,$k = 0.059\,16 + 0.000\,198(t-25)$。

由于待测物的电离常数、介质的介电常数和液接界电位等诸多因素均可影响 pH 值的准确测量,所以实验测得的数值只是溶液的表观 pH 值,它不能作为溶液氢离子活度的严格表征。尽管如此,只要待测溶液与标准缓冲液的组成足够接近(ΔpH<3),由式(2-3)测得的 pH 值与溶液的真实 pH 还是颇为接近的,因此测量时选用的标准缓冲溶液的 pH_s 应尽量与待测溶液的 pH 值接近。

2. 注意事项

(1)测定 pH 值是否准确,直接依赖于所使用的标准缓冲液的准确度,所以测定前,须按各品种项下的规定,选择两种 pH 值相差约 3 个 pH 单位的标准缓冲液,并使供试液的 pH 值处于两者之间。取与供试液 pH 值较接近的第一种标准缓冲液对仪器进行校正(定位),使仪器示值与表列数值一致,仪器定位后,再用第二种标准缓冲液核对仪器示值,误差应不大于±0.02 个 pH 单位。若大于此偏差,则应小心调节斜率,使示值与第二种标准缓冲液的表列数值相符。重复上述定位与斜率调节操作,至仪器示值与标准缓冲液的规定数值相差不大于 0.02 个 pH 单位。否则,须检查仪器或更换电极后,再行校正至符合要求。

(2)对弱缓冲或无缓冲作用溶液的 pH 值测定,可先采用邻苯二甲酸盐标准缓冲液对仪器进行校正后测定供试液,并重取供试液再次测定,直至 pH 值的读数在 1 min 内改变不超过±0.05 为止;然后再用硼砂标准缓冲液校正仪器,再如上法测定;两次 pH 值的读数相差应不超过 0.1,结果取两次读数的平均值。

(3)测定 pH>9 的溶液时,应避免玻璃电极的钠误差,选择适合的玻璃电极测定。有些玻璃电极反应速度较慢,特别是对弱缓冲液需数分钟后才能平衡,因此测定时必须将供试液轻轻振摇均匀,稍停再读数。

(4)潮湿和接触不良易引起漏电与读数不稳,特别是玻璃电极系统的导线插头和读数开关,电极架与盛溶液的烧杯外部均应保持干燥。

(5)甘汞电极不用时应将加液口塞住,下面用胶套封好。新加入饱和氯化钾溶液后,应等几个小时,待电极电位稳定后再用。使用时应将电极加液口塞子和下端套子拿掉。氯化钾溶液干涸后的电极,加氯化钾溶液后,应核对电极电位是否准确后再使用。

(6)配制标准缓冲液与溶解供试品的水应是新沸过并放冷的纯化水,其 pH 值应为 5.5 ~ 7.0。

(7)每次更换标准缓冲液或供试液前,应用纯化水充分洗涤电极,然后将水吸尽,也可用所换的标准缓冲液或供试液洗涤。

(8)标准缓冲液一般可保存 2 ~ 3 个月,当发现有浑浊、发霉或沉淀等现象时,不能继续使用。

3. 应用　pH 值测定法是测定药品水溶液中氢离子浓度的一种方法,是药品检查项下采用较多的指标之一。无论被测溶液本身有无颜色,有无氧化性或是还原性都可以测定。在药物检验中广泛应用于注射剂、滴眼液和原料药物的酸碱度检查。

(四)折光率

光线自一种透明介质进入另一种透明介质时,由于两种介质的密度不同,光的行进速度会发生变化,从而发生折射。折光率是指光线在空气中行进的速度与在供试品中行进速度的比值,根据折射定律,折光率为入射角的正弦与折射角的正弦的比值:

$$n = \frac{\sin i}{\sin r} \tag{2-4}$$

式中　n——折光率;

　　　$\sin i$——光线的入射角的正弦;

　　　$\sin r$——光线的折射角的正弦。

某些液体药物,尤其是植物油,对光折射而具有特定的折光率,折光率因而常作为这些药物的重要物理常数。折光率常用阿贝折射仪测定。在测定前,仪器读数需用校正用棱镜或水进行校正,水的折光率在 20 ℃时为 1.333 0,25 ℃时为 1.332 5,40 ℃时为 1.330 5。由于物质的折光率随温度或光线波长的不同而改变,透光物质的温度升高,折光率变小;光线的波长越短,折光率越大,故折光率以 n_D^t 表示。《中国药典》(2020 年版)采用钠光 D 线(589.3 nm)测定供试品相对于空气的折光率,除另有规定外,供试品温度为 20 ℃,测定用的折射计需能读数至 0.000 1,测量范围为 1.3～1.7。如用阿贝折射计或与其相当的仪器,测定前应调节温度至(20±0.5)℃,测量后再重复读数 2 次,3 次读数的平均值即得供试品的折光率。

测定折光率可以区别不同的油类或检查某些药品的纯杂程度。例如药典中的挥发油、油脂和有机溶剂等性状项下都列有折光率这一项。《中国药典》(2020 年版)对所收载的维生 E、维生素 K_1、苯丙醇也以折光率数值为指标参数,如规定维生素 E 的折光率应为 1.494～1.499。

(五)相对密度测定法

1. 基本原理　相对密度是指在相同的温度、压力条件下,某物质的密度与水的密度之比。除另有规定外,测定温度为 20 ℃。组成一定的药物具有恒定的相对密度,当其组分或纯度改变时,相对密度也随之改变。因此,测定药物的相对密度,可以鉴别或检查其纯杂程度。测定方法有比重瓶法和韦氏比重秤法。测定不易挥发性液体药物的相对密度,一般用比重瓶法;韦氏比重秤法尤其适用于易挥发性液体药物的相对密度,也能测定不易挥发性液体药物的相对密度。

2. 注意事项

(1)比重瓶必须洁净、干燥,操作顺序为先称量空比重瓶,再装供试品称量,最后装水称重。装过供试液的比重瓶必须冲洗干净,如供试品为油剂,测定后应尽量倾去,连同瓶塞可先用石油醚和三氯甲烷冲洗数次,待油完全洗去,再以乙醇、水冲洗干净,再依法测定水重。

(2)供试品及水装瓶时,应小心沿壁倒入比重瓶内,避免产生气泡,如有气泡,应稍放置待气泡消失后再调温称重。供试品如为糖浆剂、甘油等黏稠液体,装瓶时更应缓慢沿壁倒入,因黏稠度大产生的气泡很难逸去而影响测定结果。将比重瓶从水浴中取出时,应用手指拿住瓶颈,而不能拿瓶肚,以免液体因手温影响体积膨胀外溢。测定有腐蚀性供试品时,为避免腐蚀天平盘,可在称量时用一表面皿放置天平盘上,再放比重瓶称量。

(3)当室温高于 20 ℃或各品种项下规定的温度时,必须设法调节环境温度至略低于规定的温度。否则,易造成虽经规定温度下平衡的比重瓶内的液体在称重过程中因环境温度高于规定温度而膨胀外溢,从而导致误差。

(4)韦氏比重秤应安装在固定平放的操作台上,避免受热、冷、气流及震动的影响。玻璃圆筒应洁净,在装水及供试液时的高度应一致,使玻璃锤沉入波面的深度前后一致。玻璃锤应全部浸入液体内。

3. 应用　相对密度测定法主要用于许多液体的鉴别和纯度判断。相对密度也收载在《中国药典》的性状项或检查项下。用测定的结果与《中国药典》(2020 年版)收载的该药品的相对密度比较是否一致,以判断是否符合规定。

第二节　药物的鉴别试验

一、鉴别的目的、意义

药物鉴别是根据药物的组成、结构、理化性质,利用物理化学及生物学等方法来判断药物真伪的分析方法。药物鉴别的主要目的就是判断药物的真伪,有时通过鉴别也能检查药物的纯度。药物鉴别是药品质量控制的一个环节,因为鉴别药品的真伪是保证药品安全、有效的前提条件,是药品检验中的首项工作。

二、分类

(一)一般鉴别试验

一般鉴别试验是依据某一类药物的化学结构、理化性质的特征,通过化学反应鉴别药物的真伪。对无机药物是根据其组成的阴离子和阳离子的特性反应;对有机药物则大多数采用药物的官能团反应。因此,一般鉴别试验只能证实是某一类药物,而不能证实是某一种药物。

《中国药典》(2020 年版)四部收载的一般鉴别试验包括的项目有丙二酰脲类、有机氟化物、托烷生物碱类、水杨酸盐等各种盐类。现以几个典型的一般鉴别试验为例进行说明。

1. 苯甲酸盐

(1)取供试品的中性溶液,滴加三氯化铁试液,即生成赭色沉淀;再加稀盐酸,变为白色沉淀。

(2)取供试品,置干燥试管中,加硫酸后,加热,不炭化,但析出苯甲酸,并在试管内壁凝结成白色升华物。

2. 钠盐

(1)取铂丝,用盐酸湿润后,蘸取供试品,在无色火焰中燃烧,火焰即显鲜黄色。

(2)取供试品约 100 mg,置 10 mL 试管中,加水 2 mL 溶解,加 15% 碳酸钾溶液 2 mL,加热至沸,应不得有沉淀生成;加焦锑酸钾试液 4 mL,加热至沸,置冰水中冷却,必要时,用玻璃摩擦试管内壁,应有致密的沉淀生成。

3. 硫酸盐

(1)取供试品溶液,滴加氯化钡试液,即生成白色沉淀;分离,沉淀在盐酸或硝酸中均不溶解。

(2)取供试品溶液,滴加醋酸铅试液,即生成白色沉淀;分离,沉淀在醋酸铵试液或氢氧化钠试液中溶解。

(3)取供试品溶液,加盐酸,不生成白色沉淀(与硫代硫酸盐区别)。

4. 氯化物

（1）取供试品溶液，加稀硝酸使成酸性后，滴加硝酸银试液，即生成白色凝乳状沉淀；分离，沉淀加氨试液即溶解，再加稀硝酸酸化后，沉淀复生成。如供试品为生物碱或其他有机碱的盐酸盐，须先加氨试液使成碱性，将析出的沉淀滤过除去，取滤液进行试验。

（2）取供试品少量，置试管中，加等量的二氧化锰，混匀，加硫酸湿润，缓缓加热，即产生氯气，能使用水湿润的碘化钾淀粉试纸显蓝色。

5. 丙二酰脲类

（1）取供试品约 0.1 g，加碳酸钠试液 1 mL 与水 10 mL，振摇 2 min，滤过，滤液中逐滴加入硝酸银试液，即生成白色沉淀，振摇，沉淀即溶解；继续滴加过量的硝酸银试液，沉淀不再溶解。

反应原理：含有丙二酰脲类结构（二酰亚胺基团，—CONHCONHCO—）的药物，在适当的碱性条件下，可与某些重金属离子发生反应，生成可溶性或不溶性的有色物质。如在碳酸钠溶液中，与硝酸银作用，生成可溶性的一银盐；继续与硝酸银作用则生成不溶性的二银盐白色沉淀。

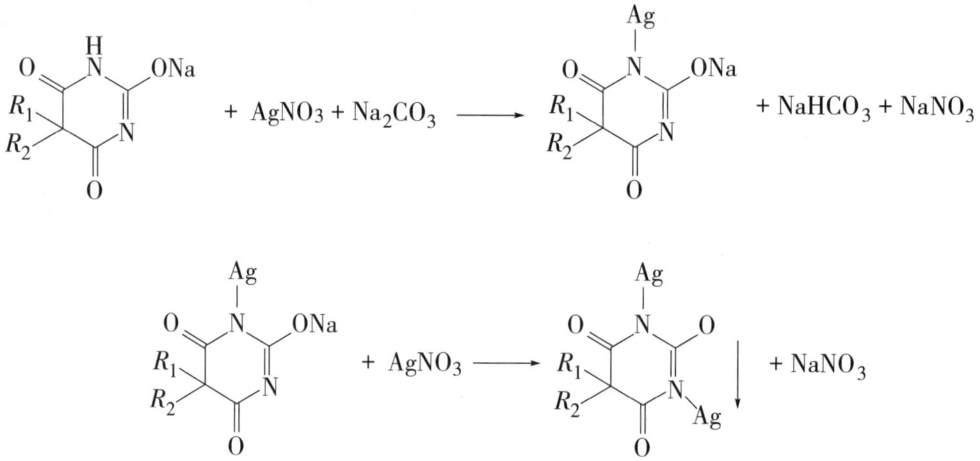

（2）取供试品约 50 mg，加吡啶溶液（1→10）5 mL，溶解后，加铜吡啶试液 1 mL，即显紫色或生成紫色沉淀。

反应原理：丙二酰脲在吡啶溶液中，与铜盐作用，显紫堇色（Zwikker 反应）。

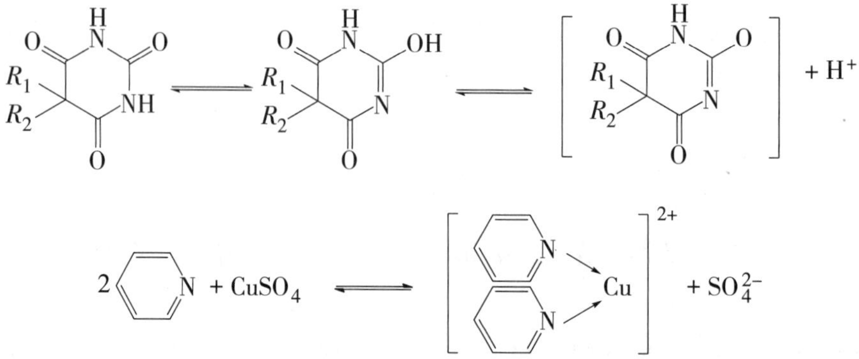

（紫色）

6. 托烷生物碱类的鉴别　取供试品约 10 mg,加发烟硝酸 5 滴,置水浴上蒸干,得黄色的残渣,放冷,加乙醇 2~3 滴湿润,加固体氢氧化钾一小粒,即显深紫色。

反应原理:托烷生物碱类均具有莨菪酸结构,可发生 Vitali 反应,水解后生成莨菪酸,经发烟硝酸加热处理,转变为三硝基衍生物,再与氢氧化钾醇溶液作用,转变为醌型产物而显深紫色。

7. 芳香第一胺类的鉴别　取供试品约 50 mg,加稀盐酸 1 mL,必要时缓缓煮沸使溶解,放冷,加 0.1 mol/L 亚硝酸钠溶液数滴,滴加碱性 β-苯酚试液数滴,视供试品不同,生成由橙黄到猩红色沉淀。

反应原理:重氮化-偶合反应。具有芳伯氨基的药物,在盐酸酸性条件下,与亚硝酸钠反应生成重氮盐;再在碱性条件下,与 β-苯酚偶合生成颜色鲜艳的偶氮染料。

（二）专属鉴别试验

药物的专属鉴别试验是证实某一种药物的依据，它是根据每一种药物化学结构上的差异所引起的物理化学特性，选用某些特有的灵敏度高的反应，来鉴别药物的真伪。如吡啶类药物含有吡啶环的相同母核，可根据吡啶环母核上取代基不同，而具有不同的理化性质来鉴别不同的吡啶类药物，如异烟肼吡啶环上连有肼基，利用其肼基的还原性进行专属鉴别试验的确证鉴别；尼可刹米吡啶环上连有酰胺键，利用其酰胺键在碱性条件下水解反应进行专属鉴别的确证鉴别。

一般鉴别试验与专属鉴别试验的不同点在于，一般鉴别试验是以某些药物的共同化学结构为依据，根据相同的物理化学性质进行药物真伪的鉴别，以区别不同类别的药物。而专属鉴别试验则是在一般鉴别试验的基础上，利用各种药物的化学结构差异来鉴别药物，以区别具有相同化学结构中的某一个药物，达到最终确证药物真伪的目的。

三、鉴别的方法

药物鉴别的方法主要有理化鉴别法、色谱法和生物学法等。对于中药材及其提取物与制剂常采用的鉴别方法还有纤维鉴别法和特征图谱或指纹图谱鉴别法等。

（一）理化鉴别方法

理化鉴别法是根据药物与化学试剂在一定条件下发生化学反应所产生的颜色、沉淀、气体、荧光等现象，鉴别药物真伪的方法。供试品按质量标准中的鉴别项目的要求进行鉴别，若反应现象相同，则认定为同一种药物。

理化鉴别法对无机药物主要是利用其阴、阳离子的性质进行鉴别；对有机药物主要是利用其官能团或整个分子结构表现的性质进行鉴别。如无机药物氯化钠的鉴别，就是鉴别其是否有氯离子和钠离子，利用氯离子和钠离子的性质进行鉴别；如有机药物葡萄糖的鉴别，是利用葡萄糖分子结构中具有醛基，而醛基具有还原性，能与氧化剂碱性酒石酸铜发生氧化还原反应，生成氧化亚铜的红色沉淀进行鉴别。

理化鉴别法要注意鉴别试验的条件。影响鉴别反应的因素主要有发生化学反应时溶液的浓度、溶液的温度、溶液的酸碱度、反应时间和共存的干扰物质等。化学鉴别法在选择鉴别的化学反应时要注意其反应的灵敏性和专属性。

（二）光谱法

1. 紫外-可见分光光度鉴别法

（1）紫外-可见分光光度鉴别法的概念：紫外-可见分光光度鉴别法是通过测定药物在紫外-可见光区（190～800 nm）的吸收光谱特征对药物进行鉴别的方法。

（2）鉴别的主要依据：含有共轭体系的有机药物在紫外-可见光区有特征吸收，可根据药物的吸收光谱特征，如吸收光谱的形状、最大吸收波长、吸收峰数目、各吸收峰的位置、强度和相应的吸收系数等进行分析，最大吸收波长和吸收系数是鉴别药物的常用参数。

（3）常用的鉴别方法

①比较吸收系数（$E_{1cm}^{1\%}$）的一致性：不同的药物，可有相同的 λ_{max} 值，但因分子量不同，其 $E_{1cm}^{1\%}$ 值有明显差异。因此，$E_{1cm}^{1\%}$ 作为化合物的特性常数，常用于药物鉴别。如《中国药典》（2020年版）规定，贝诺酯加无水乙醇制成每 1 mL 约含 7.5 μg 的溶液，在 240 nm 处有最大吸收，相应的吸收系数（$E_{1cm}^{1\%}$）应为 730～760。

②比较吸光度比值的一致性：有些药物的吸收峰虽较多，但各峰对应的吸光度的比值是一定的，可作为鉴别的标准。如《中国药典》（2020年版）中硝西泮的鉴别：硝西泮加无水乙醇制成每 1 mL 约含 8 μg 的溶液，在 220 nm、260 nm 与 310 nm 波长处有最大吸收，规定 260 nm 与 310 nm 波长处的吸光度的比值应为 1.45～1.65。

③比较吸收光谱特性的一致性：利用药物具有紫外吸收的特性或利用药物经化学处理后，测定其反应产物的吸收特性进行鉴别。如《中国药典》（2020年版）中氟胞嘧啶的鉴别：取氟胞嘧啶适量，加盐酸溶液（9→100），溶解并稀释制成每 1 mL 中约含 10 μg 的溶液，在 286 nm 波长处有最大吸收，吸光度约为 0.71。

用紫外-可见分光光度法鉴别药物时，对仪器的准确度要求很高，必须按要求严格校正合格后方可使用，样品的纯度必须达到要求才能测定。

2. 红外分光光度鉴别法

（1）红外分光光度鉴别法的概念：红外分光光度鉴别法是在 4 000～400 cm^{-1} 波数范围内测定药物的吸收光谱，对药物进行鉴别的方法。有机药物的组成、结构、官能团不同时，其红外光谱也不同。药物的红外光谱能反映出药物分子的结构特点，具有专属性强、准确度高、应用广的特点，是验证已知药物的有效方法。主要用于组分单一或结构明确的原料药，特别适用于用其他方法不易区分的同类药物的鉴别。如磺胺类、甾体激素类和半合成抗生素类等药物的鉴别。

（2）鉴别的主要依据：用红外分光光度法鉴别药物时，《中国药典》（2020年版）均采用标准图谱对照法。即按规定条件测定供试品的红外吸收光谱图，将测得的供试品的红外吸收光谱图与《药品红外光谱集》中的相应标准图谱进行对比，对比时主要参数是吸收峰的位置和强度，另外还需分析特征区与指纹区的峰形特点。

①吸收峰的位置（峰位）：振动能级跃迁所吸收的红外线的波长或波数，常通过分析某些

波数处有无吸收带出现来鉴定某些化学基团的存在与否。

②吸收峰的强度(峰强):指吸收峰的相对强度或摩尔系数的大小,一般极性大的化学键比极性小的化学键的吸收峰要强,如羰基的特征峰在整个图谱中总是最强峰之一。

③特征区与指纹区:在进行红外图谱的解析时,常将其分为几个重要区段。其中,将波数 $4\,000 \sim 1\,250 \text{ cm}^{-1}$(波长 $2.5 \sim 8.0 \text{ μm}$)的区间称为特征区,将波数 $1\,250 \sim 400 \text{ cm}^{-1}$(波长 $8.0 \sim 25 \text{ μm}$)的区间称为指纹区。特征区中的吸收峰大多是由基团的伸缩振动产生,吸收峰较稀疏,但具有很强的特征性,因此在基团鉴定工作上非常重要。如羰基,不论是在酮、酸、酯或酰胺等类化合物中,其伸缩振动总是在 5.9 μm 左右出现一个强吸收峰,如谱图中 5.9 μm 左右有一个强吸收峰,则大致可以断定分子中有羰基。指纹区的吸收峰多而复杂,没有强的特征性,主要是由一些单键 C—O、C—N 和 C—X(卤素原子)等的伸缩振动及 C—H、O—H 等含氢基团的弯曲振动以及 C—C 骨架振动产生。当分子结构稍有不同时,该区的吸收就有细微的差异。此种情况就好像人类的指纹,因而称为指纹区。指纹区对于区别结构类似的化合物有重要意义。

(3)供试品的制备及测定

①原料药鉴别:除另有规定外,应按照国家药典委员会编订的《药品红外光谱集》收载的各光谱图所规定的制备方法制备供试品。

②制剂鉴别:药典品种下明确规定了供试品的处理方法。若处理后辅料无干扰,则可直接与原料药的标准光谱进行对比;若辅料仍存在不同程度的干扰,则可参照原料药的标准光谱在指纹区内选择 $3 \sim 5$ 个辅料无干扰的待测成分的特征吸收峰,列出它们的波数位置作为鉴别依据,实测谱带的波数误差应小于规定波数的 0.5% 。

(4)注意事项

①药典各品种项下规定"应与对照的图谱(光谱集 ×× 图)一致",是指《药品红外光谱集》第一卷(1995 年版)、第二卷(2000 年版)、第三卷(2005 年版)、第四卷(2010 年版)、第五卷(2015 年版)和第六卷(2020 年版)的图谱。同一化合物的图谱若在不同卷上均有收载时,则以后卷所收载的光谱为准。

②具有多晶型现象的固体药品,由于供测定的供试品晶型可能不同,导致绘制的光谱图与《药品红外光谱集》所收载的光谱图不一致。遇此情况,应按该药品光谱图中备注的方法或各品种项下规定的方法进行预处理后再绘制比对。如未规定药用晶型与合适的预处理方法,则可使用对照品,并采用适当的溶剂对供试品与对照品在相同条件下同时进行重结晶后,再依法测定比对。如已规定药用晶型的,则应采用相应药用晶型的对照品依法对比。

③由于各种型号的仪器性能不同,供试品制备时研磨程度的差异或吸水程度不同等原因,均会影响光谱的形状。因此,进行光谱比对时,应考虑各种因素可能造成的影响。

(三)色谱法

1.色谱鉴别法的概念 色谱法鉴别法是利用药物在一定色谱条件下,产生特征色谱行为(比移值或保留时间)进行鉴别试验,比较色谱行为和检测结果是否与药品质量标准一致来验证药物真伪的方法。

2. 常用的色谱鉴别方法

(1)薄层色谱法

①概念:薄层色谱法是将供试品溶液点样于薄层板上,经展开、检视后所得的色谱图,与适宜的对照物按同法所得的色谱图作对比,进行药物的鉴别。

②测定法:可采用与同浓度的对照品溶液,在同一块薄层板上点样、展开与检视,供试品溶液所显的主斑点的颜色(或荧光)和位置(R_f)应与对照品溶液所显的主斑点一致,而且主斑点的大小与颜色的深浅也应大致相同。或采用供试品溶液与对照品溶液等体积混合,应显示单一、紧密的斑点。或选用与供试品化学结构相似的药物对照品与供试品溶液的主斑点比较,两者 R_f 应不同,或将上述两种溶液等体积混合,应显示两个清晰分离的斑点,来鉴别药物。

如《中国药典》(2020 年版)中盐酸异丙嗪注射液的鉴别:取本品 10 mL,置 25 mL 量瓶中,加甲醇-二乙胺(95:5)稀释至刻度,摇匀,作为供试品溶液;另取盐酸异丙嗪对照品适量,加甲醇-二乙胺(95:5)制成每 1 mL 中约含 10 mg 的溶液,作为对照溶液。按照薄层色谱法试验,吸取上述两种溶液各 10 μL,分别点于同一硅胶 GF_{254} 薄层板上,以己烷-丙酮-二乙胺(8.5:1:0.5)为展开剂,展开,晾干,置紫外光灯(254 nm)下检视。供试品溶液所显主斑点的颜色和位置应与对照溶液的主斑点相同。

(2)纸色谱法:是以纸为载体,以纸上所含水分或其他物质为固定相,用展开剂进行展开的分配色谱。供试品经展开后,可用比移值(R_f)表示其各组分的位置,但由于影响比移值的因素较多,因而一般采用在相同实验条件下与对照物质对比以确定其异同。药品鉴别时,供试品在色谱图中所显主斑点的位置和颜色(或荧光)应与对照品在色谱图中所显示的主斑点相同。

(3)气相色谱法:采用气体为流动相(载气)流经装有填充剂的色谱柱进行分离测定的色谱方法。药物或其衍生物汽化后,被载气带入色谱柱进行分离,各组分先后进入检测器,用记录仪、积分仪或数据处理系统记录色谱信号。在气相色谱分析中,因在一定操作条件下被分析药物在色谱柱上的保留值(保留时间和保留体积)是不变的,故可用保留值进行药物的鉴别,最常用的是以保留时间来作鉴别。

(4)高效液相色谱法:高效液相色谱法是采用高压输液泵将规定的流动相泵入装有填充剂的色谱柱进行分离测定的色谱方法。注入的供试品由流动相带入柱内,各成分在柱内被分离,并依次进入检测器,由记录仪、积分仪或数据处理系统记录色谱信号。药物鉴别时,按高效液相色谱条件进行试验,要求供试品和对照品色谱峰的保留时间一致。若含量测定方法为内标法时,可要求供试品溶液和对照品溶液色谱图中待测成分峰的保留时间与内标峰的保留时间比值应相同。如《中国药典》(2020 年版)中头孢噻吩钠的鉴别,要求在含量测定项下记录的色谱图中,供试品溶液主峰的保留时间应与对照品溶液主峰的保留时间一致。

【习题】

一、单项选择题

1. 药物鉴别试验可以用来证明已知药物的（　　　）。
   A. 真伪　　　　B. 优劣　　　　C. 含量　　　　D. 纯度

2. 对专属鉴别试验的叙述不正确的是（　　　）。
   A. 是证实某一种药物的试验
   B. 是证实某一类药物的试验
   C. 是在一般鉴别试验的基础上,利用各种药物化学结构的差异来鉴别药物
   D. 是根据某一种药物化学结构的差异及其所引起的物理化学特性的不同,选用某些特有的灵敏定性反应来鉴别药物真伪

3. 下列不属于物理常数的是（　　　）。
   A. 折光率　　　B. 旋光度　　　C. 比旋度　　　D. 相对密度

4. 测定 pH 值时,通常选择两种标准缓冲液的 pH 约相差（　　　）。
   A. 3 个 pH 单位　B. 4 个 pH 单位　C. 5 个 pH 单位　D. 6 个 pH 单位

5. 水杨酸类与三氯化铁反应属于（　　　）。
   A. 荧光反应　　B. 沉淀反应　　C. 焰色反应　　D. 显色反应

6. 高效液相色谱法用于鉴别的参数是（　　　）。
   A. 峰面积　　　B. 保留时间　　C. 死时间　　　D. 峰宽

7. 薄层色谱法用于鉴别的参数是（　　　）。
   A. 比移值　　　B. 保留时间　　C. 峰面积　　　D. 展开时间

8. 下列叙述中不正确的说法是（　　　）。
   A. 鉴别反应完成需要一定时间
   B. 鉴别反应不必考虑"量"的问题
   C. 鉴别反应需要有一定的专属性
   D. 鉴别反应需在一定条件下进行
   E. 温度对鉴别反应有影响

9. 药物杂质限量检查的结果是 1.0 ppm,表示（　　　）。
   A. 药物中杂质的重量是 1.0 μg
   B. 在检查中用了 1.0 g 供试品,检出了 1.0 μg
   C. 在检查中用了 2.0 g 供试品,检出了 2.0 μg
   D. 在检查中用了 3.0 g 供试品,检出了 3.0 μg
   E. 药物所含杂质的重量是药物本身重量的百万分之一

10. 下列关于药物纯度的叙述正确的是（　　　）。
    A. 优级纯试剂可替代药物使用

B.药物的纯度标准主要依据药物的性质而定

C.药物纯度是指药物中所含杂质及其最高限量的规定

D.物理常数不能反映药物纯度

11.药物鉴别主要目的(　　　　)。

A.判断药物优劣　　　　　　　　B.判断药物真伪

C.确定有效成分含量　　　　　　D.判断未知物组成和结构

12.下列叙述与药物鉴别特点不相符的是(　　　　)。

A.为已知药物的确证试验

B.是个别分析而不是系统试验

C.是鉴定未知药物的组成和结构

D.制剂鉴别要考虑附加成分和各有效成分之间的相互干扰

二、多项选择题

1.常用于药物鉴别的方法有(　　　　)。

A.化学鉴别法　　　　　　　　B.红外光谱鉴别法

C.薄层色谱鉴别法　　　　　　D.高效液相色谱鉴别法

2.影响旋光度测定的因素包括(　　　　)。

A.浓度　　　　B.温度　　　　C.压强　　　　D.波长　　　　E.溶剂

3.物理常数测定法常用(　　　　)。

A.折光率测定法　　　　　　　B.旋光度测定法

C.馏程测定法　　　　　　　　D.熔点测定法

E.黏度测定法

三、填空题

1.具有旋光性的药物,结构中应含有(　　　　)。

2.溶解度测定法中,溶剂温度为(　　　　),每隔(　　　　)min,强力振摇(　　　　)s,观察(　　　　)min 内的溶解情况。

四、问答题

1.在药品质量标准中,性状项下一般包含哪些内容?

2.红外光谱的指纹区和特征区各有何特点?

3.鉴别试验一般包含哪两大项?鉴别项下常用的方法有哪些?

4.查阅药典,举例说明药物的理化鉴别方法,并说明鉴别原理。

5.紫外-可见分光光度法和红外分光光度法分别适用于哪类药物的鉴别?主要方法有哪些?

五、名词解释

1. 药物的鉴别试验

2. 一般鉴别试验

3. 专属鉴别试验

4. 色谱鉴别法

《中国药典》2020 年版
鉴别检验记录模板举例

【实训情景】 化学药物的鉴别

【实训目的】

1. 掌握几种常见化学药物的鉴别方法和原理。

2. 熟练进行几种常见化学药物鉴别试验的操作。

3. 能作出正确的结果判断。

【实训用品】

1. 仪器 烧杯、量筒、试管、三角漏斗、滤纸、碘化钾淀粉试纸、研钵、水浴锅、移液管、电子天平。

2. 试剂 三氯化铁试液、稀硝酸、硝酸银试液、氨试液、二氧化锰、硫酸、稀盐酸、亚硝酸钠溶液、碱性 β-萘酚试液、氨制硝酸银试液、无水乙醇、二氯靛酚钠试液、氢氧化钠试液、铁氰化钾试液、正丁醇、0.1% 8-羟基喹啉的乙醇溶液、次溴酸钠试液、硫酸铁铵溶液、氯化钡试液、醋酸铅试液、醋酸铵试液。

【方法和步骤】

(一)阿司匹林片的鉴别

取本品的细粉适量(约相当于阿司匹林 0.1 g),加水 10 mL,煮沸,放冷,加三氯化铁试液 1 滴,即显紫堇色。

(二)盐酸普鲁卡因注射液的鉴别

1. 本品水溶液显氯化物的鉴别反应

(1)取供试品溶液,加稀硝酸使成酸性后,滴加硝酸银试液,即生成白色凝乳状沉淀;分离,沉淀加氨试液即溶解,再加稀硝酸酸化后,沉淀复生成。如供试品为生物碱或其他有机碱的盐酸盐,须先加氨试液使成碱性,将析出的沉淀滤过除去,取滤液进行试验。

（2）取供试品少量,置试管中,加等量的二氧化锰,混匀,加硫酸湿润,缓缓加热,即发生氯气,能使用水湿润的碘化钾淀粉试纸显蓝色。

2.本品显芳香第一胺的鉴别反应　取本品约 50 mg,加稀盐酸 1 mL,必要时缓缓煮沸溶解,放冷,加 0.1 mol/L 的亚硝酸钠溶液数滴,滴加碱性 β-萘酚试液数滴,即产生猩红色沉淀。

（三）异烟肼片的鉴别

1.取本品的细粉适量（约相当于异烟肼 0.1 g）,加水 10 mL,振摇,滤过,取滤液加氨制硝酸银试液 1 mL,即发生气泡与黑色浑浊,并在试管壁上生成银镜。

2.取本品细粉（约相当于异烟肼 50 mg）,加乙醇 10 mL,研磨溶解,滤过,滤液蒸干,残渣经减压干燥,依法测定。本品的红外光吸收图谱应与对照的图谱（光谱集 166 图）一致。

（四）维生素 C 泡腾片的鉴别

取本品的细粉适量（约相当于维生素 C 0.5 g）,加无水乙醇 25 mL,振摇约 5 min 使维生素 C 溶解,滤过,滤液分成两等份。在一份中加硝酸银试液 0.5 mL,即生成银的黑色沉淀;在另一份中加二氯靛酚钠试液 1~2 滴,试液的颜色即消失。

（五）维生素 B_1 片的鉴别

取本品的细粉适量,加水搅拌使溶解,滤过,蒸干滤液,取残渣做下列鉴别试验:取本品约 5 mg,加氢氧化钠试液 2.5 mL 溶解后,加铁氰化钾试液 0.5 mL 与正丁醇 5 mL,强力振摇 2 min,放置使分层,上面的醇层显强烈的蓝色荧光;加酸使成酸性,荧光即消失再加碱使成碱性,荧光又复现。

（六）硫酸链霉素的鉴别

1.取本品约 0.5 mg,加水 4 mL 溶解后,加氢氧化钠试液 2.5 mL 与 0.1% 8-羟基喹啉的乙醇溶液 1 mL,放冷至约 15 ℃,加次溴酸钠试液 3 滴,即显橙红色。

2.取本品约 20 mg,加水 5 mL 溶解后,加氢氧化钠试液 0.3 mL,置水浴上加热 5 min,加硫酸铁铵溶液（取硫酸铁铵 0.1 g,加 0.5 mol/L 硫酸溶液 5 mL 使溶解）0.5 mL,即显紫红色。

3.本品水溶液显硫酸盐的鉴别反应

（1）取供试品溶液,滴加氯化钡试液,即生成白色沉淀;分离,沉淀在盐酸或硝酸中均不溶解。

（2）取供试品溶液,滴加醋酸铅试液,即生成白色沉淀;分离,沉淀在醋酸铵试液或氢氧化钠试液中溶解。

（3）取供试品溶液,加盐酸,不生成白色沉淀（与硫代硫酸盐区别）。

4.本品的红外光吸收图谱应与对照的图谱（光谱集 491 图）一致。

【检查原理】

（一）阿司匹林片的鉴别

加热水解后与三氯化铁试液反应:阿司匹林分子结构中无游离酚羟基,与三氯化铁试液不发生显色反应。但其水溶液加热（或较长时间放置,或加少量碱）水解后产生具有酚羟基的水杨酸,可与三氯化铁试液作用,生成紫堇色的配位化合物。

(二)盐酸普鲁卡因注射液的鉴别

1.显氯化物的鉴别反应

(1)沉淀反应:本品在稀硝酸酸性中,与硝酸银试液反应生成白色凝乳状的氯化银沉淀。沉淀溶于氨试液,再加稀硝酸酸化后,沉淀复生成。

$$Cl^- + Ag^+ \longrightarrow AgCl\downarrow$$

$$AgCl + 2NH_3 \cdot H_2O \longrightarrow [Ag(NH_3)_2]^+ + 2H_2O + Cl^-$$

(2)氧化还原反应:本品与二氧化锰、硫酸加热产生氯气,氯气能使湿润的碘化钾淀粉试纸显蓝色。

$$2Cl^- + MnO_2 + 4H^+ \longrightarrow Mn^{2+} + 2H_2O + Cl_2\uparrow$$

$$2I^- + Cl_2 \longrightarrow 2Cl^- + I_2$$

2.芳香第一胺的反应　盐酸普鲁卡因分子结构中具有芳香第一胺,可发生重氮化-偶合反应。在盐酸溶液中与亚硝酸钠进行重氮化反应,生成的重氮盐再与碱性β-萘酚偶合生成有色的偶氮染料。

(三)异烟肼片的鉴别

银镜反应:异烟肼分子中的酰肼基具有还原性,可与氨制硝酸银试液反应生成异烟酸和单质银沉淀,肼基则被氧化成氮气。

(四)维生素 C 泡腾片的鉴别

1.与硝酸银试液反应　维生素 C 分子中具有连烯二醇的结构,有极强的还原性,可被硝酸银氧化为去氢维生素 C,同时产生黑色银沉淀。

2.与二氯靛酚钠试液反应　2,6-二氯靛酚为一氧化性的染料,其氧化型在酸性介质中为玫瑰红色,碱性介质中为蓝色。当2,6-二氯靛酚钠与维生素 C 作用后,被还原成无色的酚亚胺。

(五)维生素 B$_1$ 片的鉴别

硫色素反应:维生素 B$_1$ 在碱性溶液中,可被铁氰化钾氧化生成硫色素。硫色素溶于正丁醇(或异丁醇)中,显蓝色荧光。

(六)硫酸链霉素的鉴别

1.坂口反应　本品水溶液加氢氧化钠试液,水解生成链霉胍。链霉胍中加入8-羟基喹啉乙醇液(或 α-萘酚),再加次溴酸钠试液,生成橙红色化合物。此反应为链霉素水解产物链霉胍的特有反应。

2.麦芽酚反应　链霉素在碱性溶液中两个苷键水解断键,其中生成的链霉糖经分子重排,使其环扩大一个碳原子,形成六元环,生成麦芽酚。麦芽酚可在微酸性条件下与硫酸铁铵(高铁离子)作用,生成紫红色配位化合物。

3.显硫酸盐的鉴别反应

(1)与氯化钡反应:本品溶液与氯化钡试液反应,生成硫酸钡的白色沉淀;分离,沉淀在盐酸或硝酸中均不溶解。

$$SO_4^{2-} + Ba^{2+} \longrightarrow BaSO_4 \downarrow$$

（2）与醋酸铅反应：本品溶液与醋酸铅试液反应，生成硫酸铅白色沉淀；分离，沉淀在醋酸铵试液或氢氧化钠试液中溶解。

$$SO_4^{2-} + Pb^{2+} \longrightarrow PbSO_4$$

$$PbSO_4 + 2NH_4Ac \longrightarrow (NH_4)_2SO_4$$

$$PbSO_4 + 2NaOH \longrightarrow [PbO_2]^{2-} + Na_2SO_4 + 2H^+$$

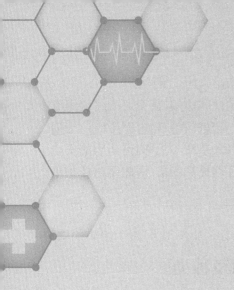

第三章
药物的杂质检查

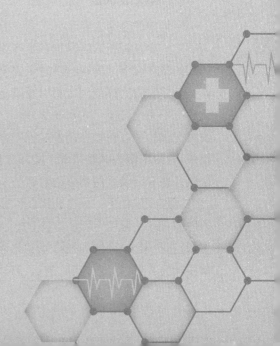

杂质是指存在于药物中的无治疗作用或影响药物的稳定性和疗效,甚至对人体健康有害的物质。药物中某些无毒,不影响疗效,但影响生产的科学管理的物质(如信号杂质)也列入杂质范围。由于药物在生产和储存的过程中不可避免地引入杂质,为了确保药物的安全性、有效性和稳定性,同时也为生产和流通领域的药品质量管理提供依据,因此要对药物中的杂质进行检查。

第一节　药物中杂质的来源及种类

一、杂质的来源

(一)药物纯度及化学试剂纯度

药物纯度是指药物的纯净程度。药物中的杂质是影响药物纯度的主要因素,因此纯度检查又称杂质检查。如果药物中所含的杂质超过质量标准规定的纯度要求,就可能引起药物的外观性状、物理常数的变化,甚至会影响药物的稳定性,降低疗效和增加副作用。因此纯度检查是控制药物质量的一个重要环节。

药物纯度又称药用纯度或药用规格,与化学试剂的纯度或试剂规格不能混淆。前者主要是从用药安全性、有效性以及对药物稳定性的影响等方面考虑,后者是从杂质可能引起的化学变化对试剂的使用范围和使用目的影响来考虑的,并不考虑对人体的生理作用及毒副作用。如化学试剂规格的硫酸钡($BaSO_4$)对可溶性钡盐做钡餐透视时,如果存在酸溶性钡盐则会危及患者生命,因此,不能用化学试剂规格硫酸钡代替药用规格硫酸钡。更不能将化学试剂当作药品直接用于临床治疗。

药品只有合格品与不合格品,化学试剂可根据杂质的含量高低和用途不同分为不同级别。

(二)杂质的来源

药物中的杂质主要来源于两个方面,一是由生产过程中引入,二是由贮藏过程中引入。

1. 生产过程引入　药物在生产过程中由于所用原料不纯、反应不完全、副反应的发生、加入的试剂或溶剂等在精制时未完全除净、生产器皿有杂质等原因,可能引入未作用完全的原料、试剂、中间体或副产物以及其他杂质。例如以水杨酸为原料合成阿司匹林时,若乙酰化反应不完全可能引入水杨酸;地塞米松磷酸钠在生产过程中使用大量甲醇和丙酮,可能会残留在成品中。药物在制备过程中也可能引入新的杂质。如盐酸普鲁卡因在制备和贮藏过程中,可能水解为对氨基苯甲酸和二乙氨基乙醇,因此,《中国药典》(2020年版)中要求检查盐酸普鲁卡因及其制剂中的对氨基苯甲酸。

2. 贮藏过程中引入　药物在贮藏过程中,由于贮藏保管不当,或贮藏时间过长,在外界条件如:温度、湿度、日光、空气、微生物等影响下,可能使药物发生水解、氧化、分解,异构化、晶型转变、聚合、潮解和发霉等变化而产生杂质。其中,药物因发生水解及氧化反应而产生杂质较为常见,如酯、内酯、酰胺、环酰胺、卤代烃及苷类等药物在水分的存在下容易水解。

如阿司匹林可水解产生水杨酸和醋酸;阿托品可水解产生莨菪醇和消旋莨菪酸等。

此外,药物的晶型不同,其理化常数、溶解性、稳定性、体内吸收和疗效也有很大差异,因此,控制药物中低效、无效以及具有毒副作用的晶型和异构体,在药物纯度研究中日益受到重视。如棕榈氯霉素存在多晶型现象,B 晶型为活性型,易被酯酶水解而吸收;而 A 晶型则不易被酯酶水解,活性很低。甲苯咪唑有 A、B、C 3 种晶型,其中 C 晶型的驱虫率为 90%,B 晶型为 40% ~ 60%,A 晶型的驱虫率小于 20%。在生产中低效、无效的异构体或晶型较难除尽,且因生产工艺、结晶溶剂的不同以及贮藏条件的影响也可引起晶型的转变。

二、杂质的种类

为了有针对性地控制药物中不同类型的杂质,保障药物的安全性、有效性和稳定性,应该对药物中不同杂质及其性质有所了解。杂质按照性质和来源不同分为以下几类。

(一)按性质分类

1. 影响药物稳定性的杂质　药物中金属离子的存在可能会催化氧化还原反应,如 Cu^{2+} 存在可使维生素 A 和 E 易被氧化;水分的存在可使含有酯键和酰胺键结构的药物发生水解,从而影响药物的安全性和有效性。

2. 毒性杂质　药物中重金属(如银、铅、汞、铜、镉、铋、锑、锡、镍、锌等)和砷盐的过量存在会导致人体中毒,影响用药的安全性,应严格控制其限量。

3. 信号杂质　药物中氯化物、硫酸盐等少量存在不会对人体产生危害,但是此类杂质的存在水平可以反映药物的生产工艺和贮藏状况是否正常,因此,此类杂质称为"信号杂质"。控制这类杂质的限量,同时也就控制了有关杂质的限量,从而有助于指导生产工艺和贮藏条件的改善。

(二)按来源分类

1. 一般杂质　一般杂质是指在自然界中分布比较广泛,在多种药物的生产和贮藏过程中容易引入的杂质。由于对此类杂质的控制涉及多种药物,故在《中国药典》(2020 年版)四部中规定了它们的检查方法。《中国药典》(2020 年版)四部分析方法规定了氯化物、硫酸盐、硫化物、硒、氟、氰化物、铁盐、重金属、砷盐、铵盐、酸碱度、干燥失重、水分、炽灼残渣、易炭化物以及残留溶剂等项目检查。

2. 特殊杂质　特殊杂质是指药物在生产和贮藏过程中,由于药物本身的性质、生产方法和工艺的不同可能引入的杂质。如肾上腺素中的酮体,硫酸阿托品中的莨菪碱,阿司匹林中的游离水杨酸等。一般来说,某种特殊杂质只存在于某个特定的药物中,故其检查方法收载于药典的正文中。

此外,按照杂质的结构分类,还可将杂质分为无机杂质和有机杂质(包括残留溶剂)两类。在某些情况下,杂质应属于一般杂质还是特殊杂质,并无严格区分。无论哪种杂质,都要根据其性质、特点和来源,在保证用药安全、有效的前提下,以科学、合理的方法严格进行控制。

三、药物的杂质检查方法

药物中杂质的来源是多途径的,在药物的生产和贮藏过程中会不可避免地引入杂质。对于药物而言,其杂质的含量当然越少越好,但要把药物中的杂质完全除掉,不仅没有必要,也是不可能的,因为不仅会增加成本,也会受到生产工艺和条件的制约。所以在保证用药安全、有效,不影响药物稳定的原则下,允许药物中存在一定量的杂质。药物中所含杂质的最大允许量称为杂质限量,通常用百分之几或百万分之几表示,药物中杂质的检查一般不要求测定其含量,而只检查杂质的量是否超过限量。这种杂质检查的方法称为杂质的限量检查。

药物的杂质检查按照操作方法不同,可分为以下4种方法。

(一)对照法

对照法(又称限量法)是指取一定量待检杂质的对照溶液与一定量供试品溶液在相同条件下加入一定的试剂处理后,比较反应结果,从而判断供试品中所含杂质是否超过限量。使用本法检查药物的杂质须遵循平行原则。该法的检测结果只能判定药物所含杂质是否符合限量规定,一般不能测定杂质的准确含量。各国药典主要采用本法检查药物的杂质。杂质的限量可用式(3-1)进行计算:

$$杂质限量 = \frac{允许杂质存在的最大量}{供试品量} \times 100\% \tag{3-1}$$

由于供试品(S)中所含杂质的量是通过与一定量杂质标准溶液进行比较来确定的,杂质的最大允许量就是标准溶液的浓度(c)与体积(V)的乘积,因此,杂质限量(L)的计算又可用式(3-2)表示:

$$杂质限量 = \frac{标准溶液的浓度 \times 标准溶液的体积}{供试品量} \times 100\% \tag{3-2}$$

$$L = \frac{c \times V}{S} \times 100\%$$

实例 3-1 口服 $NaHCO_3$ 原料药中氯化物的检查

方法:取本品 0.15 g(供口服用),加水溶解使成为 25 mL,滴加硝酸使成微酸性后,置水浴中加热除尽二氧化碳,放冷,依法检查(通则 0300),与对照标准氯化钠溶液 3.0 mL(10 μg/mL Cl^-)制成的对照液比较,不得更浓。计算氯化物的限量。

视频1

解析:

$$L = \frac{c \times V}{S} \times 100\% = \frac{10 \times 10^{-6} \times 3}{0.15} \times 100\% = 0.02\%$$

实例 3-2 对乙酰氨基酚中硫酸盐的检查

方法:取本品 2.0 g,加水 100 mL,加热溶解后,冷却,过滤,取滤液 25 mL,依法检查(通则 0300),与标准硫酸钾溶液 1.0 mL(100 μg/mL SO_4^{2-})制成的对照液比较,不得更浓,计算硫酸盐的限量。

解析：

$$L = \frac{c \times V}{S} \times 100\% = \frac{100 \times 10^{-6} \times 1}{2 \times \frac{25}{100}} \times 100\% = 0.02\%$$

注意事项：

（1）使用对照法时须注意平行原则：①供试管和对照管应使用配套的纳氏比色管；②两管加入的试剂、反应的温度、放置的时间等均应相同；③如药物本身有色，需进行消色处理；如样品液浑浊，可过滤后再进行反应。

（2）正确地比色（白色背景，从比色管上口垂直向下观察两管的颜色）和比浊（黑色背景，从比色管上口垂直向下观察两管的浊度）。当供试品管的颜色或浊度不超过对照管的颜色或浊度时才为合格。

（3）检查结果不符合规定或在限度边缘时，应对供试管和对照管各复查两份。

（二）灵敏度法

灵敏度法是以检测条件下反应的灵敏度来控制杂质限量的一种方法，一般来说，灵敏度法比对照法对杂质的要求更为严格。如纯化水中的氯化物检查，在 50 mL 纯化水中加入硝酸 5 滴及硝酸银试液 1 mL，要求不得发生浑浊。该法就是利用氯离子与银离子生成氯化银沉淀反应的灵敏度来控制纯化水中氯化物的限量。

（三）比较法

比较法是指取一定量供试品依法检查，测得待检杂质的吸光度或旋光度等与规定的限量比较，不得更大。本法属于仪器分析法，主要用于药物中特殊杂质的检查。如盐酸去氧肾上腺素中酮体的检查：取本品加水制成每 1 mL 中含 4.0 mg 的溶液，照紫外-可见分光光度法，在 310 nm 波长处测定吸光度，不得大于 0.20。硫酸阿托品中莨菪碱的检查：取本品加水制成每 1 mL 中含 50 mg 的溶液，依法测定旋光度不得超过 −0.40°。本法的特点是可以准确测定杂质的吸光度或旋光度（从而可计算出杂质的准确含量）并与规定限量比较，不需要对照物质。

实例 3-3　紫外-可见分光光度法中杂质限量的计算

肾上腺素中肾上腺（酮体）的检查。取本品 0.20 g，置 100 mL 量瓶中，加盐酸溶液（9→2000）溶解，并稀释至刻度，摇匀，在 310 nm 处测定吸光度，不得超过 0.05，肾上腺素酮的 $E_{1cm}^{1\%}$ 为 453，求肾上腺酮的限量。

解析：

$$c_{酮体} = \frac{A}{E_{1cm}^{1\%}} \times \frac{1}{100} = \frac{0.05}{453} \times \frac{1}{100} = 1.1 \times 10^{-6}(\text{g/mL})$$

$$L = \frac{c_{酮体}}{c_{药物}} \times 100\% = \frac{1.10 \times 10^{-6}}{2.0 \times 10^{-3}} \times 100\% = 0.055\%$$

(四)高效液相色谱法

除此之外,目前高效液相色谱法在杂质检查中应用越来越广泛,该方法可以有效的将药物和杂质完全分离,使测得的结果更加准确。高效液相色谱法在杂质检查中兼有对照法(限量检查)和比较法(准确测得杂质的含量)的双重优点,该法主要用于特殊杂质的检查。主要方法有:①内标加校正因子法;②外标法;③加校正因子的主成分自身对照法;④不加校正因子的主成分自身对照法;⑤面积归一化法。

第二节　一般杂质检查

一般杂质是指广泛存在于自然界,在多种药物的生产和贮藏过程中容易引入的杂质。《中国药典》(2020年版)对一般杂质检查多采用对照法。即在遵循平行操作的原则下,比较供试管与对照管的浊度、颜色等以判断供试品中杂质限量是否符合规定。若检查结果不符合规定或在限度边缘时,应对供试品和对照品各复查两份。

一、氯化物检查

氯化物广泛存在于自然界中,在药物的生产过程中极易引入。少量的氯化物虽对人体无害,但氯化物属于信号杂质,其存在的量可以反映出药物的纯净程度以及生产工艺和贮藏条件是否正常,因此,控制氯化物的量有其特殊的意义。

(一)检查原理

利用氯化物在硝酸酸性条件下与硝酸银试液作用,生成氯化银白色浑浊,与一定量标准氯化钠溶液在相同条件下生成的氯化银浑浊比较,以判断供试品中的氯化物是否超过了限量。

$$Cl^- + Ag^+ \longrightarrow AgCl\downarrow(白)$$

(二)操作方法

取规定量的供试品,加水使溶解成25 mL(溶液如显碱性,可滴加硝酸使成中性),再加稀硝酸10 mL,溶液如不澄清,应滤过,置50 mL纳氏比色管中,加水使成约40 mL,摇匀,即得供试品溶液。另取药品项下规定量的标准氯化钠溶液,置50 mL纳氏比色管中,加稀硝酸10 mL,加水使成40 mL,摇匀,即得对照品溶液。于供试液与对照液中分别加入硝酸银试液1.0 mL,用水稀释使成50 mL,摇匀,在暗处放置5 min,同置黑色背景上,从比色管上方向下观察,比浊。

(三)注意事项

1.标准氯化钠溶液应为临用前配制,每1 mL相当于10 μg的Cl^-。在检测条件下,以50 mL中含50~80 μg的Cl^-为宜,在此范围内氯化物与硝酸银反应产生的浑浊梯度明显,便于比较。因此,在设计检查方法时应根据氯化物的限量考虑供试品的取用量。

2.检测中加入硝酸是为了去除 CO_3^{2-}、PO_4^{3-} 等杂质的干扰,同时还可以加速氯化银沉淀的生成并产生较好的乳浊;在暗处放置 5 min 是为了避免光线使单质银析出。

3.有机药物的氯化物检查,溶于水的有机药物按规定方法直接检查;不溶于水的有机药物多数采用加水振摇,使所含氯化物溶解,滤除不溶物或加热溶解供试品,放冷后析出沉淀,滤过,取滤液检查。

4.检查有机氯杂质,可根据有机氯杂质结构选择适宜的有机破坏方法,使有机氯转变为无机氯化物后,再依法检查。

5.检查碘化物或溴化物中氯化物时,由于氯、溴、碘性质相近,应采用适当的方法去除干扰后再检查。

6.供试溶液如带颜色,通常采用内消色法处理。取两份供试品溶液,分别置50 mL 纳氏比色管中,一份中加硝酸银试液 1.0 mL,摇匀,放置 10 min,如显浑浊,可反复滤过,至滤液完全澄清,再加规定量的标准氯化钠溶液与水适量使成 50 mL,摇匀,在暗处放置 5 min,作为对照溶液;另一份中加硝酸银试液 1.0 mL 与水适量使成 50 mL,摇匀,在暗处放置 5 min,按上述方法与对照溶液处理比较,即得。

二、硫酸盐检查

硫酸盐也是一种广泛存在于自然界中的信号杂质,是许多药物都需要进行检查的一种杂质。

(一)检查原理

利用硫酸盐在盐酸酸性溶液中与氯化钡生成白色沉淀浑浊,与一定量标准硫酸钾溶液在相同条件下与氯化钡生成的浑浊比较,以判断药物中硫酸盐是否超过限量。

$$SO_4^{2-} + Ba^{2+} \longrightarrow BaSO_4 \downarrow (白)$$

(二)操作方法

取规定量的供试品,加水溶解使成约 40 mL(如溶液显碱性,可滴加盐酸使成中性),溶液如不澄清,应滤过,置 50 mL 纳氏比色管中,加稀盐酸 2 mL,摇匀,即得供试品溶液。另取各药品项下规定量的标准硫酸钾溶液,按同样方法制成对照品溶液。于供试品溶液与对照品溶液中分别加入 25% 氯化钡溶液 5 mL,用水稀释至 50 mL,摇匀,放置 10 min,同置黑色背景上,从比色管上方向下观察、比较,即得。

(三)注意事项

1.标准硫酸钾溶液每 1 mL 相当于 100 mg 的 SO_4^{2-},本法适宜的比浊浓度范围为 50 mL 溶液中含 0.1 ~ 0.5 mg 的 SO_4^{2-},相当于标准硫酸钾溶液 1 ~ 5 mL。在此范围内浊度梯度明显。

2.加入氯化钡试液后,应立即充分摇匀,防止局部浓度过高而影响产生浑浊的程度。

3.供试液中加入盐酸使成酸性,可防止 CO_3^{2-}、PO_4^{3-} 等与钡离子生成沉淀而干扰测定,加入稀盐酸的量以 50 mL 溶液中含稀盐酸 2 mL,使溶液的 pH 值约为 1 为宜,酸度过高,灵敏会下降。

4.温度对产生浑浊有影响,温度太低产生浑浊慢且不稳定。当温度低于 10 ℃时,应将比色管在 25 ~ 30 ℃水浴中放置 10 min 后再比浊。

5.如供试液加入盐酸后不澄明,可先用盐酸使成酸性的水洗过的滤纸滤过后再测定。如供试液有颜色,可采用内消色法处理。

三、铁盐检查法

药物中铁盐的存在可以使药物发生氧化反应及其他反应而变质,因此,需要控制药物中铁盐的限量。《中国药典》(2020 年版)采用硫氰酸盐法检查。

(一)检查原理

铁盐在盐酸酸性溶液中与硫氰酸铵生成红色可溶性硫氰酸铁配位离子,与一定量的标准铁溶液用同法处理后进行比色,以控制铁盐的限量。

$$Fe^{3+} + \left[6SCN^-\right] \rightleftharpoons Fe(SCN)_6^{3-}(红色)$$

(二)操作方法

取规定量的供试品,加水溶解使成 25 mL,移置 50 mL 纳氏比色管中、加稀盐酸 4 mL 与过硫酸铵 50 mg,用水稀释使成 35 mL 后,加 30% 的硫氰酸铵溶液 3 mL,再加水适量稀释成 50 mL,摇匀。如显色,立即与标准铁溶液一定量按相同方法制成的对照液比较。

(三)注意事项

1.用硫酸铁铵 $[FeNH_4(SO_4)_2 \cdot 12H_2O]$ 配制标准铁贮备液,并加入硫酸防止铁盐水解。标准铁溶液为临用前取贮备液稀释而成,每 1 mL 标准铁溶液相当于 10 mg 的 Fe^{3+}。本法以 50 mL 溶液中含 Fe^{3+} 10 ~ 50 μg 时为宜,在此范围内,所显色泽梯度明显,便于目视比色。

2.若供试管与对照管色调不一致或所呈红色太浅而不能比较时,可分别移入分液漏斗中,各加正丁醇或异戊醇提取后比色。因硫氰酸铁配位离子在正丁醇等有机溶剂中溶解度大,故能增加颜色深度,且能排除某些干扰物质的影响。

3.测定中加入氧化剂过硫酸铵可将供试品可能存在的 Fe^{2+} 氧化成 Fe^{3+},同时可以防止硫氰酸铁受光照还原或分解。

4.某些药物如葡萄糖、糊精、硫酸镁等,在检测过程需加硝酸氧化处理,使 Fe^{2+} 氧化成 Fe^{3+},则不再加过硫酸铵。因硝酸中可能含亚硝酸,能与硫氰酸根离子作用,生成红色亚硝酰硫氰化物,影响比色,因此加显色剂之前加热煮沸除去氧化氮,以消除亚硝酸的影响。

5.因为铁盐与硫氰酸根生成配位离子的反应是可逆的,加入过量硫氰酸铵可以增加生成配位离子的稳定性,提高反应灵敏度,还能消除氯化物等干扰。

6.硫氰酸根离子能与多种金属离子发生反应,如高汞、锌、锑、银、铜、钴等,在设计方法时应予以注意。

7.许多酸根阴离子如硫酸根、氯离子、磷酸根、枸橼酸根等可与 Fe^{3+} 形成无色配位化合物而干扰检查。排除干扰的方法是适当增加酸度,增加硫氰酸铵试剂的用量,用正丁醇提取后比色等。

8. 某些有机药物,特别是环状结构的有机药物,在实验条件下不溶解或对检查有干扰,需经炽灼破坏,使铁盐成三氧化二铁留于残渣中,处理后再依法检查。

四、重金属检查法

重金属是指在实验条件下能与硫代乙酰胺或硫化钠试液作用而显色的金属杂质,如银,铅、汞、铜、镉、铋、锑、锡、镍、锌等。重金属可以影响药物的稳定性及安全性,故必须严格控制其在药物中的含量。药品在生产过程中遇到铅的机会较多,铅易在体内累积而引起中毒,故检查重金属以铅为代表,作为限量对照。

(一)检查原理

重金属检查使用的显色剂主要有硫代乙酰胺和硫化钠试液,硫代乙酰胺在酸性(pH 值为 3.5 醋酸盐缓冲液)条件下水解,产生硫化氢,与微量重金属离子(以铅离子为代表)生成黄色到棕黑色的硫化物混悬液。或在碱性条件下,硫化钠与微量重金属离子反应生成黄色至棕黑色的硫化物混悬液。与一定量的标准铅溶液在相同条件下反应生成的有色混悬液比色,不得更深。

$$CH_3CSNH_2 + H_2O \xrightarrow{pH\,值\,3.5} CH_3CONH_2 + H_2S$$

$$H_2S + Pb^{2+} \xrightarrow{pH\,值\,3.5} PbS\downarrow + 2H^+$$

$$或 \quad Na_2S + Pb^{2+} \xrightarrow{NaOH} PbS\downarrow + 2Na^+$$

(二)操作方法

由于药物性质、重金属的限量和存在状态等方面的不同,《中国药典》(2020 年版)将重金属检查分为 3 种方法。

1. 第一法(又称为硫代乙酰胺法)　适用于无须有机破坏、在酸性条件下可溶解的无色药物中的重金属检查。方法为取 25 mL 钠氏比色管 3 支,甲管中加入一定量标准铅溶液与醋酸盐缓冲液(pH 值 3.5)2 mL 后,加水或各药品项下规定的溶剂稀释成 25 mL,作为对照液;乙管中加入按各药品项下规定的方法制成的供试液 25 mL,作为供试液;丙管中加入与乙管相同量的供试品,加配制供试品溶液的溶剂适量使溶解,再加与甲管相同量的标准铅溶液与醋酸盐缓冲液(pH 值 3.5)2 mL 后,用溶剂稀释成 25 mL。再分别于甲、乙、丙 3 管中加入硫代乙酰胺试液各 2 mL,摇匀,放置 2 min,比色,当丙管中显出的颜色不浅于甲管时,乙管中显示的颜色与甲管比较,不得更深。如丙管中显出的颜色浅于甲管,应取样按第二法重新检查。

2. 第二法(又称为炽灼法)　适用于含芳环、杂环以及不溶于水、稀酸及乙醇的有机药物中的重金属检查。方法为先将供试品炽灼破坏,使与有机分子结合的重金属游离,再按第一法检查。

3. 第三法(又称为硫化钠法)　适用于溶于碱而不溶于稀酸或在稀酸中即生成沉淀的药

物中重金属杂质的检查。该法是取规定量的供试品,加氢氧化钠试液及水溶解后,加入硫化钠试液,再与一定量标准铅溶液经同样处理后的颜色进行比较。

重金属的检查方法较多,各国药典采用的检查方法也不尽相同。对于不同的药物,应选择适当的方法进行检测。

(三)注意事项

1.用硝酸铅配制标准铅贮备液,并加入硝酸防止铅盐水解。标准铅溶液于临用前取贮备液稀释而成,每 1 mL 标准铅溶液相当于 10 μg 的 Pb^{2+}。本法的适宜目视比色范围为 27 mL 溶液中含 10~20 mg Pb^{2+},相当于标准铅溶液 1~2 mL。

2.第一法中,溶液的 pH 值对于金属离子与硫化氢呈色影响较大,pH 值为 3.0~3.5 时,硫化铅沉淀较完全。若酸度增大,重金属离子与硫化氢呈色变浅,酸度太大时甚至不显色。故供试品若用强酸溶解或在处理中用了强酸,则应在加入醋酸盐缓冲液前加氨水至对酚酞指示剂显中性。

若供试液呈色,应在加硫代乙酰胺前于对照管中滴加少量稀焦糖溶液或其他无干扰的有色溶液,使之与供试液颜色一致,然后再加硫代乙酰胺试液比色。若仍不能使两管颜色一致,可改用内消色法处理。

供试品中若有微量高铁盐存在,在酸性溶液中可氧化硫化氢析出硫,干扰检测,可分别于供试管和对照管中加入维生素 C 或盐酸羟胺 0.5~1.0 g,使三价铁还原成二价铁,再依法检查。

3.第二法中,炽灼温度控制在 500~600 ℃,温度太低灰化不完全,温度过高重金属挥发损失,如铅在 700 ℃经 6 h 炽灼,回收率只有 32%。加硝酸进一步有机物破坏后,一定要蒸干除尽氧化氮,防止亚硝酸氧化硫代乙酰胺水解产生硫化氢而析出硫,影响比色。

4.第三法中,显色剂硫化钠试液对玻璃有一定的腐蚀性,而且久置会产生絮状物,应临用前配置。

五、砷盐检查法

砷盐是毒性杂质,多由药物生产过程中使用的无机试剂及搪瓷反应器引入。检查砷盐的方法有古蔡法、二乙基二硫代氨基甲酸银法。

(一)古蔡法

1.检查原理　古蔡法检查砷的原理是利用金属锌与酸作用产生新生态的氢,与药物中微量的砷盐反应生成具有挥发性的砷化氢,遇溴化汞试纸产生黄色至棕色的砷斑,与同等条件下与一定量标准砷溶液所生成的砷斑比较,判定药物中砷盐的限量。

$$As^{3+}+3Zn+3H^+\longrightarrow3Zn^{2+}+AsH_3\uparrow$$

$$AsO^{3+}+3Zn+9H^+\longrightarrow3Zn^{2+}+3H_2O+AsH_3\uparrow$$

$$AsO^{3+}+4Zn+11H^+\longrightarrow4Zn^{2+}+4H_2O+AsH_3\uparrow$$

砷化氢与溴化汞试纸作用:

$$AsH_3+3HgBr_2\longrightarrow3HBr+AsH(HgBr)_3(黄色)$$

$$AsH_3 + 2As(HgBr)_3 \longrightarrow 3AsH(HgBr)_2(棕色)$$

2.操作方法　古蔡法检查砷的装置如图 3-1 所示。

测定时,于导气管 3 中装入醋酸铅棉花 60 mg,装管高度为 60~80 mm,再于旋塞 4 的端平面放一片溴化汞试纸(试纸的大小能覆盖孔径而不露出平面外为宜),盖上旋塞盖 5 并旋紧。

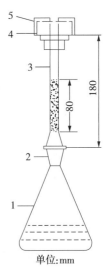

标准砷斑的制备:精密量取标准砷溶液 2 mL,置 1 瓶中,加盐酸 5 mL 与水 21 mL,再加碘化钾试液 5 mL 与酸性氯化亚锡试液 5 滴,在室温放置 10 min 后,加锌粒 2 g,立即将装妥的导气管 3 密塞于 1 瓶上,并将 1 瓶置 25~40 ℃的水浴中,反应 45 min,取出溴化汞试纸,即得。

供试品检查:取按药品规定方法制成的供试液置 1 瓶中,按标准砷斑的制备,自"再加碘化钾试液 5 mL"起依法操作,将生成的砷斑与标准砷斑比较,不得更深。

3.注意事项

图 3-1　古蔡法检查砷的装置
(单位:mm)

1—标准磨口锥形瓶;2—中空的标准磨口塞;3—导气管;4,5—具孔有机玻璃塞

(1)5 价砷在酸性溶液中较 3 价砷被金属锌还原成砷化氢的速度慢,故在反应液中加入碘化钾及氯化亚锡,将供试品中可能存在的五价砷还原成三价砷,加快反应速度。碘化钾被氧化生成的碘又可被氯化亚锡还原成碘离子,碘离子又可与反应中产生的锌离子形成稳定的配位离子,有利于生成砷化氢反应的不断进行。

氯化亚锡与碘化钾还能抑制锑化氢的生成,因锑化氢也能与溴化汞试纸作用生成锑斑。氯化亚锡还能促进锌与盐酸作用,即纯锌与纯盐酸作用较慢,加入氯化亚锡,锌置换出锡沉积在锌的表面,形成局部电池,可加快锌与盐酸作用,使氢气均匀而连续地发生。

(2)醋酸铅棉花用于吸收供试品即锌粒中可能含有少量的硫化物在酸性条件下产生的硫化氢气体,避免硫化氢气体与溴化汞试纸作用产生硫化汞色斑干扰检测结果。导气管中的醋酸铅棉花应保持干燥,如有润湿,应重新更换。

(3)标准砷溶液临用前取三氧化二砷配制的贮备液稀释而成,每 1 mL 标准砷溶液相当于 1 μg 的 As。砷斑颜色过深或过浅都会影响比色的准确性。《中国药典》(2020 年版)规定标准砷斑为 2 mL 标准砷溶液制成,可得清晰的砷斑。药物的含砷限量不同,应在标准砷溶液取量为 2 mL 的前提下,改变供试品的取量。

(4)溴化汞试纸与砷化氢作用较氯化汞试纸灵敏,其灵敏度为 1 μg(以 As_2O_3 计),但所呈砷斑不够稳定,反应中应保持干燥及避光,反应完毕立即比色。制备溴化汞试纸所用的滤纸宜采用质地疏松的定量滤纸。

(5)供试品若为硫化物、亚硫酸盐、硫代硫酸盐等,在酸性溶液中能产生硫化氢或二氧化硫气体,与溴化汞作用生成黑色硫化汞或金属汞,干扰比色。应先加硝酸处理,使氧化成硫酸盐,过量的硝酸及产生的氮的氧化物须蒸干除尽。如硫代硫酸钠中砷盐的检查。

(6)供试品若为铁盐,能消耗碘化钾、氯化亚锡等还原剂,影响测定条件,并能氧化砷化

氢,干扰测定,应先加酸性氯化亚锡试液,将高铁离子还原成低铁离子后再依法检测。如枸橼酸铁铵中砷盐的检查。

(二)二乙基二硫代氨基甲酸银法

二乙基二硫代氨基甲酸银法(Ag-DDC法)的检查原理是利用金属锌与酸作用产生新生态氢,与微量砷盐反应生成具挥发性的砷化氢,还原二乙基二硫代氨基甲酸银,产生红色的胶态银,与相同条件下定量的标准砷溶液所呈色进行目视比色或在510 nm波长处测定吸光度,进行比较,以控制砷盐的限量。

本反应为可逆反应,加入有机碱使与HDDC(二乙基二硫代氨基甲酸)结合,有利于反应向右定量进行完全,所以《中国药典》(2020年版)规定配置Ag-DDC试液时加入一定量的三乙胺,用Ag-DDC的三乙胺-三氯甲烷(1.8∶98.2)溶液作砷化氢的吸收液。《美国药典》采用Ag-DDC吡啶溶液作砷化氢的吸收液。

六、干燥失重测定法

干燥失重是指药物在规定的条件下经干燥至恒重后减失的重量,通常以百分率表示。干燥失重检查法主要控制药物中的水分以及挥发性物质,如乙醇等。

(一)常压恒温干燥法

本法适用于受热较稳定的药物。将供试品置相同条件已干燥至恒重的扁形称量瓶中,精密称定,于烘箱内在规定温度(一般为105 ℃)和时间条件下干燥至恒重(供试品连续两次干燥或炽灼后重量差异在0.3 mg以下称恒重),以减失的重量和取样量计算供试品的干燥失重。

(二)干燥剂干燥法

本法适用于受热易分解或易挥发的药物,如硝酸异山梨酯、氯化铵、苯佐卡因等。

方法:将供试品置于干燥器内,利用干燥器内的干燥剂吸收供试品中的水分,干燥至恒重。以减失的重量和取样量计算供试品的干燥失重。

常用的干燥剂有硅胶、硫酸和五氧化二磷等。其中五氧化二磷的吸水效力、吸水容量和吸水速度均较好,但价格较贵且不能反复使用。硫酸的吸水效力与吸水速度次于五氧化二磷,但吸水容量比五氧化二磷大,价格也较便宜。硅胶的吸水效力仅次于五氧化二磷,大于硫酸,由于其使用方便、价廉、无腐蚀性且可反复使用,因此是最常用的干燥剂。硅胶加入氯化钴后则为变色硅胶,其干燥后生成无水氯化钴而呈蓝色,吸水后生成含两分子结晶水的氯化钴而呈淡红色,于140 ℃干燥后又变回蓝色,可反复使用。

(三)减压干燥法

1.减压恒温干燥法　适用于熔点低、受热不稳定、能耐受一定温度,水分难赶除的药物,如消旋山莨菪碱、酒石酸美托洛尔、地高辛、盐酸雷尼替丁、环丙沙星等。在减压条件下,可降低干燥温度和缩短干燥时间。减压恒温干燥法使用恒温减压干燥箱,采用减压干燥器或恒温减压干燥箱时,除另有规定外,压力应在 2.67 kPa(20 mmHg)以下。

2.减压室温干燥法　适用于熔点低并且不能加热的样品,如布洛芬、前列地尔、肾上腺素。

在减压干燥器中用干燥剂减压干燥。常用的干燥剂有五氧化二磷、无水氯化钙和硅胶。

干燥失重的计算见式(3-3):

$$干燥失重\% = \frac{供试品干燥至恒重后减失的重量}{供试品取样量} \times 100\% \tag{3-3}$$

七、水分测定法

药物中水分的存在可使药物发生水解、霉变等,《中国药典》(2020 年版)采用费休氏法及甲苯法等测定化学药物中的水分,主要采用费休氏法。该法也称为卡尔费休氏水分滴定法,其特点是操作简便,专属性强、准确度高,适用于受热易破坏的药物。

(一)测定原理

费休氏水分测定是非水溶液中的氧化还原滴定,采用的标准滴定液称费休氏试液,是由碘、二氧化硫、吡啶和甲醇按一定比例组成的。测定原理是利用碘氧化二氧化硫为三氧化硫时,需要一定量的水分参加反应。

$$I_2 + SO_2 + H_2O \longrightarrow 2HI + SO_3$$

由于上述反应是可逆的,为了使反应向右进行完全,加入无水吡啶定量地吸收 HI 和 SO_3,形成氢碘酸吡啶和硫酸酐吡啶。

但生成的硫酸酐吡啶不够稳定,加入无水甲醇可使其转变成稳定的甲基硫酸氢吡啶。

指示滴定终点的方法有两种:①自身作指示剂,即利用碘的颜色指示终点,终点前溶液呈浅黄色,终点时为红棕色(微过量的费休氏试液中碘的颜色);②永停滴定法,按永停滴定法操作,终点时电流计指针突然偏转,并持续数分钟不退回。该法灵敏、准确,尤其适用于有颜色溶液的测定。

(二)操作方法

《中国药典》(2020 年版)采用水分测定仪直接标定费休氏试液。或取干燥的具塞玻瓶,精密加入纯化水约 30 mg,除另有规定外加入无水甲醇 2~5 mL,用费休氏试液滴至溶液由浅黄变为红棕色,或用永停滴定法指示终点;另作空白试验校正,按式(3-4)计算费休氏试液的滴定度:

$$F = \frac{W}{A - B} \tag{3-4}$$

式中　F——滴定度,每 1 mL 费休氏试液相当于水的重量;

　　　W——纯化水的重量,mg;

　　　A——滴定时所消耗费休氏试液的容积,mL;

　　　B——空白所消耗费休氏试液的容积,mL。

供试品的测定:精密称取供试品适量(消耗费休氏试液 1~5 mL),除另有规定外,溶剂为无水甲醇,用水分测定仪直接测定。或将供试品置干燥的具塞玻瓶中加溶剂 2 ~ 5 mL,在不断振摇(或搅拌)下用费休氏试液滴至溶液由黄色变为红棕色,或用永停滴定法指示终点,另作空白试验,按式(3-5)计算:

$$供试品中水分含量 \% = \frac{(A - B) \times F}{W} \times 100\% \qquad (3-5)$$

式中　A——供试品所消耗费休氏试液的容积,mL;

　　　B——空白所消耗费休氏试液的容积,mL;

　　　F——每 1 mL 费休氏试液相当于水的重量,mg;

　　　W——供试品的重量,mg。

(三)注意事项

1. 测定供试品中水分时可根据费休氏试液的 F 值及供试品的含水限量来确定供试品的取样量,供试品的取样量一般以消耗费休氏试液 1 ~ 5 mL 为宜,费休氏试液的 F 值应在 4.0 mg/mL 上下为宜,F 值降低至 3.0 mg/mL 以下时,滴定终点不敏锐,不宜再用。整个操作应迅速,且不宜在阴雨或空气湿度太大时进行。

2. 费休氏法不适用于测定氧化剂、还原剂以及能与试液生成水的药物。一些羰基化合物如活泼的醛、酮可与试剂中的甲醇作用,生成缩醛和水,也会干扰测定。

3. 《中国药典》(2020 年版)还采用甲苯法测定药物的水分。该法常用于测定颜色较深的药品或氧化剂、还原剂、皂类、油类等。

八、炽灼残渣检查法

有机药物经炭化或无机药物加热分解后,加硫酸湿润,先低温再高温(700 ~ 800 ℃)炽灼,使完全灰化,有机物分解挥发,残留的非挥发性无机杂质(多为金属氧化物或无机盐类)成为硫酸盐,称为炽灼残渣(BP 为硫酸灰分)。药典对某些不含金属的有机药物规定进行炽灼残渣检查,应符合限量规定。

方法:精密称取规定重量的供试品,于坩埚中,先缓缓加热(为了避免供试品骤然膨胀逸出,可采用坩埚斜置方式)直至完全炭化,放冷,加硫酸 0.5 ~ 1 mL 使湿润,低温加热至硫酸蒸气除尽后,在 700 ~ 800 ℃ 炽灼使完全灰化,移至干燥器内,放冷至室温,精密称定后,再在 700 ~ 800 ℃ 炽灼至恒重,计算限量。

计算公式:

$$炽灼残渣 \% = \frac{炽灼至恒重后残渣重量}{供试品取样量} \times 100\% \qquad (3-6)$$

药物的炽灼残渣限量一般为 0.1% ~ 0.2%,供试品的取用量应根据炽灼残渣限量和称量误差决定。取量过多,炭化和灰化时间太长;过少,加大称量相对误差。一般应使炽灼残渣量为 1 ~ 2 mg。因此,如限量为 0.1%,取样量约为 1 g;若限量为 0.05%,取样量则应约为 2 g;限量在 1% 以上者,取样可在 1 g 以下。如贵重药物或供试品数量不足时,取样可酌情减少。

重金属在高温下易挥发,如供试品需将残渣留作重金属检查,则炽灼温度须控制为500~600℃。挥发性无机药物如盐酸、氯化铵等受热挥发或分解,残留非挥发性杂质,也按上法检查炽灼残渣。

九、易炭化物检查法

易炭化物检查法是检查药物中夹杂的遇硫酸易炭化或易氧化而呈色的微量有机杂质。此类杂质多数是结构未知的,用硫酸呈色的方法可以简便地控制此类杂质的总量。

方法:取内径一致的两支比色管,甲管中加各品种项下规定的对照液 5 mL;乙管中加硫酸[含 H_2SO_4 94.5%~95.5%(g/g)]5 mL 后,分次缓缓加入规定量的供试品,振摇使溶解。除另有规定外,静置 15 min 后,将两管同置白色背景前比色,乙管中所显颜色不得较甲管更深。

供试品如为固体,应先研细,如需加热才能溶解时,可取供试品与硫酸混合均匀,加热溶解后,放冷至室温,再移置比色管中。

对照液主要有 3 类:①用"溶液颜色检查"项下的标准比色液作为对照液;②用比色用氯化钴液、比色用重铬酸钾液和比色用硫酸铜液按规定方法配制成的对照液;③一定浓度的高锰酸钾液。

十、溶液颜色检查法

溶液颜色检查法是控制药物在生产过程或贮藏过程中产生有色杂质限量的方法。《中国药典》(2020 年版)采用目视比色法、分光光度法及色差计法检查药物溶液的颜色。

(一)目视比色法

取规定量的供试品,加水溶解,置 25 mL 的纳氏比色管中加水稀释至 10 mL,另取规定色调和色号的标准比色液 10 mL,置于纳氏比色管中,两管同置白色背景上,自上向下透视或平视观察,供试品管呈现的颜色与对照品管比较,不得更深。

标准比色液由 3 种有色无机盐重铬酸钾、硫酸铜和氯化钴按不同比例配制而成。其方法为:

1. 重铬酸钾液(黄色原液)、比色用硫酸铜液(蓝色原液)和比色用氯化钴液(红色原液)比色液的配制　重铬酸钾液为每 1 mL 水溶液中含 0.800 mg 的 $K_2Cr_2O_7$。硫酸铜液为每 1 mL 水溶液中含 62.4 mg 的 $CuSO_4 \cdot 5H_2O$。氯化钴溶液为每 1 mL 水溶液中含 59.5 mg 的 $COCl_2 \cdot 6H_2O$。

2. 按表 3-1,分别取不同比例的氯化钴、重铬酸钾、硫酸铜比色液和水,配制成绿黄、黄绿、黄、橙黄、橙红和棕红 6 种色调的标准贮备液。

表 3-1　各种色调的标准贮备液的配制

色调	比色用氯化钴液/mL	比色用重铬酸钾液/mL	比色用硫酸铜液/mL	水/mL
绿黄色	—	27.0	15.0	58.0
黄绿色	1.2	22.8	7.2	68.8
黄色	4.0	23.3	0	72.7
橙黄色	10.6	19.0	4.0	66.4
橙红色	12.0	20.0	0	68.0
棕红色	22.5	12.5	2.0	45.0

3. 按表 3-2,量取各色调的标准贮备液与水,配制各种色调色号标准比色液。

表 3-2　各种色调色号标准比色液的配制

色号	1	2	3	4	5	6	7	8	9	10
贮备液/mL	0.5	1.0	1.5	2.0	2.5	3.0	4.5	6.0	7.5	10.0
加水量/mL	9.5	9.0	8.5	8.0	7.5	7.0	5.5	4.0	2.5	0

检查时根据药物有色杂质的颜色以及对其限量的要求,选择相应颜色一定色号的标准比色液作为对照液,进行比较。如对乙酰氨基酚乙醇溶液的颜色检查:取本品 1.0 g,加乙醇 10 mL 溶解后,如显色,与棕红色 2 号或橙红色 2 号标准比色液比较,不得更深。

(二)分光光度法

分光光度法是通过测定溶液的吸光度检查药物中有色杂质的限量的方法,更能反映溶液中有色杂质的变化。如维生素 C 易受外界条件影响而变色,规定取本品 3.0 g,加水 15 mL,振摇使溶解,溶液经 4 号垂熔玻璃漏斗滤过,滤液于 420 nm 波长处定吸光度,不得超过 0.03。

(三)色差计法

色差计法是通过色差计直接测定溶液的透射三刺激值,对其颜色进行定量表述和分析的方法。当目视比色法较难判定供试品与标准比色液之间的差异时,应考虑采用本法进行测定与判断。

十一、澄清度检查法

澄清度检查法是检查药品溶液中的不溶性杂质,一定程度上可反映药品的质量和生产工艺水平,尤其对于注射用原料药,检查其溶液的澄清度有较为重要的意义。

检查时,将一定浓度的供试品溶液与规定级号的浊度标准液分别置配对的比浊用玻璃管中,在浊度标准液制备 5 min 后,在暗室内垂直同置于伞棚灯下,照度为 1 000 lx,从水平方向观察、比较,判断供试品澄清度是否合格。当供试品的澄清度与所用溶剂相同或未超过

0.5 级浊度标准液时,称为澄清。

　　大多数药物的澄清度检查是以水为溶剂,但有时也用酸、碱或有机溶剂(如乙醇、甲醇、丙酮等)作溶剂,对于有机酸的碱金属盐类药物,通常强调用"新沸过的冷水",因为水中若有二氧化碳会影响其澄清度。

【浊度标准液的配制方法】

　　1.浊度标准贮备液的配制　利用硫酸肼与乌洛托品(六次甲基四胺)反应制备浊度标准贮备液。按规定的配制方法将1%的硫酸肼水溶液与等量的10%乌洛托品溶液混合,摇匀,于25 ℃避光静置24 h,即得浊度标准贮备液。置冷处避光保存,可在两个月内使用。

　　原理:乌洛托品在偏酸性条件下水解产生甲醛,甲醛与肼缩合生成甲醛腙,不溶于水,形成白色浑浊。

　　2.浊度标准原液的配制　取上述浊度标准贮备液15.0 mL,置1 000 mL量瓶中,加水稀释至刻度,摇匀,即得浊度标准原液。该溶液照分光光度法测定,在550 nm波长处的吸光度应在0.12～0.15,配制的浊度标准原液应在48 h内使用,用前摇匀。

　　3.浊度标准液的配制　取浊度标准原液与水,按表3-3配制,即得不同级号的浊度标准液。该液应临用时制备,使用前充分摇匀。

表3-3　浊度标准液的配制

级号	0.5	1	2	3	4
浊度标准原液/mL	2.5	5.0	10.0	30.0	50.0
水/mL	97.5	95.0	90.0	70.0	50.0

【习题】

一、单项选择题

　　1.药物中的重金属是指(　　　　)。

　　A.Pb^{2+}

　　B.影响药物安全性和稳定性的金属离子

　　C.原子量大的金属离子

　　D.在规定条件下与硫代乙酰胺或硫化钠作用显色的金属杂质

　　2.古蔡法测砷时,砷化氢气体与(　　　　)作用生成砷斑。

　　A.氯化汞　　　B.溴化汞　　　C.碘化汞　　　D.硫化汞

　　3.用古蔡法测定砷盐限量,对照管中加入标准砷溶液为(　　　　)。

　　A.1 mL　　　　　　　　　B.2 mL

　　C.依限量大小决定　　　　　D.依样品取量及限量计算决定

4. 干燥失重主要检查药物中的( )。

　　A. 硫酸灰分　　　B. 灰分　　　　C. 易碳化物

　　D. 水分及其他挥发性成分　　　E. 结晶水

5. 药品杂质限量是指( )。

　　A. 药物中所含杂质的最小允许量

　　B. 药物中所含杂质的最大允许量

　　C. 药物中所含杂质的最佳允许量

　　D. 药物的杂质含量

6. 氯化物检查中加入硝酸的目的是( )。

　　A. 加速氯化银的形成,除去 CO_3^{2-}、PO_4^{3-} 的干扰

　　B. 去除供试品本身的颜色

　　C. 防止反应产物降解

　　D. 防止供试品本身对实验的干扰

7. 关于药物中杂质及杂质限量的叙述正确的是( )。

　　A. 杂质限量指药物中所含杂质的最大允许量

　　B. 杂质限量通常只用百万分之几表示

　　C. 杂质的来源主要是由生产过程中引入的其他方面可不考虑

　　D. 检查杂质,必须用标准溶液进行比对

8. 砷盐检查法中,在检砷装置导气管中塞入醋酸铅棉花的作用是( )。

　　A. 吸收砷化氢　　B. 吸收溴化氢　　C. 吸收硫化氢　　D. 吸收氯化氢

9. 中国药典规定的一般杂质检查中不包括的项目( )。

　　A. 硫酸盐检查　　B. 氯化物检查　　C. 溶出度检查　　D. 重金属检查

10. 重金属检查中,加入硫代乙酰胺时溶液控制最佳的 pH 值是( )。

　　A. 1. 5　　　　　B. 3. 5　　　　　C. 7. 5　　　　　D. 11. 5

11. 硫氰酸盐法是检查药品中的( )。

　　A. 氯化物　　　B. 铁盐　　　　C. 重金属　　　D. 砷盐　　　E. 硫酸盐

12. 检查药品中的杂质在酸性条件下加入锌粒的目的是( )。

　　A. 使产生新生态的氢　　　　B. 增加样品的溶解度

　　C. 将五价砷还原为三价砷　　　D. 抑制锑化氢的生产

　　E. 以上均不对

13. 检查药品中的铁盐杂质,所用的显色试剂是( )。

　　A. $AgNO_3$　　　B. H_2S　　　C. 硫氰酸铵　　D. $BaCl_2$　　　E. 氯化亚锡

14. 对于药物中的硫酸盐进行检查时,所用的沉淀剂是( )。

　　A. $AgNO_3$　　　B. H_2S　　　C. 硫代乙酰胺　　D. $BaCl_2$　　　E. 以上均不对

15. 对药物中的氯化物进行检查时,所用的沉淀剂是( )。

　　A. $BaCl_2$　　　B. H_2S　　　C. $AgNO_3$　　　D. 硫代乙酰胺　　E. 醋酸钠

16. 药物中氯化物杂质检查的一般意义在于它(　　　　)。

　　A. 是有疗效的物质　　　　　　　B. 是对药物疗效有不利影响的物质

　　C. 是对人体健康有害的物质　　　D. 可以考核生产工艺和企业管理是否正常

　　E. 可能引起制剂的不稳定性

17. 在碱性条件下检查重金属,所用的显色剂是(　　　　)。

　　A. H_2S　　　　B. Na_2S　　　　C. $AgNO_3$　　　　D. 硫氰酸铵　　　　E. $BaCl_2$

18. 古蔡法检查药物中微量的砷盐,在酸性条件下加入锌粒的目的是(　　　　)。

　　A. 调节 pH 值　　　　　　　　　B. 加快反应速度

　　C. 产生新生态的氢　　　　　　　D. 除去硫化物的干扰

　　E. 使氢气均匀而连续发生

19. 古蔡法是指检查药物中的(　　　　)。

　　A. 重金属　　　B. 氯化物　　　C. 铁盐　　　D. 砷盐　　　E. 硫酸盐

20. 药物的纯度是指(　　　　)。

　　A. 药物中不含杂质　　　　　　　B. 药物中所含杂质及其最高限量的规定

　　C. 药物对人体无害的纯度要求　　D. 药物对实验动物无害的纯度要求

21. 干燥失重检查法主要是控制药物中的水分和其他挥发性物质,对于含有结晶水的药物其干燥温度为(　　　　)。

　　A. 105 ℃　　　　B. 180 ℃　　　　C. 140 ℃　　　　D. 102 ℃　　　　E. 80 ℃

22. 有的药物在生产和贮存过程中易引入有色杂质,《中国药典》(2020 年版)采用(　　　　)。

　　A. 与标准比色液比较的检查法　　B. 用 HPLC 法检查

　　C. 用 TLC 法检查　　　　　　　D. 用 GC 法检查

　　E. 以上均不对

23. 药典中一般杂质的检查不包括(　　　　)。

　　A. 氯化物　　　B. 生物利用度　　　C. 重金属　　　D. 硫酸盐　　　E. 铁盐

24. 氯化物检查是在酸性条件下与 $AgNO_3$ 作用,生成 AgCl 混浊,所用的酸为(　　　　)。

　　A. 稀醋酸　　　B. 稀 H_2SO_4　　　C. 稀 HNO_3　　　D. 稀 HCl　　　E. 浓 HNO_3

25. 硫代乙酰胺法是指检查药物中的(　　　　)。

　　A. 铁盐　　　　B. 砷盐　　　　C. 氯化物　　　　D. 硫酸盐　　　　E. 重金属

二、多选择题

1. 关于药物中氯化物的检查,正确的是(　　　　)。

　　A. 氯化物检查在一定程度上可"指示"生产、储存是否正常

　　B. 氯化物检查可反映 Ag^+ 的多少

　　C. 氯化物检查是在酸性条件下进行的

　　D. 供试品的取量可任意

　　E. 标准 NaCl 液的取量由限量及供试品取量而定

2. 检查重金属的方法有（　　　　　）。

    A. 古蔡法　　　　B. 硫代乙酰胺　C. 硫化钠法　　　D. 硫氰酸盐法

3. 关于古蔡法的叙述，错误的有（　　　　　）。

    A. 反应生成的砷化氢遇溴化汞，产生黄色至棕色的砷斑

    B. 加碘化钾可使五价砷还原为三价砷

    C. 金属锌与碱作用可生成新生态的氢

    D. 加酸性氯化亚锡可防止碘还原为碘离子

    E. 在反应中氯化亚锡不会同锌发生作用

4. 关于硫代乙酰胺法错误的叙述是（　　　　　）。

    A. 是检查氯化物的方法　　　　B. 是检查重金属的方法

    C. 反应结果是以黑色为背景　　D. 在弱碱性条件下水解，产生硫化氢

    E. 反应时 pH 值应为 7.0 ~ 8.6

5. 下列不属于一般杂质的是（　　　　　）。

    A. 氯化物　　　　B. 重金属　　　　C. 硫酸盐　　　　D. 2-甲基-5-硝基咪唑

6. 药物的杂质来源有（　　　　　）。

    A. 药品的生产过程中　　　　B. 药品的储藏过程中

    C. 药品的使用过程中　　　　D. 药品的运输过程中

    E. 药品的研制过程中

三、填空题

1. 药典中规定的杂质检查项目，是指该药品在（　　　　　）和（　　　　　）中可能含有并需要控制的杂质。

2. 古蔡法的原理为金属锌与酸作用产生（　　　　　），与药物中微量砷盐反应生成具挥发性的（　　　　　），遇溴化汞试纸，产生黄色至棕色的（　　　　　），与一定量标准砷溶液所产生的砷斑比较，判断药物中砷盐的含量。

3. 氯化物检查是根据氯化物在（　　　　　）介质中与（　　　　　）作用，生成（　　　　　）浑浊，与一定量标准（　　　　　）溶液在相同条件和操作下生成的浑浊液比较浊度大小。

4. 中国药典规定检查药物中重金属时以（　　　　　）为代表。多数药物是在酸性条件下检查重金属，其溶液的 pH 值应在（　　　　　），所用的显色剂为（　　　　　）。

四、名词解释

1. 一般杂质

2. 特殊杂质

3. 恒重

4. 杂质限量

5. 药物纯度

五、配伍题

[1—3 题共用答案]

A. 古蔡法
B. 硫代乙酰胺法

C. 硫氰酸盐法
D. 重氮化-偶合比色法

E. 酸性染料比色法

1. 铁盐检查法是（　　　　　）。

2. 重金属检查法是（　　　　　）。

3. 砷盐检查法是（　　　　　）。

[4—5 题共用答案]

A. 在 Na_2CO_3 试液中与硝酸银作用

B. 在盐酸酸性液中与硫氰酸铵作用

C. 在 pH 值 4～6 溶液中与 Fe^{3+} 作用

D. 在盐酸酸性液中与氯化钡作用

E. 在硝酸酸性试液中与硝酸银作用

4. 硫酸盐检查法是（　　　　　）。

5. 铁盐检查法是（　　　　　）。

[6—7 题共用答案]

A. 在 pH 值 3.5 醋酸缓冲液中与 H_2S 作用

B. 在 Na_2CO_3 试液中与硝酸银作用

C. 在盐酸酸性试液中与硫氰酸铵作用

D. 在 pH 值 4～6 溶液中与 Fe^{3+} 作用

E. 在硝酸酸性试液中与硝酸银作用

6. 重金属检查法是（　　　　　）。

7. 铁盐检查法是（　　　　　）。

[8—9 题共用答案]

A. 在硝酸酸性试液中与硝酸银作用

B. 在盐酸酸性试液中与氯化钡作用

C. 在盐酸酸性试液中与硫氰酸铵作用

D. 在 pH 值 3.5 醋酸缓冲液中与 H_2S 作用

E. 在 Na_2CO_3 试液中与硝酸银作用

8. 氯化物检查法是（　　　　　）。

9. 重金属检查法是（　　　　　）。

六、计算题

1. 取葡萄糖 4.0 g，加水 30 mL 溶解后，加醋酸盐缓冲溶液（pH 值 3.5）2.6 mL，依法检查重金属（中国药典），含重金属不得超过百万分之五，应取标准铅溶液多少 mL？（每 1 mL 相当于 Pb 10 μg/mL）

2. 检查某药物中的砷盐，取标准砷溶液 2 mL（每 1 mL 相当于 1 μg 的 As）制备标准砷斑，砷盐的限量为 0.000 1%，应取供试品的量为多少？

3. 依法检查枸橼酸中的砷盐，规定含砷量不得超过 1 ppm，应取检品多少克？（标准砷溶液每 1 mL 相当于 1 μg 砷）

七、简答题

1. 药物重金属检查法中，重金属以什么代表？有哪几种显色剂？
2. 简述《中国药典》（2020 年版）对药物中氯化物检查法的原理，方法及限量计算公式？
3. 试述药物的杂质检查的内容（包括杂质的来源，杂质的限量检查概念）。
4. 简述硫代乙酰胺法检查重金属的原理和方法。
5. 请举例说明信号杂质及此杂质的存在对药物的影响。

【实训情景】 葡萄糖的检查

一、实训目的

1. 掌握药物中一般杂质检查的操作及有关计算。
2. 熟悉葡萄糖原料药物的检查项目及方法。
3. 了解微生物限度检查法。

二、实训内容

（一）用品

1. 仪器　旋光仪、酸度计、恒温水浴锅、恒温干燥箱、分析天平、高温电炉。

2. 试剂　葡萄糖原料、氨试液、酚酞指示剂、氢氧化钠滴定液、1 号浊度标准液、稀硝酸、标准氢氧化钠溶液、硝酸银、稀盐酸、标准硫酸钾溶液、25% 氯化钡浴液、碘试液、硫酸、磺基水杨酸溶液、硫氰酸铵、硝酸、标准铁溶液、醋酸盐缓冲液（pH 3.5）、硫代乙酰胺试液、标准砷溶液、盐酸碘化钾、酸性氯化亚锡、锌粒、醋酸铅棉花、溴化汞试纸、pH 7.0 的无菌氯化钠-蛋白胨缓冲液等。

（二）方法和步骤

1. 比旋度检查 取本品约 10 g,精密称定置 100 mL 量瓶中,加水适量与氨试液 0.2 mL 溶解后,用水稀释至刻度,摇匀,放置 10 min,在 25 ℃时,依法测定(通则 0621),比旋度为 +52.6° ~ +53.2°。

2. 酸度检查 取本品 2.0 g,加水 20 mL 溶解后,加酚酞指示剂 3 滴与氢氧化钠滴定液 (0.02 mol/L)0.20 mL,应显粉红色。

3. 溶液的澄清度与颜色检查 取本品 5.0 g,加热水溶解后,放冷,用 水稀释至 10 mL,溶液应澄清无色;如显浑浊,与 1 号浊度标准液(通则 0902 第一法)比较,不得更浓;如显色,与对照液(取比色用氯化钴液 3.0 mL,比色用重铬酸钾液 3.0 mL 与比色用硫酸铜溶液 6.0 mL,加水稀释成 50 mL)1.0 mL 加水稀释至 10 mL 比较,不得更深。

视频 2

4. 乙醇溶液的澄清度检查 取本品 1.0 g,加乙醇 20 mL,置水浴上加热回流约 40 min, 溶液应澄清。

5. 氯化物检查 取本品 0.60 g,加水溶解使成 25 mL,加稀硝酸 10 mL,溶液如不澄清, 应过滤,置 50 mL 纳氏比色管中,加水使成约 40 mL,摇匀,即得供试品溶液。取标准氯化钠 溶液 6.0 mL,置另一 50 mL 纳氏比色管中,加稀硝酸 10 mL,加水使成约 40 mL,摇匀,即得对 照溶液。分别向上述 2 支比色管中加入硝酸银 1.0 mL,用水稀释至 50 mL,摇匀,在暗处放 置 5 min,同置黑色背景上,从比色管上方向下观察,供试溶液与对照溶液比较,不得更浓 (0.01%)。

6. 硫酸盐检查 取本品 2.0 g,加水溶解使成约 40 mL,溶液如不澄清,应过滤,置 50 mL 纳氏比色管中,加稀盐酸 2 mL,摇匀,即得供试品溶液。取标准硫酸钾溶液 2.0 mL 置另一 50 mL 纳氏比色管中,加水使成约 40 mL,加稀盐酸 2 mL,摇匀,即得对照溶液。分别向上述 2 支比色管中加入 25% 氯化钡溶液 5 mL,用水稀释至 50 mL,摇匀,放置 10 min,同置黑色背 景上,从比色管上方向下观察,供试溶液与对照溶液比较,不得更浓(0.01%)。

7. 亚硫酸盐与可溶性淀粉的检查 取本品 1.0 g,加水 10 mL 溶解,加碘试液 1 滴,应即 显黄色。

8. 干燥失重检查 取本品约 1 g,置于 105 ℃干燥至恒重的扁形称量瓶中,精密称定。 并将供试品平铺于瓶底,将称量瓶放入洁净的培养皿中,瓶盖半开或将瓶盖取下置称量瓶 旁,放入恒温干燥箱内,在 105 ℃干燥 2 h。取出后迅速盖好瓶盖,置干燥器内放冷至室温, 迅速精密称重。再于 105 ℃干燥 1 h,直至恒重,减失质量为 7.5% ~9.5%。

9. 炽灼残渣 取本品 1.0 ~2.0 g,置已炽灼至恒重的坩埚中,精密称定,缓缓炽灼至完 全炭化,放冷,加硫酸 0.5 ~1 mL 使湿润,低温加热至硫酸蒸气除尽后,在 700 ~800 ℃炽灼 使完全灰化,移至干燥器内放冷至室温,精密称定后,再在 700 ~800 ℃炽灼至恒重,计算限 量,遗留残渣不得过 0.1%。

10. 蛋白质检查 取本品 1.0 g,加水 10 mL 溶解后,加磺基水杨酸溶液 3 mL,不得发生沉淀。

11. 铁盐检查 取本品 2.0 g,加水 20 mL 溶解后,加硝酸 3 滴,缓慢煮沸 5 min,放冷,加 水稀释制成 45 mL,加硫氰酸铵溶液 3.0 mL,摇匀,如显色,与标准铁溶液 2.0 mL 用同法制成的对照溶液比较,不得更深(0.001%)。

12.重金属检查　取 25 mL 纳氏比色管 3 支,甲管(标准管)中加入 2.0 mL 标准铅溶液与醋酸盐缓冲液,加水使成 25 mL,作为对照溶液;乙管(供试管)中加入本品 40 g,加水23 mL 溶解后加入醋酸盐缓冲液,作为供试溶液;丙管(标准加样管)中加入与乙管相同质量的供试品,加水适量使溶解,再加入与甲管相同量的标准铅溶液与醋酸盐缓冲液后,用水稀释成 25 mL。分别向甲、乙、丙 3 管中加入硫代乙酰胺试液 2 mL,摇匀,放置 2 min,同置白色背景下,自上向下透视比色,当丙管中显出的颜色不浅于甲管时,乙管中显示的颜色与甲管比较,不得更深。如丙管中显出的颜色浅于甲管,应取样按第二法重新检查。

13.微生物限度检查　取本品 10 g,用 pH 7.0 的无菌氯化钠-蛋白胨缓冲液制成 1:10的供试液。

需氧菌总数、真菌和酵母菌总数:取供试溶液 1 mL,依法检查(通则 1105 平皿法),每 1 g供试液中需氧菌总数不得超过 1000 cfu,真菌和酵母菌总数不得超过 100 cfu。

大肠埃希菌:取 1:10 的供试溶液 10 mL,依法检查(通则 1106),1 g 供试品中不得检出。

三、实训注意

1.限度检查应遵循平行操作原则,即供试品和对照管的实验条件应尽可能一致,包括实验用具的选择(如比色管刻度高低差异不应超过 2 mm)、试剂的量取方法、操作顺序及反应时间等。

2.比色、比浊前应将比色管内试剂充分混匀。比色方法是将两管同置白色背景上,从比色管上方向下观察,比较;比浊方法是将 2 管同置黑色背景上,从比色管上方向下观察,比较。使用过的比色管应及时清洗,注意不能用毛刷刷洗,可用重铬酸钾洗液浸泡。

3.一般情况下供试品取样 1 份进行检查即可。如结果不符合规定或在限度边缘时,应对供试品管和对照品管各复检 2 份,方可判定。

4.砷盐检查的注意事项

①新购置的检砷器在使用前应检查是否符合要求,同一套仪器应能辨别出标准砷溶液1.5 mL 与 2.0 mL 所显砷斑的差异,使用的检砷器和试药应作空白试验,均不得生成砷斑。

②不能用定性滤纸制备溴化汞试纸,因为会导致砷斑色暗、梯度不规律。

③检砷器的导气管应干燥。

④检砷器应不漏气,必要时可在各接头处涂少量融化的石蜡。

⑤砷斑遇光、热、湿气等即颜色变浅或褪色,因此砷斑制成后应立即观察比较。

⑥锌粒的大小以通过一号筛为宜,锌粒太大时,用量应酌情增加。

5.干燥失重的注意事项

①供试品颗粒较大或结块,应研细后干燥。

②称量时应尽量缩短称重时间,防止供试品吸收空气中的水分,特别是空气中湿度较大时,更需注意。

③如供试品采用其他方法干燥时应严格按操作规程进行。

第四章
药典中常见定量分析方法

药物的定量分析是指准确测定药物有效成分或指标性成分的含量,它是评价药物质量、判断药物优劣的重要手段。对药物进行定量分析时,应按药品质量标准进行测定。

药物定量分析可选用化学分析法和仪器分析法。化学分析法包括重量分析和滴定分析,多用于原料药的含量测定。仪器分析法包括电化学分析法、分光光度法和色谱法。随着仪器和检测技术的快速发展,仪器分析法的准确度和精密度越来越高,专属性也较强,尤其是色谱法对组分复杂、干扰成分较多品种的含量测定更显优势。国内外药典中应用仪器分析法进行药物含量测定日益普及。《中国药典》(2020 年版)中,现代分析技术得到进一步扩大应用,利用高效液相色谱、分光光度法进行含量测定的品种增加了数百种。

第一节　重量分析法

重量分析法是称取一定重量的供试品,采用某种方法或通过某种物理或化学变化使被测组分从样品中分离出来并转化为一定的称重形式,再根据被测组分和供试品的重量,计算组分的含量百分数的定量方法。

重量法系经典的分析方法之一。由于采用分析天平直接称量被测成分或反应产物,因而准确度较高。但分析过程中过滤、洗涤、烘干等操作比较烦琐,需时长,限制了该方法的应用。目前,某些药品的含量测定、干燥失重、炽灼残渣以及中草药灰分的测定等尚需应用重量法。

根据供试品中被测组分的性质,采用不同的分离方法,重量法又分为挥发法、萃取法及沉淀法等。

一、挥发法

若被测成分具有挥发性,或者可以转变为挥发性气体,则可采用挥发法分析。

将供试品加热或与某种试剂作用,使待测成分生成挥发性物质逸去,然后根据供试品减失的重量,计算待测成分百分含量的方法称为间接挥发法。如测定氯化钡中结晶水的含量时,可将一定重量的氯化钡加热使水分挥发、逸出,根据氯化钡所减轻的重量可计算样品中水分的含量:

$$水分的含量 = \frac{供试品与称量瓶总重量 - 干燥后供试品与称量瓶总重量}{供试品与称量瓶总重量 - 称量瓶总重量} \times 100\%$$

$$(4\text{-}1)$$

用某种试剂将逸出的挥发性物质吸收,再根据吸收剂增加的重量计算成分百分含量的方法称直接挥发法。如用高氯酸镁作为吸收剂,将逸出的水分吸收,再测定高氯酸镁增加的重量,就得到固体中结晶水的重量:

$$水分的含量 = \frac{吸收水分后的高氯酸镁重量 - 干燥的高氯酸镁重量}{供试品重量} \times 100\%$$

$$(4\text{-}2)$$

二、萃取法

利用被测成分在两种互不相溶的溶剂中的溶解度差异,使其从原来的溶剂中定量地转入作为萃取剂的另一种溶剂中,然后将萃取剂蒸干,称量干燥萃取物的重量,根据萃取物的重量计算被测成分百分含量的方法,称为提取重量法。

例如复方柳安咖注射液中水杨酸钠测定,方法如下:精密量取本品 2 mL,置分液漏斗中,加水 20 mL,加乙醚 40 mL 与溴酚蓝指示液 8 滴,用盐酸滴定液(0.1 mol/L)滴定,边滴定边强力振摇,至水层显淡绿色,分取水层,置具塞锥形瓶中,乙醚层用水 10 mL 洗涤,洗液并入锥形瓶中,再加乙醚 20 mL,继续用盐酸滴定液(0.1 mol/L)滴定,边滴定边强力振摇,至水层持续显淡绿色。以此方法测定供试品中含有水杨酸钠的量。

提取重量法在药物的杂质检查中也常有应用。

三、沉淀法

该方法是使待测成分以难溶化合物的形式从溶液中沉淀出来,过滤、沉淀、洗涤、干燥或灼烧后称量重量,根据所得重量求出被测成分在样品中的百分含量。

沉淀法是重量分析法中最常用的一种分析方法。为了确保分析结果的准确,沉淀法对沉淀有一定的要求,具体如下。

1.沉淀的溶解度要小 即要求沉淀反应必须定量完成,这样被测组分才能完全沉淀。一般来说,沉淀在溶液中溶解损失的量不应超过分析所允许的称量误差(≤0.2 mg)。

2.沉淀要纯净 应尽量避免其他物质的沾污,这样才能准确地获得被测组分的分析结果。

3.沉淀的称量形式的组成必须严格符合一定的化学式 在重量分析中,沉淀是经过干燥或灼烧后称量重量的。在灼烧过程中沉淀可能会发生化学变化,因此,称量时的物质常与沉淀时析出的物质不同,即"沉淀形式"和"称量形式"可能是不同的。但这无关紧要,重要的是沉淀的称量形式一定要有固定的组成,才可能计算出分析结果。

例如,测定 Fe^{+3} 时,用 $NH_3 \cdot H_2O$ 作为沉淀剂,使 Fe^{+3} 成为 $Fe(OH)_3 \cdot xH_2O$ 形式沉淀下来;但干燥后,氢氧化铁中含水量不定,无法根据其重量计算含铁量。而若将氢氧化铁高温灼烧,使 $Fe(OH)_3 \cdot xH_2O$ 失去水分,成为组成恒定的 Fe_2O_3,便可根据 Fe_2O_3 重量(W),再乘以一定的换算因素(F),而求得供试品中 Fe^{+3} 的含量 $X(\%)$:

$$X = \frac{W \times F}{S} \times 100\% \tag{4-3}$$

$$F = \frac{G \times 待测成分的相对分子质量(或相对原子质量)}{称量形式的相对分子质量} \tag{4-4}$$

式中 G——一系数,它的存在是使分子、分母中涉及的待测元素的原子个数相等,因此具体数值需根据测定物质而定。

沉淀一般有晶型和非晶型两种。为了获得符合重量分析要求的沉淀,对这两类沉淀的沉淀条件要求如下：

（1）晶型沉淀应在适当稀的、热溶液中生成。在不断搅拌下缓缓加入沉淀剂，这样可减少沉淀物的过饱和度，使沉淀颗粒粗大，易于过滤和洗涤，同时少吸附溶液中杂质。为了进一步增加结晶的颗粒度，沉淀完全后应进行"陈化"，即让沉淀和溶液在一起放置一段时间。陈化过程可以使细小结晶溶解而粗大结晶长得更大，因为细小结晶的溶解度比粗大结晶的溶解度大，如果溶液对大结晶是饱和的，对细小结晶则是未饱和的，于是，小结晶溶解，这样溶液中沉淀物离子的浓度增加，这时对于大结晶而言已成为饱和的溶液，将有新沉淀在大结晶表面析出，从而增加了结晶的颗粒度。

（2）非晶型沉淀一般含水较多，体积庞大，容易生成胶体，为产生较为紧密的沉淀，减少离子的水化，防止胶体的生成，沉淀时样品溶液和沉淀剂都应该较浓，以促进沉淀快速生成。同时，沉淀应在热溶液中进行，适当电解质存在有利于破坏胶体。为避免沉淀吸附溶液中的杂质，不必陈化，沉淀完毕，立即过滤、洗涤。

第二节　滴定分析法

一、基本原理及特点

滴定分析法是将一种已知准确浓度的溶液（滴定液）滴加到待测物质的溶液中，直到化学反应按计量关系完全作用为止，然后根据所用滴定液的浓度和体积计算出待测物质含量的一种分析方法，又称"容量分析法"。

滴定分析按化学反应类型不同分为酸碱滴定法、氧化还原滴定法、沉淀滴定法、配位滴定法等，在非水溶剂中进行的滴定分析称为非水滴定。

滴定分析法的仪器设备简单、易于操作、成本低、速度较快，其准确度和精密度都较高。在中外药典中广泛运用，尤其是原料药的含量测定，原料药纯度达到98.5%以上时首选容量分析法。

本部分介绍几种在药物分析中常见的滴定分析方法。

二、应用

（一）酸碱滴定法

酸碱滴定法在药品检验中的应用十分广泛，按滴定方式的不同，其操作方法可分为：

1. 直接滴定法　$C \cdot K_a \geq 10^{-8}$ 的弱酸都可用碱滴定液直接滴定；$C \cdot K_b \geq 10^{-8}$ 的弱碱都可用酸滴定液直接滴定。精密称取供试品适量，置于锥形瓶中，加入适当的溶剂使其溶解，加指示液数滴，用酸（碱）滴定液滴定至规定的突变颜色为终点。

2. 剩余滴定法　若药物难溶于水或有其他原因不宜采用直接滴定法时，可采用剩余滴定法，即精密称取供试品适量，置于锥形瓶中，加入适当的溶剂使其溶解，精密加入定量过量的酸(碱)滴定液待反应完全后,加指示液数滴,再用酸(碱)滴定液滴定至规定的突变颜色即为终点。

滴定分析中也可通过滴定过程中电位的变化情况判断终点,此方法称为电位滴定法。

实例4-1 布洛芬含量测定

取本品约 0.5 g,精密称定,加中性乙醇(对酚酞指示液显中性)50 mL 溶解后,加酚酞指示液 3 滴,用氢氧化钠滴定液(0.1 mol/L)滴定。每 1 mL 氢氧化钠滴定液(0.1 mol/L)相当于 20.63 mg 的 $C_{13}H_{18}O_2$。

解析:布洛芬的结构

布洛芬因含羧基而显酸性,pK_a 为 5.2,能与氢氧化钠反应生成盐。本法为直接滴定法。

实例4-2 氯贝丁酯含量测定

取本品约 2 g,精密称定,置锥形瓶中,加中性乙醇(对酚酞指示剂显中性)10 mL,微温溶解,加酚酞指示液数滴,用氢氧化钠滴定液(0.1 mol/L)滴定至粉红色,精密加入氢氧化钠滴定液(0.5 mol/L)20 mL,加热回流 60 min 至油珠完全消失,放冷,用新沸过的冷水冲洗冷凝管,洗液并入锥形瓶中,加酚酞指示液数滴,用盐酸滴定液(0.5 mol/L)滴定至红色消失,并将滴定结果用空白试验校正。每 1 mL 氢氧化钠滴定液(0.5 mol/L)相当于 121.4 mg 的 $C_{12}H_{15}ClO_3$。

解析:氯贝丁酯的结构为

氯贝丁酯分子中不含酸性集团,不能用直接酸碱滴定法测定,但氯贝丁酯含酯键,可在碱性溶液中定性水解,故可用剩余滴定法测定含量。此法可用于其他脂类药物测定。方法中"用氢氧化钠滴定液(0.1 mol/L)滴定至粉红色"是为了中和氯贝丁酯中其他酸性杂质。

实例4-3 丙戊酸钠含量测定

取本品约 0.5 g,精密称定,加水 30 mL 溶解后,加乙醚 30 mL,照电位滴定法,用玻璃电极为指示电极、饱和甘汞电极为参比电极,用盐酸滴定液(0.1 mol/L)滴定至 pH 值 4.5。每 1 mL 盐酸滴定液(0.1 mol/L)相当于 16.62 mg $C_8H_{15}NaO_2$。

解析:丙戊酸钠在水中呈碱性,本法为直接滴定。终点判断采用电位滴定法。

(二)非水溶液滴定法

非水溶液滴定法是在非水溶剂中进行滴定的滴定分析方法。以非水溶剂作为滴定介质,不仅能增大有机化合物的溶解度,而且能改变物质的化学性质(例如酸碱性及其强度),使在水中不能进行完全的滴定反应能够顺利进行,从而扩大了滴定分析的应用范围。本法在药典含量测定方法中仅用于酸碱非水溶液滴定,尤其是非水碱量法。

非水碱量法主要用来测定有机碱及其氢卤酸盐、磷酸盐、硫酸盐或有机酸盐,以及有机酸碱金属盐类药物的含量。

非水碱量法是用高氯酸滴定液(0.1 mol/L)滴定碱性药物,主要用于含氮碱性有机药物及其氢卤酸盐、硫酸盐、磷酸盐或有机酸盐的测定。这类药物碱性比较弱,一般在水溶液中不能直接滴定,使用冰醋酸作溶剂可提高药物的碱性强度,从而能被测定。

1. 有机弱碱的滴定　有机弱碱如胺类、生物碱类等,只要其在水溶液中的 $K_b \geqslant 10^{-10}$ 都能在冰醋酸介质中用高氯酸滴定液进行定量测定。如肾上腺素、地西泮的含量测定。对 $K_b < 10^{-10}$ 的极弱碱,需使用冰醋酸-醋酐的混合溶液为介质,且随着醋酐用量的增加,滴定范围显著增大。

2. 有机酸碱金属盐的滴定　由于有机酸的酸性较弱,其共轭碱(有机酸根)在冰醋酸中显较强的碱性,故可用高氯酸滴定液直接滴定。

3. 有机碱的氢卤酸盐的滴定　大多数有机碱均难溶于水,且不太稳定,故常将有机碱与酸成盐后做药用,所用酸大多为氢卤酸,如盐酸麻黄碱、氢溴酸东莨菪碱等。由于氢卤酸的酸性较强,可使滴定反应进行不完全,所以当用高氯酸滴定时应先加入一定量醋酸汞冰醋酸溶液,使形成难电离的卤化汞,将氢卤酸盐转化成可测定的醋酸盐,然后用高氯酸滴定,其用量按醋酸汞与氢卤酸的摩尔比(1:2)计算,可稍过量,一般加 3~5 mL 以消除氢卤酸的干扰,反应式如下:

$$2HX + Hg(Ac)_2 \Longrightarrow 2HAc + HgX_2$$

4. 有机碱的硫酸盐的滴定　由于硫酸的酸性强,用非水碱量法测定有机碱的硫酸盐时,只能滴定至 HSO_4^{2-} 的程度,即在滴定过程中,SO_4^{2-} 作为共轭碱,只能吸收 1 个 H^+ 成 HSO_4^{2-}。如硫酸阿托品和硫酸奎宁的含量测定。

5. 有机碱的硝酸盐的滴定　此类药物滴定的产物为硝酸,可氧化破坏指示剂。因此只能用电位法指示终点。如硝酸毛果芸香碱的含量测定。

6. 有机碱的有机酸盐的滴定　如马来酸氯苯那敏(扑尔敏)、重酒石酸去甲肾上腺素等药物都属于有机碱的有机酸盐,其通式为 B·HA。冰醋酸或冰醋酸-醋酐的混合溶剂能增强有机碱的有机酸盐的碱性,因此可以结晶紫为指示剂,用高氯酸滴定液滴定。

实例4-4　盐酸可乐定含量测定

取本品约 0.15 g,精密称定,加冰醋酸 10 mL 与醋酸汞试液 3 mL,温热使溶解,放冷,加结晶紫指示液 1 滴,用高氯酸滴定液(0.1 mol/L)滴定至溶液显蓝绿色,并将滴定结果用空白试验校正。每 1 mL 高氯酸滴定液(0.1 mol/L)相当于 26.66 mg 的 $C_9H_9Cl_2N_3 \cdot HCl$。

解析:盐酸可乐定的结构为

$$\cdot HCl$$

盐酸可乐定为有机碱的氢卤酸盐,加入醋酸汞是为了排除氢卤酸的干扰。由于冰醋酸的膨胀系数较大,所以若滴定样品和标定高氯酸滴定液时的温度差别超过 10 ℃时,应重新标定;若未超过 10 ℃时,则应对温度引起体积的改变进行校正。

$$N_1 = \frac{N_0}{1 + 0.001\ 1(t_1 - t_0)} \tag{4-5}$$

式中　0.001 1——冰醋酸的膨胀系数;

　　　t_0——标定高氯酸滴定液时的温度;

　　　t_1——滴定样品时的温度;

　　　N_0——t_0 时高氯酸滴定液的浓度;

　　　N_1——t_1 时高氯酸滴定液的浓度。

(三)氧化还原滴定法

氧化还原滴定法是建立在氧化还原反应基础上的一种滴定分析法。根据所应用的氧化剂或还原剂不同,氧化还原滴定法有高锰酸钾法、重铬酸钾法、碘量法、铈量法、溴量法和亚硝酸钠法等。下面介绍在药物分析中运用较多的碘量法和亚硝酸钠法。

1. 碘量法

(1)基本原理:碘量法是以碘的氧化性或 I⁻ 的还原性进行的氧化还原滴定分析方法。根据滴定方式的不同,碘量法分为直接碘量法和间接碘量法,间接碘量法又分为置换碘量法和剩余碘量法两种。

直接碘量法:用碘滴定液直接滴定的方法。用于测定具有较强还原性的药物,I_2 作为氧化剂氧化被测定的药物,本身被还原为 I⁻,可用淀粉指示剂指示终点,化学计量点稍后溶液中有多余的碘,与淀粉结合显蓝色;还可以利用碘自身的颜色指示终点,化学计量点后,溶液中稍过量的碘显黄色而指示终点。

剩余碘量法:是在供试品中先加入一定量、过量的碘滴定液,待 I_2 与测定组分反应完全后,再用硫代硫酸钠滴定液滴定剩余的碘,根据与药物作用的碘的量来计算药物含量。

置换碘量法:主要用于强氧化剂的测定,如 $K_2Cr_2O_7$、H_2O_2 等。在供试品溶液中加入碘化钾,氧化剂将碘化钾氧化成碘,碘再用硫代硫酸钠滴定,用淀粉作指示剂。如《中国药典》(2020 年版)硫代硫酸钠滴定液的标定采用置换碘量法。

(2)应用:碘量法的测定范围广泛,可测定强还原性物质和强氧化性物质,如维生素 C、安乃近、葡萄糖等。使用碘量法应注意溶液酸度的控制、指示剂加入的时机、防止碘挥发和被空气氧化等。

实例 4-5 安乃近片含量测定

取本品 10 片,精密称定,研细,精密称取适量(约相当于安乃近 0.3 g),加乙醇与 0.01 mol/L 盐酸溶液各 10 mL 使安乃近溶解后,立即用碘滴定液(0.05 mol/L)滴定(控制滴定速度为 3～5 mL/min),至溶液所显的浅黄色(或带紫色)在 30 s 内不褪。每 1 mL 碘滴定液(0.05 mol/L)相当于 17.57 mg 的 $C_{13}H_{16}N_3NaO_4S \cdot H_2O$。

解析:安乃近的结构

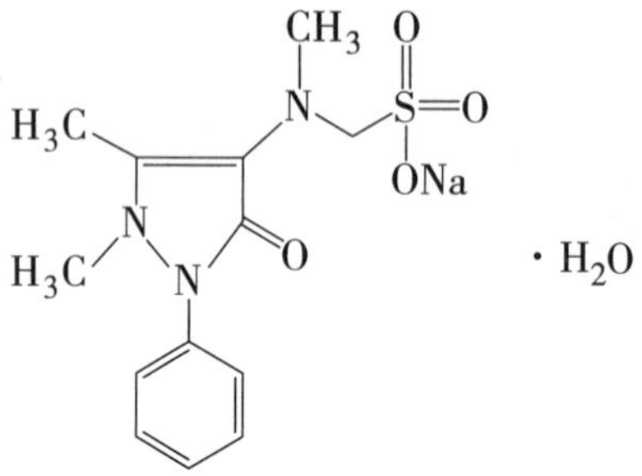

本法为直接碘量法。

实例 4-6 右旋糖酐 20 葡萄糖注射液中葡萄糖的含量测定

精密量取本品 2 mL,置 250 mL 碘瓶中,精密加入碘滴定液(0.05 mol/L)25 mL,边振摇边滴加 NaOH 滴定液(0.1 mol/L)50 mL,密塞,在暗处放置 30 min,加稀硫酸 5 mL,用硫代硫酸钠滴定液(0.1 mol/L)滴定,近终点时加淀粉指示液 2 mL,继续滴定至蓝色消失,并将滴定的结果用 0.12 g(6%规格)或 0.20 g(10%规格)的右旋糖酐 20 做空白试验进行校正。1 mL 碘滴定液(0.05 mol/L)相当于 9.909 mg 的 $C_6H_{12}O_6 \cdot H_2O$。

解析:本法为剩余碘量法。葡萄糖分子中的醛基有还原性,能在碱性条件下被 I_2 氧化成羧基。先加入一定量过量的碘滴定液,待反应完全后,用硫代硫酸钠滴定液滴定剩余的碘。

2.亚硝酸钠滴定法

(1)基本原理:亚硝酸钠滴定法是利用亚硝酸钠在盐酸存在下可与具有芳香第一胺的化合物发生重氮化反应,定量生成重氮盐,根据滴定时消耗亚硝酸钠的量来计算药物含量的方法。《中国药典》(2020 年版)采用永停滴定法指示终点。

(2)应用:对于含有芳香第一胺或水解后能生成芳香第一胺的化合物,可选用亚硝酸钠法测定。

本法受滴定条件的影响很大,主要的滴定条件有:

①加入过量的盐酸:加入过量的盐酸可加快反应的速度,重氮盐在酸性溶液中稳定,同时可防止偶氮氨基化合物的形成。

②在室温条件(10～30 ℃)下滴定:温度太高,可使亚硝酸逸失;温度过低,反应的速度太慢。

③滴定时加入溴化钾作为催化剂,以加快滴定反应的速度。

④滴定的方式:插入铂-铂电极后,将滴定管尖端插入液面下约 2/3 处,一次将大部分亚硝酸钠滴定液在搅拌下迅速加入,在近终点时,将滴定管尖端提出液面,用少量水淋洗尖端,洗液并入溶液中,再缓缓滴定至终点。将滴定管尖端插入液面下滴定是为了避免 HNO_2 的逸失。近终点时,药物浓度极稀,滴定反应的速度变慢,所以应缓缓滴定。若使用自动永停终点仪,则直接将滴定管尖端和电极插入液面下,在磁力搅拌器搅拌下由仪器自动滴定。

⑤指示终点的方法:《中国药典》(2020 年版)采用永停滴定法指示终点。终点前,溶液中无亚硝酸,线路无电流通过;化学计量点后,溶液中有微量亚硝酸存在,电极即起氧化还原反应,电路中有电流通过,使电流计指针突然偏转,不再回复,即为终点。若用自动永停终点仪则可通过指示灯指示终点,终点时仪器指示灯亮,并发出蜂鸣声。

电极反应如下:

$$阳极 \quad NO + H_2O \longrightarrow HNO_2 + H^+ + e$$

$$阴极 \quad HNO_2 + H^+ + e \longrightarrow NO + H_2O$$

实例 4-7 盐酸克仑特罗含量测定

取本品约 0.25 g,精密称定,置 100 mL 烧杯中,加盐酸溶液(1→2)25 mL 使溶解,再加水 25 mL,照永停滴定法(通则 0701),用亚硝酸钠滴定液(0.05 mol/L)滴定。每 1 mL 亚硝酸钠滴定液(0.05 mol/L)相当于 15.68 mg 的 $C_{12}H_{18}Cl_2N_2O \cdot HCl$。

解析:盐酸克仑特罗的结构为

结构中含有芳香第一胺结构,故可用亚硝酸钠滴定法。

第三节 紫外-可见分光光度法

分光光度法是通过测定物质在特定波长处或一定波长范围内的吸光度或发光强度,对该物质进行定性和定量分析的方法。包括紫外-可见分光光度法、红外分光光度法、原子吸收分光光度法、荧光分析法和火焰光度法。本节介绍在定量分析中应用广泛的紫外-可见分光光度法。

一、基本原理

单色光辐射穿过被测物质溶液时,在一定的浓度范围内被该物质吸收的量与该物质的浓度和液层的厚度成正比(郎伯—比尔定律),其关系如式(4-6):

$$A = \lg \frac{1}{T} = EcL \qquad (4\text{-}6)$$

式中　A——吸光度；

　　　T——透光率；

　　　E——吸收系数，常用的表示方法是 $E_{1cm}^{1\%}$，其物理意义为当溶液浓度为 1%（g/mL），液层厚度为 1 cm 时的吸光度值；

　　　c——100 mL 溶液中所含被测物质的重量（按干燥品或无水物计算），g；

　　　L——液层厚度，cm。

朗伯—比尔定律是紫外-可见分光光度法定量分析的依据，物质对光的选择性吸收波长，以及相应的吸收系数是该物质的物理常数。

二、应用

有机化合物分子结构中如含有共轭体系、芳香环等发色基团，均可在紫外区（200~400 nm）或可见光区（400~760 nm）产生吸收。很多药物在可见光区本身并没有吸收，但在一定条件下加入显色试剂或经过处理显色后，能对可见光产生吸收。

（一）测定方法

测定时，除另有规定外，应以配制供试品溶液的同批溶剂为空白对照，采用 1 cm 的石英吸收池，在规定的吸收峰波长±2 nm 以内测试几个点的吸光度，或由仪器在规定波长附近自动扫描测定，以核对供试品的吸收峰波长位置是否正确。除另有规定外，吸收峰波长应在该品种项下规定的波长±2 nm 以内，并以吸光度最大的波长作为测定波长。一般供试品溶液的吸光度读数以在 0.3~0.7 为宜。仪器的狭缝波带宽度应小于供试品吸收带的半宽度的 1/10，否则测得的吸光度会偏低；狭缝宽度的选择应以减小狭缝宽度时供试品的吸光度不再增大为准。由于吸收池和溶剂本身可能有空白吸收，因此测定供试品的吸光度后应减去空白读数，或由仪器自动扣除空白读数后再计算含量。当溶液的 pH 值对测定结果有影响时，应将供试品溶液和对照品溶液的 pH 值调成一致。

1. 对照品比较法　按各品种项下的方法，分别配制供试品溶液和对照品溶液，对照品溶液中所含被测成分的量应为供试品溶液中被测成分规定量的 100%±10%，所用溶剂也应完全一致，在规定的波长处测定供试品溶液和对照品溶液的吸光度后，按式（4-7）计算供试品中被测溶液的浓度：

$$c_X = \frac{A_X}{A_R} \times c_R \qquad (4\text{-}7)$$

式中　c_X——供试品溶液的浓度；

　　　A_X——供试品溶液的吸光度；

　　　c_R——对照品溶液的浓度；

　　　A_R——对照品溶液的吸光度。

2.吸收系数法 按各品种项下的方法配制供试品溶液,在规定的波长处测定其吸光度,再以该品种在规定条件下的吸收系数计算含量。用本法测定时,吸收系数通常应大于100,并注意仪器的校正和检定。

3.比色法 供试品本身在紫外-可见区没有强吸收,或在紫外区虽有吸收但为了避免干扰或提高灵敏度,可加入适当的显色剂显色后测定,这种方法为比色法。

用比色法测定时,由于影响显色深线的因素较多,应取供试品与对照品或标准品同时操作。除另有规定外,比色法所用的空白系指用同体积的溶剂代替对照品或供试品溶液,然后依次加入等量的相应试剂,并用同样方法处理。在规定的波长处测定对照品和供试品溶液的吸光度后,按式(4-7)计算供试品浓度。

4.标准曲线法 当吸光度和浓度关系不呈良好线性时,应取数份梯度量的对照品溶液,用溶剂补充至同一体积,显色后测定各份溶液的吸光度,然后以吸光度与相应的浓度绘制标准曲线,再根据供试品的吸光度在标准曲线上查得其相应的浓度,并求出其含量。

(二)仪器的校正和检定

为保证测量的精密度和准确度,所用仪器应按照国家计量检定规程或药典规定,定期进行校正检正。

1.波长 由于环境因素对机械部分的影响,仪器的波长经常会略有变动,因此除应定期对所用的仪器进行全面校正检定外,还应于测定前校正测定波长。常用汞灯中的较强谱线237.83、253.65、275.28、296.73、313.16、334.15、365.02、404.66、435.83、546.07 与 576.96 nm,或用仪器中氘灯的 486.02 与 656.10 nm 谱线进行校正;钬玻璃在波长 279.4、287.5、333.7、360.9、418.5、460.0、484.5、536.2 与 637.5 nm 处有尖锐吸收峰,也可作波长校正用,但因来源不同或随着时间的推移会有微小的变化,使用时应注意。近年来,常使用高氯酸钬溶液校正双光束仪器,以10%高氯酸溶液为溶剂,配制含氧化钬4%的溶液,该溶液的吸收峰波长为 241.13、278.10、287.18、333.44、345.47、361.31、416.28、451.30、485.29、536.64 和640.52 nm。

仪器波长的允许误差为紫外光区±1 nm,500 nm 附近±2 nm。

2.吸光度的准确度 可用重铬酸钾的硫酸溶液检定。取在 120 ℃ 干燥至恒重的基准重铬酸钾约 60 mg,精密称定,用 0.005 mol/L 硫酸溶液溶解并稀释至 1 000 mL,在规定的波长处测定并计算其吸收系数,并与规定的吸收系数比较,应符合表4-1 中的规定。

表 4-1 分光光度计吸光度的检定

波长/nm	235(最小)	257(最大)	313(最小)	350(最大)
吸收系数的规定值	124.5	144.0	48.6	106.6
吸收系数的许可范围	123.0~126.0	142.8~146.2	47.0~50.3	105.5~108.5

3.杂散光的检查 可按表4-2 所列的试剂和浓度配制成水溶液,置1 cm 石英吸收池中,在规定的波长处测定透光率,应符合表4-2 中的规定。

表 4-2　分光光度计杂散光的检查

试剂	浓度/(g·100 mL^{-1})	测定用波长/nm	透光率/%
碘化钠	1.00	220	<0.8
亚硝酸钠	5.00	340	<0.8

(三)对溶剂的要求

含有杂原子的有机溶剂通常均具有很强的末端吸收。因此,当做溶剂使用时,它们的使用范围均不能小于截止使用波长。例如甲醇、乙醇的截止使用波长为 205 nm。另外,当溶剂不纯时,也可能增加干扰吸收。因此,在测定供试品前,应先检查所用的溶剂在供试品所用的波长附近是否符合要求,即将溶剂置 1 cm 石英吸收池中,以空气为空白(即空白光路中不置任何物质)测定其吸光度。溶剂和吸收池的吸光度:在 220～240 nm 不得超过 0.40,在 241～250 nm 不得超过 0.20,在 251～300 nm 不得超过 0.10,在 300 nm 以上时不得超过 0.05。

另外,配套使用的比色皿在同一光径吸收池间的透射比(在 440 和 700 nm 处)之差应<0.3%。石英比色皿适用于 190～1 100 nm,玻璃比色皿适用于 320～1 100 nm。

实例 4-8　奥沙西泮片含量测定

取本品 20 片,精密称定,研细,精密称取适量(约相当于奥沙西泮 15 mg),置 200 mL 量瓶中,加乙醇 150 mL,置温水浴中加热,并时时振摇,使奥沙西泮溶解,放冷,用乙醇稀释至刻度,摇匀,滤过;精密量取续滤液 5 mL,置 100 mL 量瓶中,用乙醇稀释至刻度,摇匀。照紫外-可见分光光度法,在 229 nm 波长处测定吸光度,按 $C_{15}H_{11}ClN_2O_2$ 的吸收系数($E_{1cm}^{1\%}$)1 252 计算,即得。

解析:本法为吸收系数法。

实例 4-9　呋喃唑酮含量测定

避光操作。取本品约 20 mg,精密称定,置 250 mL 量瓶中,加二甲基甲酰胺 40 mL,振摇使溶解,用水稀释至刻度,摇匀;精密量取 10 mL,置 100 mL 量瓶中,加水稀释至刻度,摇匀,作为供试品溶液。照紫外-可见分光光度法,在 367 nm 波长处测定吸光度;另取呋喃唑酮对照品,同法测定,计算,即可。

解析:本法为对照品比较法。

第四节　色谱分析法

色谱法根据分离方法分为:纸色谱法、薄层色谱法、柱色谱法、气相色谱法、高效液相色谱法等。所用溶剂应与供试品不起化学反应,纯度要求较高。分离时的温度,除气相色谱法或另有规定外,是指在室温操作。分离后各成分的检测,应采用各品种项下所规定的方法。

采用纸色谱法、薄层色谱法或柱色谱法分离有色物质时,可根据其色带进行区分;分离无色物质时,可在短波(254 nm)或长波(365 nm)紫外光灯下检视,其中纸色谱或薄层色谱也可喷以显色剂使之显色,或在薄层色谱中用加有荧光物质的薄层硅胶,采用荧光猝灭法检视。柱色谱法、气相色谱法和高效液相色谱法可用接于色谱柱出口处的各种检测器检测。柱色谱法还可分部收集流出液后用适宜方法测定。

色谱分析法是现代分离分析的重要方法之一,以其高选择、高灵敏性在《中国药典》(2020 年版)中得到广泛运用。《中国药典》(2020 年版)中,作为药物定量分析方法的色谱法主要有高效液相色谱法、气相色谱法。尤其是高效液相色谱法在药物鉴别、杂质检查、含量测定等方面的运用更加普遍。本节介绍高效液相色谱法和气相色谱法。

一、高效液相色谱法

(一)基本原理

高效液相色谱法是采用高压输液泵将规定的流动相泵入装有填充剂的色谱柱,对供试品进行分离测定的色谱分析方法。供试品经进样阀注入,由流动相带动通过色谱柱,各成分在柱内被分离后,依次通过检测器,其成分情况转变为其色谱信号情况,并由记录仪、积分仪或计算机记录、显示而作为检验成分的依据。

(二)应用

1. 对仪器的一般要求 所用的高效液相色谱仪器应定期检定并符合有关规定。

(1)色谱柱:反向色谱系统使用非极性填充剂,最常用的色谱柱填充剂为化学键合硅胶,以十八烷基硅烷键合硅胶最为常用,辛基硅烷键合硅胶和其他类型的硅烷键合硅胶(氰基硅烷键合相和氨基硅烷键合相等)也有使用。正相色谱系统使用极性填充剂,常用的填充剂有硅胶等。离子交换色谱系统使用离子交换填充剂;分子排阻色谱系统使用凝胶或高分子多孔微球等填充;对映异构体的分离常使用手性填充剂。

填充剂的性能以及色谱柱的填充直接影响供试品的保留行为和分离效果。分析分子量小于 2 000 的化合物应选择孔径在 15 nm 以下的填料,分析分子量大于 2 000 的化合物则应选择孔径在 30 nm 以上的填料。除另有规定外,普通分析柱的填充剂粒径一般在 3 ~ 10 μm,粒径更小(约 2 μm)的填充剂常用于填装微径柱(内径约 2 mm)。使用微径柱时,输液泵的性能、进样体积、检测池体积和系统的死体积等必须与之匹配;如有必要,色谱条件也需作适当的调整。当对其测定结果产生争议时,应以品种项下规定的色谱条件的测定结果为准。

以硅胶为载体的键合固定相的使用温度通常不超过 40 ℃,为改善分离效果可适当提高色谱柱的使用温度,但不宜超过 60 ℃。

流动相的 pH 值应控制在 2 ~ 8。当 pH>8 时,可使载体硅胶溶解;当 pH<2 时,与硅胶相连的化学键合相易水解脱落。当色谱系统中需使用 pH 值>8 的流动相时,应选用耐碱的填充剂,如采用高纯硅胶为载体并具有高表面覆盖度的键合硅胶、包覆聚合物填充剂、有机-无机杂化填充剂或非硅胶填充剂等;当需使用 pH<2 的流动相时,应选用耐酸的填充剂,如具有大体积侧链能产生空间位阻保护作用的二异丙基或二异丁基取代十八烷基硅烷键合硅

胶、有机-无机杂化填充剂等。

(2)检测器:常用的检测器为紫外-可见分光检测器,包括二极管阵列检测器,其他常见的检测器有荧光检测器、蒸发光散射检测器、示差折光检测器、电化学检测器和质谱检测器等。

紫外-可见分光检测器、荧光检测器、电化学检测器为选择性检测器,其响应值不仅与被测物质的量有关,还与其结构有关;蒸发光散射检测器、电雾式检测器和示差折光检测器为通用检测器,对所有物质均有响应;结构相似的物质在蒸发光散射检测器和电雾式检测器的响应值几乎仅与被测物质的量有关。

紫外-可见分光检测器、荧光检测器、电化学检测器和示差折光检测器的响应值与被测物质的量在一定范围内呈线性关系;蒸发光散射检测器的响应值与被测物质的量通常呈指数关系,一般需经对数转换;电雾式检测器的响应值与被测物质的量通常也呈指数关系,一般需经对数转换或用二次函数计算,但在小质量范围内可基本呈线性。

不同的检测器,对流动相的要求不同。紫外可见分光检测器所用流动相应符合紫外-可见分光光度法(通则0401)项下对溶剂的要求;采用低波长检测时,还应考虑有机溶剂的截止使用波长。蒸发光散射检测器、电雾式检测器和质谱检测器不得使用含不挥发性成分的流动相。

(3)流动相:反相色谱系统的流动相常用甲醇-水系统或乙腈-水系统,用紫外末端波长检测时,宜选用乙腈-水系统。流动相中如需使用缓冲溶液,应尽可能使用低浓度缓冲盐。用十八烷基硅烷键合硅胶色谱柱时,由于 C_{18} 链在水相环境中不易保持伸展状态,故对于十八烷基硅烷键合硅胶为固定相的反相色谱系统,流动相中有机溶剂的比例通常不低于5%,否则易导致柱效下降、色谱系统不稳定。

(4)正相色谱系统的流动相常用两种或两种以上的有机溶剂,如二氯甲烷和正己烷等。

(5)流动相注入液相色谱仪的方式(又称为洗脱方式)可分为两种:一种是等度洗脱,另一种是梯度洗脱。用梯度洗脱分离时,梯度洗脱程序通常以表格的形式在品种项下规定,其中包括运行时间和流动相在不同时间的成分比例。

(6)色谱参数调整:品种在药典中规定的色谱条件(参数),除填充剂种类、流动相组分、检测器类型不得改变外,其余如色谱柱内径与长度、填充剂粒径、流动相流速、流动相组分比例、柱温、进样量、检测器灵敏度等,均可适当调整。

(7)若需使用小粒径(约2 μm)填充剂和小内径(约2.1 mm)色谱柱或表面多孔填充剂以提高分离度或缩短分析时间,输液泵的性能、进样体积、检测池体积和系统的死体积等必须与之匹配,必要时,色谱条件(参数)可适当调整。

(8)调整后,系统适用性应符合要求,且色谱峰出峰顺序不变。若减小进样体积,应保证检测限和峰面积的重复性;增加进样体积,应使分离度和线性关系仍满足要求。应评价色谱参数调整对分离和检测的影响,必要时对调整色谱参数后的方法进行确认。若调整超出规定的范围或品种项下规定的范围,被认为是对方法的修改,需要进行充分的方法学验证。

(9)调整梯度洗脱色谱参数时应比调整等度洗脱色谱参数时更加谨慎,因为此调整可能会使某些峰位置变化,造成峰识别错误,或者与其他峰重叠。

(10)当对调整色谱条件后的测定结果产生异议时,应以品种项下规定的色谱条件的测定结果为准。

(11)药典中的品种项下一般不指定或推荐色谱柱的品牌,但有些规定色谱柱的填充剂(固定相)种类(如键合相,是否改性、封端等)、粒径、孔径、色谱柱的柱长或柱内径;当耐用性试验证明必须使用特定品牌的色谱柱方能满足分离要求时,可在该品种正文项下注明。

2. 高效液相色谱系统的适用性试验　色谱系统的适用性试验通常包括理论板数、分离度、灵敏度、重复性和拖尾因子等 5 个参数。

按各品种项下要求对色谱系统进行适用性试验,即用规定的对照品或系统适用性溶液在规定的色谱系统进行试验,必要时,可对色谱系统进行适当调整,以符合要求。

(1)色谱柱的理论板数(n):用于评价色谱柱的效能。由于不同物质在同一色谱柱上的色谱行为不同,采用理论板数作为衡量色谱柱效能的指标时,应指明测定物质,一般为待测物质或内标物质的理论板数。

在规定的色谱条件下,注入供试品溶液或各品种项下规定的内标物质溶液,记录色谱图,量出供试品主成分色谱峰或内标物质色谱峰的保留时间 t_R、峰宽(W)和半高峰宽($W_{\frac{h}{2}}$)。按式(4-8)计算色谱柱的理论板数:

$$n = 5.54 \times \frac{t_R{}^2}{W_{\frac{h}{2}}} \tag{4-8}$$

(2)分离度(R):用于评价待测物质与被分离物质之间的分离程度,是衡量色谱系统分离效能的关键指标。可以通过测定待测物质与已知杂质的分离度,也可以通过测定待测物质与某一指标性成分(内标物质或其他难分离物质)的分离度,或将供试品或对照品用适当的方法降解,通过测定待测物质与某一降解产物的分离度,对色谱系统分离效能进行评价与调整。

无论是定性鉴别还是定量分析,均要求待测峰与其他峰、内标峰或特定的杂质对照峰之间有较好的分离度。分离度的计算公式为:

$$R = \frac{2 \times (t_{R_2} - t_{R_1})}{W_1 + W_2} \tag{4-9}$$

式中　t_{R_2}——相邻两峰中后一峰的保留时间;

　　　t_{R_1}——相邻两峰中前一峰的保留时间;

　　　W_1,W_2——此相邻前后两峰的峰宽。

图 4-1 所示为一种常见高效液相色谱的示意图。

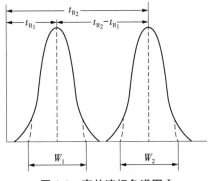

图 4-1　高效液相色谱图 I

除另有规定外,定量分析时分离度应大于1.5。

(3)灵敏度:用于评价色谱系统检测微量物质的能力,通常以信噪比(S/N)来表示。建立方法时,可通过测定一系列不同浓度的供试品或对照品溶液来测定信噪比。定量测定时,信噪比应不小于10;定性测定时,信噪比应不小于3。系统适用性试验中可以设置灵敏度实验溶液来评价色谱系统的检测能力。

(4)重复性:用于评价色谱系统连续进样时响应值的重复性能。除另有规定外,通常取各品种项下的对照品溶液,连续进样5次,其峰面积测量值(或内标比值或其校正因子)的相对标准偏差应不大于2.0%。用内标法时,通常配制相当于80%、100%和120%的对照品溶液。加入规定量的内标溶液,配制成3种不同浓度的溶液,分别至少进样2次,计算平均校正因子,其相对标准偏差应不大于2.0%。

视进样溶液的浓度和/或体积、色谱峰响应和分析方法所能达到的精度水平等,对相对标准偏差的要求可适当放宽或收紧,放宽或收紧的范围以满足品种项下检测需要的精密度要求为准。

(5)拖尾因子(T):为保证分离效果和测量精度,应检查待测峰的拖尾因子是否符合各品种项下的规定。拖尾因子的计算公式为:

$$T = \frac{W_{0.05h}}{2 \times d_1} \qquad (4-10)$$

式中　$W_{0.05h}$——5%峰高处的峰宽;

　　　d_1——峰顶点至峰前沿之间的距离。

图4-2所示为有拖尾现象的高效液相色谱的示意图。

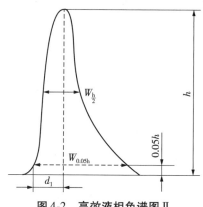

图4-2　高效液相色谱图Ⅱ

除另有规定外,峰高法定量时T应在0.95~1.05。以峰面积作定量参数时,一般的峰拖尾或前伸不会影响峰面积积分,但严重拖尾会影响基线和色谱峰起止的判断和峰面积积分的准确性,此时应在品种正文项下对拖尾因子作出规定。

3.测定方法

(1)定性分析　常用的定性方法主要有但不限于以下:

①利用保留时间定性:保留时间(retention time,t_R)定义为被分离组分从进样到柱后出现该组分最大响应值时的时间,也即从进样到出现某组分色谱峰的顶点时为止所经历的时间,常以分钟(min)为时间单位,用于反映被分离的组分在性质上的差异。通常以在相

同的色谱条件下待测成分的保留时间与对照品的保留时间是否一致作为待测成分定性的依据。

通常在相同的色谱条件下,待测成分的保留时间与对照品的保留时间应无显著性差异;两个保留时间不同的色谱峰归属于不同化合物,但两个保留时间一致的色谱峰有时未必可归属为同一化合物,在作未知物鉴别时应特别注意。

若改变流动相组成或更换色谱柱的种类,待测成分的保留时间仍与对照品的保留时间一致,可进一步证实待测成分与对照品为同一化合物。

当待测成分(保留时间 t_{R_1})无对照品时,可以样品中的另一成分或在样品中加入另一已知成分作为参比物(保留时间 t_{R_2}),采用相对保留时间作为定性(或定量)的方法。在品种项下,除另有规定外,相对保留时间通常是指待测成分保留时间相对于主成分保留时间的比值,以未扣除死时间的非调整保留时间按 $RRT=t_{R_1}/t_{R_2}$ 计算。若需以扣除死时间的调整保留时间计算,应在相应的品种项下予以注明。

②利用光谱相似度定性:化合物的全波长扫描紫外-可见光区光谱图提供一些有价值的定性信息。待测成分的光谱与对照品的光谱的相似度可用于辅助定性分析。二极管阵列检测器开启一定波长范围的扫描功能时,可以获得更多的信息,包括色谱信号、时间、波长的三维色谱光谱图,既可用于辅助定性分析,还可用于峰纯度分析。

同样应注意,两个光谱不同的色谱峰表征了不同化合物,但两个光谱相似的色谱峰未必可归属为同一化合物。

③利用质谱检测器提供的质谱信息定性:利用质谱检测器提供的色谱峰分子质量和结构的信息进行定性分析,可获得比仅利用保留时间或增加光谱相似性进行定性分析更多的、更可靠信息,不仅可用于已知物的定性分析,还可提供未知化合物的结构信息。

(2)定量分析

①内标法:按各品种项下的规定,精密称(量)取对照品和内标物质,分别配制成溶液,精密量取各溶液,配制成校正因子测定用的对照溶液。取一定量注入仪器,记录色谱图。测量对照品和内标物质的峰面积或峰高,按式(4-11)计算校正因子:

$$校正因子(f) = \frac{A_s/c_s}{A_R/c_R} \qquad (4\text{-}11)$$

式中　A_s——内标物质的峰面积或峰高;

　　　A_R——对照品的峰面积或峰高;

　　　c_s——内标物质的浓度;

　　　c_R——对照品的浓度。

再取各品种项下含有内标物质的供试品溶液,注入仪器,记录色谱图,测量供试品中待测成分(或其杂质)和内标物质的峰面积或峰高,按式(4-12)计算供试品的浓度:

$$c_X = f \times \frac{A_X}{A_s/c_s} \qquad (4\text{-}12)$$

式中　A_X——供试品(或其杂质)峰面积或峰高;

　　　c_X——供试品(或其杂质)的浓度;

A_s——内标物质的峰面积或峰高；

c_s——内标物质的浓度；

f——校正因子。

当配制校正因子测定用的对照溶液和含有内标物质的供试品溶液使用等量同一浓度的内标物质溶液时，则配制内标物质溶液不必精密称（量）取。

②外标法：按各品种项下的规定，精密称（量）取对照品和供试品，配制成溶液，分别精密量取一定量，注入仪器，记录色谱图。测量对照品溶液和供试品溶液中待测成分的峰面积（或峰高），按式（4-13）计算含量：

$$c_X = c_R \times \frac{A_X}{A_R} \tag{4-13}$$

式中，各符号意义同式（4-12）。

由于微量注射器不易精确控制进样量，当采用外标法测定供试品中成分或杂质含量时，以定量环或自动进样器进样为好。

③加校正因子的主成分自身对照法：测定杂质含量时，可采用加校正因子的主成分自身对照法。在建立方法时，按各品种项下的规定，精密称（量）取杂质对照品和待测成分对照品各适量，配制测定杂质校正因子的溶液，进样，记录色谱图，按上述①内标法计算杂质的校正因子，此校正因子可直接载入各品种项下，用于校正杂质的实测峰面积。这些需作校正计算的杂质，通常以主成分为参照采用相对保留时间定位，其数值一并载入各品种项下。

测定杂质含量时，按各品种项下规定的杂质限度，将供试品溶液稀释成与杂质限度相当的溶液作为对照溶液，进样，调节检测灵敏度（以噪声水平可接受为限）或进样量（以柱子不过载为限），使对照溶液的主成分色谱峰的峰高达满量程的 10%～25% 或其峰面积能准确积分［通常含量低于 0.5% 的杂质，峰面积的相对标准偏差（RSD）应小于 10%；含量在 0.5%～2% 的杂质，峰面积的 RSD 应小于 5%；含量>2% 的杂质，峰面积的 RSD 应小于 2%］。然后，取供试品溶液和对照品溶液适量，分别进样，供试品溶液记录时间，除另有规定外，应为主成分色谱峰保留时间的 2 倍，测量供试品溶液色谱图上各杂质的峰面积。分别乘以相应的校正因子后与对照溶液主成分的峰面积比较，依法计算各杂质含量。

④不加校正因子的主成分自身对照法：若没有杂质对照品，可采用不加校正因子的主成分自身对照法。同上述③法配制对照溶液并调节检测灵敏度后，取供试品溶液和对照溶液适量，分别进样，前者记录时间，除另有规定外，应为主成分色谱峰保留时间的 2 倍，测量供试品溶液色谱图上各杂质的峰面积并与对照溶液主成分峰面积比较，计算杂质含量。

若供试品所含的部分杂质未与溶剂峰完全分离，则按规定先记录供试品溶液的色谱图 A，再记录等体积纯溶剂的色谱图 B。色谱图 A 上杂质峰的总面积（包括溶剂峰）减去色谱图 B 上的溶剂峰面积，即为总杂质峰的校正面积，然后依法计算。

⑤面积归一化法：按各品种项下的规定配制供试品溶液，取一定量注入仪器，记录色谱图。测量各峰的面积和色谱图上除溶剂峰以外的总色谱峰面积，计算各峰面积占总峰面积的百分率。

用于杂质检查时，由于峰面积归一化法测定误差大，因此，通常只用于粗略考察供试品中的杂质含量。除另有规定外,一般不宜用于微量杂质的检查。

4. 多维液相色谱　多维色谱又称为色谱/色谱联用技术,是采用匹配的接口将不同分离性能或特点的色谱连接起来,第一级色谱中未分离开或需要分离富集的组分由接口转移到第二级色谱中,第二级色谱仍需进一步分离或分离富集的组分,也可以继续通过接口转移到第三级色谱中。理论上,可以通过接口将任意级色谱串联或并联起来,直至将混合物样品中所有的难分离、需富集的组分都分离或富集之。但实际上,一般只要选用两个合适的色谱联用就可以满足对绝大多数难分离混合物样品的分离或富集要求。因此,一般的色谱/色谱联用都是一级,即二维色谱。

在二维色谱的术语中,1D 和 2D 分别指一维和二维;而 ^{1}D 和 ^{2}D 则分别代表第一维和第二维。

二维液相色谱可以分为差异显著的两种主要类型:中心切割式二维色谱和全二维色谱。中心切割式二维色谱是通过接口将前一级色谱中某一(些)组分传递到后一级色谱中继续分离,一般用 LC-LC(也可用 LC+LC)表示;全二维色谱是通过接口将前一级色谱中的全部组分连续地传递到后一级色谱中进行分离,一般用 LCXLC 表示。此外,这两种类型下还有若干子类,包括选择性全二维色谱(sLCXLC)和多中心切割 2D-LC(mLC-LC)。

LC-LC 或 LCXLC 两种二维色谱可以是相同的分离模式和类型,也可以是不同的分离模式和类型。接口技术是实现二维色谱分离的关键之一,原则上,只要有匹配的接口,任何模式和类型的色谱都可以联用。

与一维色谱一样,二维色谱也可以和质谱、红外和核磁共振等联用。

实例 4-10　*丙酸氯倍他索乳膏含量测定*

色谱条件与系统适用性试验:以十八烷基硅烷键合硅胶为填充剂;以甲醇-水(65∶35)为流动相;检测波长为 240 nm。理论板数按丙酸氯倍他索峰计算不低于 2 000,丙酸氯倍他索峰与内标物质峰的分离度应符合要求。

内标溶液的制备:取醋酸氟轻松,加甲醇溶解并稀释制成每 1 mL 中约含 0.15 mg 的溶液,即得。

测定法:取本品适量(约相当于丙酸氯倍他索 1 mg),精密称定,置 50 mL 量瓶中,精密加内标溶液 5 mL,加甲醇约 30 mL,置 60 ℃水浴中加热 5 min,小心振摇使溶解,放冷,用甲醇稀释至刻度,摇匀,置冰浴 2 h 以上,取出后迅速滤过,续滤液放冷,取 20 μL 注入液相色谱仪,记录色谱图;另取丙酸氯倍他索对照品适量,精密称定,加甲醇溶液并定量稀释成 1 mL 中约含 0.2 mg 的溶液,精密量取该溶液 5 mL 与内标溶液 5 mL,置 50 mL 量瓶中,用甲醇稀释至刻度,摇匀,取 20 μL 注入液相色谱仪,记录色谱图,按内标法以峰面积计算,即得。

解析:本法为内标法。

二、气相色谱法

（一）基本原理

气相色谱法是采用气体为流动相（载气）流经装有填充剂的色谱柱进行分离测定的色谱方法。物质或其衍生物气化后，被载气带入色谱柱进行分离，各组分先后进入检测器。用记录仪、积分仪或数据处理系统记录色谱信号。

（二）应用

气相色谱在《中国药典》（2020 年版）中主要用于溶剂残留量的检查、乙醇测定、挥发性杂质检查、维生素 E 及其制剂的含量测定。

1. 对仪器的一般要求　所用的仪器为气相色谱仪，气相色谱仪由载气源、进样部分、色谱柱、柱温箱、检测器和数据处理系统组成。进样部分、色谱柱和检测器的温度均在控制状态。

（1）载气源：气相色谱法的流动相为气体，称为载气。氦、氮和氢可用作载气，可由高压钢瓶或高纯度气体发生器提供，经过适当的减压装置，以一定的流速经过进样器和色谱柱，根据供试品的性质和检测器种类选择载气，除另有规定外，常用载气为氮气。

（2）进样部分：进样方式一般可采用溶液直接进样或顶空进样。

①毛细管柱溶液直接进样法：溶液直接进样采用微量注射器、微量进样阀或有分流装置的气化室进样。采用溶液直接进样时，进样口温度应高于柱温 30～50 ℃，进样量一般不超过数微升，柱径越细，进样量应越少，采用毛细管柱时，一般应分流以免过载。

溶液的制备：精密称取供试品适量，用水或合适的有机溶剂使溶解；根据品种正文中残留溶剂的限度规定，配制供试品溶液，使其浓度满足系统定量测定的需要。采用与制备供试品溶液相同的方法和溶剂制备对照品溶液。

测定：取对照品溶液和供试品溶液，分别连续进样不少于 3 次，测定待测峰的峰面积。

②毛细管柱顶空进样等温法：顶空进样适用于固体和液体供试品中挥发性组分的分离与测定。将固态或液态的供试品制成供试液后，置于密闭小瓶中，在恒温控制的加热室中加热至供试品中挥发性组分在非气态和气态达至平衡后，由进样器自动吸取一定体积的顶空气注入色谱柱中。

本法适用于被检查的有机溶剂数量不多，并且极性差异较小的情况。

色谱条件：柱温为 40～100 ℃；常以氮气为载气，流速为 1.0～2.0 mL/min；顶空瓶加热温度为 70～85 ℃，顶空瓶加热时间 30～60 min，进样口温度为 200 ℃，如采用氢火焰离子化（FID）检测器，温度为 250 ℃。

溶液的制备：通常以水为溶剂；对于非水溶性药物。可采用 N,N-二甲基甲酰胺（DMP）或二甲基亚砜（DMSO）或其他适宜溶剂；根据供试品和待测溶剂的溶解度，选择适宜的溶剂，且应不干扰待测溶剂的测定。根据品种正文中残留溶剂的限度规定，配制供试品溶液，使其浓度满足系统定量测定的需要。采用与制备供试品溶液相同的方法和溶剂制备对照品溶液。

顶空条件的选择:应根据供试品中残留溶剂的沸点选择顶空温度。对沸点较高的残留溶剂,通常选择较高的平衡温度;但此时应兼顾供试品的热分解特性,尽量避免供试品产生的挥发性热分解产物对测定的干扰。

顶空平衡时间一般为 30~45 min,以保证供试品溶液的气-液两相有足够的时间达到平衡。顶空平衡时间通常不宜过长,如超过 60 min,可能引起顶空瓶的气密性变差,导致定量准确性的降低。对照品溶液与供试品溶液必须使用相同的顶空条件。

测定:取对照品溶液和供试品溶液,分别连续进样不少于 2 次,测定待测峰的峰面积。

不适宜顶空法测定的残留溶剂有甲酰胺、2-甲氧基乙醇、2-乙氧基乙醇、乙二醇、N-甲基吡咯烷酮。

应用示例: 美罗培南中二氯甲烷和丙酮的检查

残留溶剂照残留溶剂测定法(通则 0861 第一法)测定。

内标溶液:取乙醇适量,加水制成每 1 mL 中约含 1 mg 的溶液。供试品溶液:取本品约 0.4 g,精密称定,置 10 mL 量瓶中,精密加入内标溶液 2 mL,用 1% 碳酸钠溶液溶解并稀释至刻度,摇匀,精密量取 5 mL,置顶空瓶中,密封。对照品溶液:取丙酮、乙腈、二氯甲烷、乙酸乙酯、四氢呋喃各适量,精密称定,加水定量稀释制成每 1 mL 中分别约含 1.0 mg、0.5 mg、0.3 mg、0.5 mg、0.3 mg 的混合溶液。精密量取 5 mL,置 50 mL 量瓶中,精密加入内标溶液 10 mL,用水稀释至刻度,摇匀。得每 1 mL 中分别约含乙醇、丙酮、乙腈、二氯甲烷、乙酸乙酯、四氢呋喃为 0.2 mg、0.1 mg、0.05 mg、0.03 mg、0.05 mg、0.03 mg 的混合溶液。精密量取 5 mL,置顶空瓶中,密封。

色谱条件以 6% 氰丙基苯基-94% 二甲基聚硅氧烷(或极性相近)为固定液的毛细管柱为色谱柱;柱温为 50 ℃;进样口温度为 140 ℃;检测器温度为 250 ℃;顶空瓶平衡温度为 90 ℃,平衡时间 30 min。

系统适用性要求:对照品溶液色谱图中,出峰顺序依次为乙醇、丙酮、乙腈、二氯甲烷、乙酸乙酯、四氢呋喃,各色谱峰间的分离度均应符合要求。

测定法:取供试品溶液与对照品溶液分别顶空进样,记录色谱图。

限度:按内标法以峰面积比值计算,丙酮、乙腈、二氯甲烷、乙酸乙酯与四氢呋喃的残留量均应符合规定。

---

③毛细管柱顶空进样程序升温法:本法适用于被检查的有机溶剂数量较多,并且极性差异较大的情况。

色谱条件:柱温先在 40 ℃维持 8 min,再以 8 ℃/min 的升温速率升至 120 ℃,维持 10 min;如为极性色谱系统,柱温先在 60 ℃维持 6 min,再以 8 ℃/min 的升温速率升至 100 ℃,维持 20 min;以氮气为载气。流速为 2.0 mL/min;顶空瓶温度 70~85 ℃,顶空时间 30~60 min;进样口温度为 200 ℃;如采用 FID 检测器,温度为 250 ℃。具体对单个药品的残留溶剂检查时,可根据该品种项下的残留溶剂种类调整程序升温速率,取对照品溶液和供试品溶液,分别连续进样不少于 2 次,测定待测峰的峰面积。

应用示例:顶空气相色谱法测定氨氯地平中间体中残留苯及其同系物的含量

色谱条件:顶空瓶体积 22 mL,平衡温度 65 ℃,加热平衡时间 30 min,加压时间 1.2 min,压力平衡时间 0.1 min,定量管 1 mL,定量管充样时间 0.2 min,定量管平衡时间 0.2 min,进样时间 0.05 min,转移线温度 70 ℃。毛细管柱 DB-624[0.53 mm(I.D.×30 m,5 μm)],起始温度 40 ℃,保持 6 min,升温速率 10 ℃/min,终温 220 ℃,保持 2 min,气化室温度 200 ℃,FID 温度 250 ℃,He 为载气,柱前压为 80 kPa,总流量 30 mL/min,分流比 6∶1,H_2 流量 30 mL/min,空气流量 300 mL/min。

溶液制备如下:

标准贮备液Ⅰ:分别精确称取苯、甲苯、对二甲苯、间二甲苯和邻二甲苯各 200 mg 到不同的盛有约 80 mL 二甲基乙酰胺的 100 mL 容量瓶中,然后用二甲基乙酰胺分别稀释到刻度,摇匀,得 2 mg/mL 标准贮备液Ⅰ。

标准贮备液Ⅱ:分别准确移取 1 mL 标准贮备液Ⅰ到不同的 100 mL 容量瓶中,然后用二甲基乙酰胺稀释到刻度,摇匀,得 0.02 mg/mL 标准贮备液Ⅱ。

标准试液:分别准确移取 1、2、4、8、16 和 32 mL 标准贮备液Ⅱ到 100 mL 容量瓶中,然后用二甲基乙酰胺稀释到刻度,摇匀,得分别含有 $0.2×10^{-6}$、$0.4×10^{-6}$、$0.8×10^{-6}$、$1.6×10^{-6}$、$3.2×10^{-6}$ 和 $6.4×10^{-6}$ 的苯、甲苯、对二甲苯、间二甲苯和邻二甲苯系列标准试液。

供试品溶液:分别精确称取 600 mg 不同实际批号的邻苯二甲酰亚胺氨氯地平并移取 8 mL 二甲基乙酰胺于不同的 10 mL 的容量瓶中,并用塑料密封盖密封容量瓶,振荡约 2 min,使样品充分溶解,打开密封盖并用二甲基乙酰胺稀释到刻度。

测定方法:分别用移液管准确移取 5 mL 上述标准试液和供试品溶液于顶空瓶中(每个顶空瓶中装一种溶液),加塞,密封,立即装入试样转盘,按色谱条件进样分析记录色谱图,利用纯物质保留时间定性,按外标法以峰面积计算苯、甲苯、对二甲苯、间二甲苯和邻二甲苯的残留量。

---

(3)色谱柱:色谱柱为填充柱或毛细管柱。填充柱的材质为不锈钢或玻璃,内径为 2 ~ 4 mm,柱长为 2 ~ 4 m,内装吸附剂、高分子多孔小球或涂渍固定液的载体。粒径为 0.25 ~ 0.18 mm、0.18 ~ 0.15 mm 或 0.15 ~ 0.125 mm,常用载体为经酸洗并硅烷化处理的硅藻土或高分子多孔小球,常用固定液有甲基聚硅氧烷、聚乙二醇等。毛细管柱的材质为玻璃或石英,内壁或载体经涂渍或交联固定液,内径一般为 0.25、0.32 或 0.53 mm,柱长 5 ~ 60 m,固定液膜厚 0.1 ~ 5.0 μm。

新填充柱和毛细管柱在使用前需老化以除去残留溶剂及低分子量的聚合物,色谱柱如长期未用,使用前应老化处理,使基线稳定。

毛细管柱的固定液包括:

①非极性固定液,如 100% 的二甲基聚硅氧烷。

②极性固定液,如聚乙二醇(PEG-20 M)。

③中等极性固定液,如(35%)二苯基-(65%)甲基聚氧硅烷、(50%)二苯基-(50%)二

甲基聚氧硅烷、(35%)二苯基-(65%)二甲基亚芳基聚氧硅烷、(14%)氰丙基苯基-(86%)二甲基聚氧硅烷、(6%)氰丙基苯基-(94%)二甲基聚氧硅烷等。

④弱极性固定液,如(5%)苯基-(95%)甲基聚氧硅烷、(5%)二苯基-(95%)二甲基亚芳基硅氧烷共聚物。填充柱常用直径为 0.18～0.25 mm 的乙二烯苯-乙基乙烯苯型高分子多孔小球或其他适宜的填料作为固定相。

测定方法:普通的填充柱采用溶液直接进样法测定,毛细管色谱柱可采用顶空进样方法测定,也可采用溶液直接进样。进行有机溶剂限度测定时,根据残留溶剂的限度规定来确定对照品溶液的浓度;进行定量测定时,应根据供试品中残留溶剂的实际残留量确定对照品溶液的浓度;通常对照品溶液的色谱峰面积与供试品溶液中对应的残留溶剂的色谱峰面积以不超过 2 倍为宜。必要时应重新调整供试品溶液和对照品溶液的浓度。

(4)柱温箱:由于柱温箱温度的波动会影响色谱分析结果的重现性,因此柱温箱控温精度应在±1 ℃,且温度波动小于每小时 0.1 ℃。温度控制系统分为恒温和程序升温两种。

(5)检测器:适合气相色谱法的检测器有火焰离子化检测器(FID)、热导检测器(TCD)、氮磷检测器(NPD)、火焰光度检测器(FPD)、电子捕获检测器(ECD)、质谱检测器(MS)等。除另有规定外,一般用火焰离子化检测器,用氢气作为燃气,空气作为助燃气。在使用火焰离子化检测器时,检测器温度一般应高于柱温,并不得低于 150 ℃,以免水汽凝结,通常为250～350 ℃。

(6)数据处理系统:分为记录仪、积分仪以及计算机工作站等。各品种项下规定的色谱条件,除检测器种类、固定液品种及特殊指定的色谱柱材料不得改变外,其余如色谱柱内径、长度、载体牌号、粒度、固定液涂布浓度、载气流速、柱温、进样量、检测器的灵敏度等均可适当改变,以适应具体品种并符合系统适用性试验的要求。一般色谱图约于 30 min 内记录完毕。

2. 系统适用性试验　与高效液相色谱法相同。

3. 测定法

(1)内标法。

(2)外标法。

(3)面积归一化法。

(4)标准溶液加入法:测定供试品中某个杂质或主成分含量:精密称(量)取某个杂质或待测成分对照品适量,配制成适当浓度的对照品溶液,取一定量,精密加入到供试品溶液中,根据外标法或内标法测定杂质或主成分含量,再扣除加入的对照品溶液含量,即得供试液溶液中某个杂质和主成分含量。

也可按式(4-14)进行计算,加入对照品溶液前后校正因子应相同,即

$$\frac{A_{is}}{A_X} = \frac{c_X + \Delta c_X}{c_X} \tag{4-14}$$

则待测组分的浓度 c_X 可通过式(4-15)进行计算:

$$c_X = \frac{\Delta c_X}{(A_{is}/A_X) - 1} \tag{4-15}$$

式中　c_X——供试品中组分 X 的浓度；

　　　A_X——供试品中组分 X 的色谱峰面积；

　　　Δc_X——所加入的已知浓度的待测组分对照品的浓度；

　　　A_{is}——加入对照品后组分 X 的色谱峰面积。

气相色谱法定量分析当采用手工进样时,由于留针时间和室温等对进样量的影响,使进样量不易精确控制,故最好采用内标法定量;而采用自动进样器时,由于进样重复性的提高,在保证进样分析误差的前提下也可采用外标法定量。当采用顶空进样技术时,由于供试品和对照品处于不完全相同的基质中,故可采用标准溶液加入法以消除基质效应的影响;当标准溶液加入法与其他定量方法结果不一致时,应以标准加入法结果为准。

4. 注意事项

(1)顶空平衡温度的选择:对沸点较高的残留溶剂,通常选择较高的平衡温度;但此时应兼顾供试品的热分解特性,尽量避免供试品产生的挥发性热分解产物对测定的干扰。

(2)顶空平衡时间:顶空平衡时间通常不宜过长,一般为 30~45 min,以保证供试品溶液的气-液两相有足够的时间达到平衡。如超过 60 min,可能引起顶空瓶的气密性变差,导致定量准确性的降低。

(3)供试液与对照液平行原则:对照品溶液与供试品溶液必须使用相同的顶空条件。

第五节　分析方法的验证

药品质量标准分析方法验证的目的是证明采用的方法适合于相应检测要求。在建立药品质量标准时,分析方法需经验证;在药品生产工艺变更、制剂的组分变更、原分析方法进行修订时,质量标准分析方法也需进行验证。方法验证的理由、过程和结果均应记载在药品质量标准起草说明或修订说明中。

需验证的分析项目有鉴别试验、杂质检查、原料药或制剂中有效成分含量测定,以及制剂中其他成分(如防腐剂等)的测定。药品溶出度、释放度等检查中,其溶出量等的测试方法也应作必要验证。

分析方法验证的内容有准确度、精密度(包括重复性、中间精密度和重现性)、专属性、检测限、定量限、线性、范围和耐用性等(表 4-3)。视具体方法拟订验证的内容。

表 4-3　检验项目和验证内容

内容＼项目	鉴别	杂质测定		含量测定及溶出量测定
		定量	限度	
准确度	-	+	-	+
精密度				
重复性	-	+	-	+

续表

内容＼项目	鉴别	杂质测定		含量测定及溶出量测定
		定量	限度	
中间精密度	−	+[①]	−	+[①]
专属性[②]	+	+	+	+
检测限	−	−[③]	+	−
定量限	−	+	−	−
线性	−	+	−	+
范围	−	+	−	+
耐用性	+	+	+	+

注：①已有重现性验证,不需验证中间精密度；

②如一种方法不够专属,可用其他分析方法予以补充；

③视具体情况予以验证。

（一）准确度

准确度是指用该方法测定的结果与真实值或参考值接近的程度,一般用回收率(%)表示。准确度应在规定的范围内测试。

1.含量测定方法的准确度　原料药可用已知纯度的对照品或供试品进行测试,或用本法所得结果与已知准确度的另一个方法测定的结果进行比较。

制剂可用含已知量被测物的各组分混合物进行测定。如不能得到制剂的全部组分,可向制剂中加入已知量的被测物进行测定,或用本法所得结果与已知准确度的另一个方法测定结果进行比较。

如该分析方法已经测试并求出了精密度、线性和专属性,在准确度也可推算出来的情况下,这一项可不必再做。

2.杂质定量测定的准确度　向原料药或制剂中加入已知量杂质进行测定。如不能得到杂质或降解产物,可用本法测定结果与另一成熟的方法进行比较,如药典标准方法或经过验证的方法。在不能测得杂质或降解产物的响应因子或不能测得对原料药的相对响应因子的情况下,可用原料药的响应因子。应明确表明单个杂质和杂质总量相当于主成分的重量比(%)或面积比(%)。

3.数据要求　在规定范围内,至少用9个测定结果进行评价。例如,设计3个不同浓度,每个浓度各分别制备3份供试品溶液进行测定。应报告已知加入量的回收率(%),或测定结果平均值与真实值之差及其相对标准偏差或可信区间。

（二）精密度

精密度是指在规定的测试条件下,同一个均匀供试品经多次取样测定所得结果之间的接近程度。精密度一般用偏差、标准偏差(SD)或相对标准偏差(RSD)表示。在相同条件下,由同一个分析人员测定所得结果的精密度称为重复性;在同一个实验室、不同时间由不同分析人员用不同设备测定所得结果之间的精密度称为中间精密度;在不同实验室由不同分析人员测定所得结果之间的精密度称为重现性。

含量测定和杂质的定量测定应考虑方法的精密度。

1. 重复性　在规定范围内,至少用9个测定结果进行评价。例如,设计3个不同浓度,每个浓度各分别制备3份供试品溶液进行测定;或将相当于100%浓度水平的供试品溶液用至少测定6次的结果进行评价。

2. 中间精密度　为考察随机变动因素对精密度的影响,应设计方案进行中间精密度试验。变动因素为不同日期、不同分析人员、不同设备。

3. 重现性　法定标准采用的分析方法应进行重现性试验。例如,建立药典分析方法时,通过协同检验得出重现性结果。协同检验的目的、过程和重现性结果均应记载在起草说明中。应注意重现性试验用的样品本身的质量均匀性和贮存运输中的环境影响因素,以免影响重现性结果。

4. 数据要求　均应报告标准偏差、相对标准偏差和可信区间。

(三)专属性

专属性是指在其他成分(如杂质、降解产物、辅料等)可能存在的情况下,采用的方法能正确测定出被测物的特性。鉴别反应、杂质检查和含量测定方法均应考察其专属性。如方法不够专属,应采用多个方法予以补充。

1. 鉴别反应　应能与可能共存的物质或结构相似化合物区分。不含被测成分的供试品,以及结构相似或组分中的有关化合物应均呈阴性反应。

2. 含量测定和杂质测定　色谱法和其他分离方法应附代表性图谱,以说明方法的专属性,并应标明各成分在图中的位置,色谱法中的分离度应符合要求。在杂质可获得的情况下,对于含量测定,试样中可加入杂质或辅料,考察测定结果是否受干扰,并可与未加杂质或辅料的试样比较测定结果;对于杂质测定,也可向试样中加入一定量的杂质,考察杂质之间能否得到分离。

在杂质或降解产物不能获得的情况下,可将含有杂质或降解产物的试样进行测定,与另一个经验证了的方法或药典方法比较结果。用强光照射、高温、高湿、酸(碱)水解或氧化的方法进行加速破坏,以研究可能的降解产物和降解途径。含量测定方法应比对两法的结果,杂质检查应比对检出的杂质个数。必要时可采用光二极管阵列检测和质谱检测,进行峰纯度检查。

(四)检测限

检测限(LOD)是指试样中被测物能被检测出的最低量。药品的鉴别试验和杂质检查方法均应通过测试确定方法的检测限。常用的方法如下:

1. 非仪器分析目视法　用已知浓度的被测物试验出能被可靠地检测出的最低浓度或量。

2. 信噪比法　用于能显示基线噪声的分析方法,即把已知低浓度试样测出的信号与空白样品测出的信号进行比较,算出能被可靠地检测出的最低浓度或量。一般以信噪比为3∶1或2∶1时相应浓度或注入仪器的量确定检测限。

3. 数据要求　应附测试图谱,说明测试过程和检测限结果。

（五）定量限

定量限是指试样中被测物能被定量测定的最低量,其测定结果应具一定准确度和精密度。杂质和降解产物用定量测定方法研究时,应确定方法的定量限。

常用信噪比法确定定量限。一般以信噪比为 10∶1 时相应浓度或注入仪器的量确定定量限。

（六）线性

线性是指在设计的范围内,测试结果与试样中被测物浓度直接成正比关系的程度。应在规定的范围内测定线性关系。可用一贮备液经精密稀释或分别精密称样,制备一系列供试样品的方法进行测定,至少制备 5 份供试样品。以测得的响应信号作为被测物浓度的函数作图,观察是否呈线性,再用最小二乘法进行线性回归。必要时,响应信号可经数学转换,再进行线性回归计算。数据要求应列出回归方程、相关系数和线性图。

（七）范围

范围是指能达到一定精密度、准确度和线性,测试方法适用的高低限浓度或量的区间。范围应根据分析方法的具体应用和线性、准确度、精密度结果的要求确定。原料药和制剂含量测定,范围应为测试浓度的 80% ~120%;制剂含量均匀度检查,范围应为测试浓度的70% ~130%,根据剂型特点,如气雾剂和喷雾剂,范围可适当放宽;溶出度或释放度中的溶出量测定,范围应为限度的±20%,如规定了限度范围,则应为下限的−20%至上限的+20%;杂质测定,范围应根据初步实测,拟订为规定限度的±20%。如果含量测定与杂质检查同时进行,用百分归一化法,则线性范围应为杂质规定限度的−20%至含量限度（或上限）的+20%。

（八）耐用性

耐用性是指在测定条件有小的变动时,测定结果不受影响的承受程度。为使方法可用于提供常规检验依据,开始研究分析方法时,就应考虑其耐用性。如果测试条件要求苛刻,则应在方法中写明。典型的变动因素有被测溶液的稳定性,样品的提取次数、时间等;液相色谱法中典型的变动因素有流动相的组成和 pH 值、不同厂牌或不同批号的同类型色谱柱、柱温,流速等;气相色谱法的变动因素有不同厂牌或批号的色谱柱、固定相、不同类型的担体、柱温、进样口和检测器温度等。经试验,应说明小的变动能否通过设计的系统适用性试验,以确保方法有效。

第六节　定量分析有关计算

定量分析的结果是判断药品优劣的重要依据,计算方法因分析测定方法不同而异,原料药与制剂含量表示方法也不同,原料药的含量用百分含量表示,制剂的含量则用标示量的百分含量表示。

原料药的百分含量计算:

$$含量 \% = \frac{m_X}{m} \times 100\% \qquad (4-16)$$

式中　　m_X——实测值;

　　　　m——供试品的重量。

制剂标示量的百分含量计算:

$$标示量 \% = \frac{每片(每支)实测量}{标示量} \times 100\% \qquad (4-17)$$

$$标示量 \% = \frac{m_X}{S} \times 100\% \qquad (4-18)$$

式中　　m_X——每片(每支)实测量;

　　　　S——标示量。

片剂标示量百分含量的计算:

$$标示量 \% = \frac{每片实测的含量}{标示量} \times 100\% = \frac{供试品中测定量 \times 平均片重}{标示量} \times 100\%$$

$$(4-19)$$

(一)滴定分析法

滴定分析法测定原料药及制剂含量的计算。

符号释义:V——供试液消耗滴定液的体积,mL;

　　　　　V_0——空白消耗滴定液的体积,mL;

　　　　　T——滴定度,mg/ mL;

　　　　　F——滴定液的浓度校正因数;

　　　　　m——供试品的取样量,g 或 mL;

　　　　　$\overline{W}$——平均片重

　　　　　S——标示量

实例 4-11　呋塞米原料药含量测定

取本品 0.498 8 g,加乙醇 30 mL,微温使溶解,放冷,加甲酚红指示液 4 滴与麝香草酚蓝指示液 1 滴,用氢氧化钠滴定液(0.100 3 mol/L)滴定至溶液显紫红色,消耗氢氧化钠滴定液(0.100 3mo/L)14.86 mL;并将滴定结果用空白试验校正,消耗氢氧化钠滴定液(0.100 3 mol/L)0.05 mL。每 1 mL 氢氧化钠滴定液(0.1 mol/L)相当于 33.07 mg 的呋塞米。按干燥品计算,含 $C_{12}H_{11}ClN_2O_5S$ 不得少于 99.0%。

解:

$$含量 \% = \frac{(V - V_0) \times T \times F \times 10^{-3}}{m} \times 100\%$$

$$= \frac{(14.86 - 0.05) \times 33.07 \times \dfrac{0.100\ 3}{0.1} \times 10^{-3}}{0.498\ 8} \times 100\% = 98.48\%$$

由于 98.5% <99.0%,故本品含量不合格。

实例4-12　司可巴比妥钠原料药含量测定

取本品0.104 3 g,置 250 mL 碘瓶中,加水 10 mL,振摇使溶解,精密加溴滴定液(0.05 mol/L)25 mL,再加盐酸 5 mL,立即密塞并振摇 1 min,在暗处静置 15 min 后,注意微开瓶塞,加碘化钾试液 10 mL,立即密塞,摇匀后,用硫代硫酸钠滴定液(0.101 2 mol/L)滴定,至近终点时,加淀粉指示液,继续滴定至蓝色消失,并将滴定结果用空白试验校正。每 1 mL 溴滴定液(0.05 mol/L)相当于 13.01 mg 的 $C_{12}H_{17}N_2NaO_3$。按干燥品计算,含 $C_{12}H_{17}N_2NaO_3$ 不得少于98.5% 。已知样品消耗硫代硫酸钠滴定液(0.101 2 mol/L)17.20 mL,空白实验消耗硫代硫酸钠滴定液(0.101 2mol/L)25.02 mL

解:本法为原料药的含量测定,为剩余滴定法。

$$含量 \% = \frac{(V_0 - V) \times T \times F \times 10^{-3}}{m} \times 100\%$$

$$= \frac{(25.02 - 17.20) \times 13.01 \times \dfrac{0.101\,2}{0.1} \times 10^{-3}}{0.104\,3} \times 100\% = 98.7\%$$

由于98.7%>98.5%,故本品含量合格。

实例4-13　甲苯磺丁脲片剂(标示量0.5 g)含量测定

取甲苯磺丁脲 10 片,精密称定为 5.948 g,研细,精密称取片粉 0.599 6 g,加中性乙醇 25 mL,微热,使其溶解,放冷,加酚酞指示剂 3 滴,用氢氧化钠滴定液(0.100 8 mol/L)滴定至粉红色,消耗量 18.47 mL。每 1 mL 氢氧化钠滴定液(0.1 mol/L)相当于 27.04 mg 的甲苯磺丁脲。《中国药典》(2020 年版)规定本品含甲苯磺丁脲应为标示量的 95.0% ~105%。试计算本品的标示量百分含量,并判断是否符合规定。

解:本法为片剂的标示量百分含量测定,为直接滴定法。

$$标示量 \% = \frac{V \times T \times F \times 10^{-3} \times \overline{W}}{m \times S} \times 100\%$$

$$= \frac{18.47 \times 27.04 \times \dfrac{0.100\,8}{0.1} \times 10^{-3} \times \dfrac{5.948}{10}}{0.599\,6 \times 0.5} \times 100\% = 99.9\%$$

由于99.9%在95.0% ~105%之间,故本品合格。

(二)分光光度法

分光光度法测定原料药及制剂含量的计算。

实例4-14　对乙酰氨基酚原料药含量测定

精密称取对乙酰氨基酚 0.041 1 g,置 250 mL 量瓶中,加 0.4% 氢氧化钠溶液 50 mL,加水至刻度,摇匀,精密量取 5 mL;置 100 mL 量瓶中,加 0.4% 氢氧化钠溶液 10 mL,加水至刻度,摇匀。依照紫外-可见分光光度法,在 257 nm 波长处测得吸光度为 0.582。按 $C_8H_9NO_2$

的百分吸收系数为 715 计算对乙酰氨基酚的百分含量。

解:本法为吸收系数法。

$$含量\% = \frac{\dfrac{A}{E_{1\,cm}^{1\%}} \times \dfrac{1}{100} \times V \times D}{m} \times 100\%$$

$$= \frac{\dfrac{0.582}{715} \times \dfrac{1}{100} \times 250 \times \dfrac{100}{5}}{0.041\,1} \times 100\% = 99.05\%$$

对乙酰氨基酚的百分含量为 99.05%。

实例 4-15　甲氧苄啶注射液(规格 2 mL : 0.1 g)含量测定

精密量取本品 1 mL,置 25 mL 量瓶中,用稀醋酸稀释至刻度,摇匀,精密量取 1 mL 置 100 mL 量瓶中,用稀醋酸稀释至刻度,摇匀,照紫外-可见分光光度法(通则 0401),在 271 nm 波长处测定吸光度为 0.420。另取甲氧苄啶对照品适量 0.051 34 g,置 25 mL 量瓶中,用稀醋酸稀释至刻度,精密量取 1 mL 置 100 mL 量瓶中,用稀醋酸稀释至刻度,摇匀,在 271 nm 波长处测定吸光度为 0.416。计算甲氧苄啶标示量百分含量。

解:本法为对照品比较法

$$标示量\% = \frac{c_R \times \dfrac{A_X}{A_R} \times D \times 每支容量}{m \times S} \times 100\%$$

$$= \frac{\dfrac{0.051\,34}{25 \times 100} \times \dfrac{0.420}{0.416} \times \dfrac{25}{1} \times \dfrac{100}{1} \times 2}{1 \times 0.1} \times 100\% = 103.7\%。$$

甲氧苄啶的标示量百分含量为 103.7%。

(三)色谱法

色谱法测定原料药及制剂含量的计算。

实例 4-16　头孢唑林钠含量测定

某药厂用高效液相色谱法外标法测定头孢唑林钠含量,取含量为 99.5% 的头孢唑林钠对照品 25.13 mg,配制成溶液,取此溶液 10 μL 注入液相色谱仪,测定峰面积,3 次测定值分别为 2 490 189、2 492 796 和 2 492 178;另外称取头孢唑林钠供试品 3 份,分别为 28.13、29.35 和 27.10 mg,按上法测定,分别取 10 μL 溶液注入液相色谱仪,测得峰面积分别为 2 634 858、2 763 699 和 2 536 847,求供试品的百分含量。

解:

$$含量\% = \frac{c_R \times \dfrac{A_X}{A_R} \times V \times D}{m} \times 100\%$$

对照品平均峰面积：$\dfrac{2\,490\,189+2\,492\,796+2\,492\,178}{3}=249\,172$

第一次测定：含量% $=\dfrac{25.13\times99.5\%\times\dfrac{2\,634\,858}{2\,491\,721}}{28.13}\times100\%=93.99\%$

第二次测定：含量% $=\dfrac{25.13\times99.5\%\times\dfrac{2\,763\,699}{2\,491\,721}}{29.35}\times100\%=94.49\%$

第三次测定：含量% $=\dfrac{25.13\times99.5\%\times\dfrac{2\,536\,847}{2\,491\,721}}{27.10}\times100\%=93.94\%$

平均含量% $=\dfrac{93.99\%+94.49\%+93.94\%}{3}=94.14\%$

供试品的百分含量为 94.1%。

【习题】

一、单项选择题

1.《中国药典》(2020 年版)对于含量在 98.5% 以上的原料药物进行含量测定时首选 (   )。

    A. 紫外分光光度法　　　　　　B. 高效液相色谱法

    C. 容量分析法　　　　　　　　D. 液质联用

2. 紫外分光光度计常用的光源是(   )。

    A. 氘灯　　　　B. 钨灯　　　　C. 卤钨灯　　　　D. Nemst 灯

3. 当溶液的厚度不变时,吸收系数的大小取决于(   )。

    A. 光的波长　　B. 溶液的浓度　　C. 光线的强弱　　D. 溶液的颜色

4.《中国药典》(2020 年版))检查残留有机溶剂采用(   )。

    A. 紫外-可见分光光度法　　　　B. 荧光分析法

    C. 高效液相色谱法　　　　　　D. 气相色谱法

5. 用紫外-可见分光光度法测定药物含量时,配制待测溶液浓度的依据是使(   )。

    A. 测得吸光度应尽量大　　　　B. 测得吸光度应大于 1.0

    C. 测得吸光度应大于 0.7　　　　D. 测得吸光度应在 0.3 ~ 0.7

6. 色谱峰的拖尾因子符合要求的范围是(   )。

    A. 0.85 ~ 1.15　　B. 0.90 ~ 1.10　　C. 0.95 ~ 1.05　　D. 0.99 ~ 1.01

7. 对于十八烷基硅烷键合硅胶为固定相的反相色谱系统,流动相中有机溶剂的比例通常应不低于(   )。

    A. 5%　　　　　　B. 10%　　　　　C. 15%　　　　　D. 0.5%

8.《中国药典》(2020年版)规定HPLC法采用的检测器是(　　　　)。

  A.热导检测器　　　　　　　　B.氢火焰离子化检测器

  C.氮磷检测器　　　　　　　　D.紫外分光光度检测器

9.非水溶液滴定法中,常用的滴定液是(　　　　)。

  A.结晶紫　　　B.高氯酸　　　C.冰醋酸　　　D.冰醋酸-醋酸酐

10.药物的定量分析是指准确测定药品有效成分或指标性成分的(　　　　)。

  A.限度　　　B.优劣　　　C.含量　　　D.真伪

11.剩余碘量法中,用于和供试品反应的第一种滴定液是(　　　　),用于和剩余的第一种滴定液反应的第二种滴定液是(　　　　)。

  A.碘液　　　B.高氯酸　　　C.硫代硫酸钠　　　D.淀粉

12.高效液相色谱法中,通常色谱柱温度不超过(　　　　)。

  A.20 ℃　　　B.30 ℃　　　C.40 ℃　　　D.50 ℃

13.非水溶液滴定法中,常用的指示剂是(　　　　)。

  A.结晶紫　　　B.高氯酸　　　C.冰醋酸　　　D.冰醋酸-醋酸酐

14.碘量法中的直接碘量法用于测定(　　　　)。

  A.具有较强还原性的药物　　　　　B.具有较强氧化性的药物

  C.中性药物　　　　　　　　　　D.无机药物

15.《中国药典》(2020年版)规定GC法采用的检测器是(　　　　)。

  A.热导检测器　　　　　　　　B.氢火焰离子化检测器

  C.氮磷检测器　　　　　　　　D.紫外分光光度检测器

二、多项选择题

1.紫外可见分光光度法中,用对照品比较法测定药物含量时(　　　　)。

  A.需已知药物的吸收系数

  B.供试品溶液和对照品溶液的浓度应接近

  C.供试品溶液和对照品溶液应在相同的条件下测定

  D.可以在任何波长处测定

  E.是《中国药典》(2020年版)规定的方法之一

2.非水碱量法最常使用的试剂有(　　　　)。

  A.冰醋酸　　　B.高氯酸　　　C.结晶紫　　　D.甲醇钠　　　E.醋酸酐

3.药物分析工作中常用的氧化还原滴定法有(　　　　)。

  A.铈量法　　　B.溴量法　　　C.碘量法　　　D.银量法　　　E.酸量法

4.紫外可见分光光度法应用于含量测定的方法为(　　　　)。

  A.吸收系数法　　　　　　　　B.对照品对照法

  C.计算分光光度法　　　　　　D.内标法

  E.内标加校正因子法

5.《中国药典》(2020年版)规定 GC 与 HPLC 的系统适用性试验内容包括(　　　　)。

A. 分离度　　　　　　　　　B. 拖尾因子

C. 选择性因子　　　　　　　D. 重复性

E. 色谱柱的理论塔板数　　　F. 灵敏度

6. GC 的进样方式有(　　　　)。

A. 注射器进样　　　　　　　B. 溶液直接进样

C. 气体进样　　　　　　　　D. 顶空进样

E. 移液管进样

7.《中国药典》(2020年版)规定测定吸光度时的要求为(　　　　)。

A. 适宜的溶剂　　　　　　　B. 空白试验

C. 校正波长　　　　　　　　D. 合适的供试品溶液浓度

E. 选择合适的仪器狭缝宽度

三、填空题

1. 滴定分析法分为(　　　)、(　　　)和(　　　)3种方法。

2. HPLC,反相色谱系统常用的色谱柱填料为(　　　　)。

3. HPLC,反相色谱系统常用的流动相 pH 值为(　　　　)。

4. HPLC,反相色谱系统常用的流动相中有机溶剂的比例应不低于(　　　　)。

5. 色谱柱的理论板数越高,说明柱效越(　　　　)。

6. 除另有规定外,色谱法定量分析时,各色谱峰的分离度应(　　　　)。

四、问答题

1. 药物的容量分析方法有哪些?试比较直接滴定法和剩余滴定法含量计算的区别。

2. 简述分析方法验证的内容。

3. 简述分光光度计的校正和检定方法。

《中国药典》2020年版
含量测定检验记录模板举例

【实训情景】 化学药物的含量测定

一、色谱分析法（外标法）

苯巴比妥片的含量测定

【实训目的】

1. 掌握色谱分析法测定药物含量的方法。

2. 熟悉高效液相色谱仪的原理和操作。

【实训用品】

1. 仪器　高效液相色谱仪、容量瓶、乳钵、移液管。

2. 试剂　乙腈、苯巴比妥片。

【方法和步骤】

1. 色谱条件与系统适用性试验　用辛基硅烷键合硅胶为填充剂;以乙腈∶水(30∶70)为流动相;检测波长为 220 nm,流速 1 mL/min,柱温 40 ℃,检测器为紫外检测器,理论板数按苯巴比妥峰计算应不低于 2 000。苯巴比妥与相邻色谱峰的分离度应符合要求。

2. 测定法　取药片 20 片,精密称定,计算平均片重,研细,取本品细粉,精密称取 2 份(约相当于苯巴比妥 30 mg)置 50 mL 量瓶中,加流动相适量,超声 20 min 使苯巴比妥溶解,放冷,加流动相稀释至刻度,摇匀,滤过,精密量取续滤液 1 mL 置 10 mL 量瓶中,用流动相稀释至刻度,摇匀,精密量取 10 μL 注入液相色谱仪,记录色谱图;另精密称取苯巴比妥对照品适量,用流动相溶解并稀释制成每 1 mL 中含 60 μg 的溶液,同法测定。按外标法以峰面积计算。

【注意事项】

1. 药典规定本品含苯巴比妥($C_{12}H_{12}N_2O_3$)应为标示量的 93.0% ~107.0%。

2. 含量计算。

3. 流动相应严格脱气,并经滤过,防止颗粒物导入系统中,如发现柱压升高应及时查找原因;更换流动相时应注意溶剂的互溶性。分析过程中注意流动相的补充,避免储液瓶内流动相排空。

4. 使用仪器时,应设定仪器允许的最大压力和流速,以防仪器损害。开机时,加大流量,排空系统内气泡。流动相中有缓冲溶液,不宜长时间停留在仪器内。

5. 安装色谱柱时,应注意流向问题,以免影响柱效;保存时,反向色谱柱内应充满甲醇,并拧紧接头,防止溶剂挥发。

【实训检测】

1. 简述外标法定量的原理、方法及特点。

2. 正确计算待测物含量。

二、滴定分析（碘量法）

维生素 C 注射液的含量测定

【实训目的】

1. 理解维生素 C 注射液含量测定的原理和方法。

2. 能进行正确的测定操作和有关计算。

【实训用品】

1. 仪器 酸式滴定管、量杯、碘量瓶。

2. 试剂 维生素 C 注射液、碘滴定液（0.1 mol/L）、丙酮、稀醋酸、淀粉指示液。

【方法和步骤】

精密量取本品适量［约相当于维生素 C（0.2 g），加水 15 mL 与丙酮 2 mL，摇匀，放置 5 min，加稀醋酸 4 mL 与淀粉指示液 1 mL，用碘滴定液 0.05 mol/L 滴定，至溶液显蓝色并持续 30 s 不褪。每 1 mL 碘滴定液（0.1 mol/L）相当于 8.806 mg 的 $C_6H_8NO_6$。

【注意事项】

1. 本品含维生素 C（$C_6H_8NO_6$）应为标示量的 90.0% ~ 110.0%。

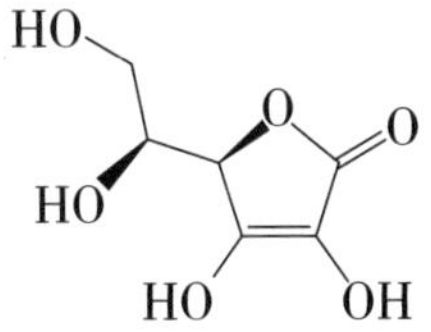

2. 维生素 C 分子结构中的连二烯醇基具有较强的还原性，在酸性溶液中被碘定量地氧化，因此，可以用碘量法测定其含量。

3. 焦亚硫酸钠、亚硫酸氢钠或亚硫酸钠等抗氧剂可与丙酮或甲醛反应生成加成物，从而排除抗氧剂对测定的干扰。

4. 含量计算

$$标示量\% = \frac{V \times F \times T \times 每支容量}{V_{供}} \times 100\% \qquad (4\text{-}20)$$

式中 V——供试品消耗滴定液的体积，mL；

$\quad\quad T$——滴定度，mg/mL；

$\quad\quad F$——滴定液的浓度校正因数（子）；

$\quad\quad V_{供}$——供试品的取样量，mL。

5. 操作注意事项

（1）滴定操作多在酸性溶液中进行，因在酸性溶液中维生素 C 受空气中氧的氧化速度减慢，较为稳定，但供试液加稀醋酸后仍需立即进行。

（2）用碘量瓶进行滴定操作，放置 5 min 时应将碘量瓶瓶塞盖住，以避免空气中的氧化维生素 C。

（3）放置 5 min 是为了使丙酮与供试品中附加剂充分反应完全。

【实训检测】

1. 为什么使用碘瓶进行测定操作？

2. 含量测定中加入丙酮的作用是什么？

三、滴定分析（亚硝酸钠法）

盐酸普鲁卡因胺注射液的含量测定

【实训目的】

1. 掌握亚硝酸钠滴定法的原理及方法。

2. 学会永停滴定法指示终点的原理及操作技术。

【实训用品】

1. 仪器　永停滴定仪、移液管、量杯（筒）、烧杯。

2. 试剂　盐酸普鲁卡因胺注射液、亚硝酸钠滴定液（0.1 mol/L）、盐酸溶液、溴化钾。

【方法和步骤】

精密量取本品 5 mL，加水 40 mL 与盐酸溶液（1→2）10 mL，迅速煮沸，立即冷却至室温，加入溴化钾 2 g，照永停滴定法，用亚硝酸钠滴定液（0.1 mol/L）滴定。每 1 mL 亚硝酸钠滴定液（0.1 mol/L）相当于 27.18 mg 的 $C_{13}H_{21}N_3O \cdot HCl$。

【注意事项】

1. 本品含盐酸普鲁卡因胺（$C_{13}H_{21}N_3O \cdot HCl$）应为标示量的 95.0% ~ 105.0%。

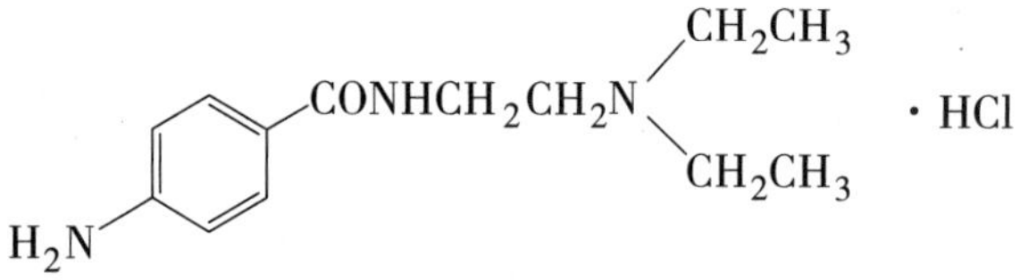

2. 方法原理　盐酸普鲁卡因胺结构中含有芳香第一胺，故可用亚硝酸钠法滴定，用永停滴定仪指示终点。

3. 含量计算　采用式（4-20）进行计算。

4. 操作注意事项

（1）永停滴定法滴定方式：直接将滴定管尖端和电极插入液面下，在磁力搅拌器搅拌下由仪器自动滴定。

（2）终点的指示方法：仪器指示灯亮，并发出蜂鸣声。

【实训检测】

1. 影响重氮化反应速度的因素有哪些？在本法中如何掌握滴定条件？

2. 比较永停滴定法和电位滴定法的异同。

四、紫外-可见分光光度法（吸收系数法）

盐酸二氧丙嗪片的含量测定

【实训目的】

1. 掌握吸收系数法测定药物含量的方法。

2. 熟悉紫外-可见分光光度计的原理和操作。

【实训用品】

1. 仪器　紫外-可见分光光度计、容量瓶。

2. 试剂　0.1 mol/L 盐酸、盐酸二氧丙嗪片。

【方法和步骤】

取本品 1 片量，置 200 mL 量瓶中，加 0.1 mol/L 盐酸溶约 150 mL，振摇，使盐酸二氧丙嗪完全溶解，加 0.1 mol/L 盐酸溶液稀释至刻度，摇匀，滤过；精密量取续滤液 5 mL，置 100 mL 量瓶中，用 0.1mo/L 盐酸溶液稀释至刻度，摇匀，照紫外-可见分光光度法，在 264 nm 波长处测定吸光度，按 $C_{17}H_{20}N_2O_2S \cdot HCl$ 的吸收系数（$E_{1cm}^{1\%}$）为 362 计算，即得。

【注意事项】

1. 本品含盐酸二氧丙嗪（$C_{17}H_{20}N_2O_2S \cdot HCl$）应为标示量的 90.0% ~ 110.0%。

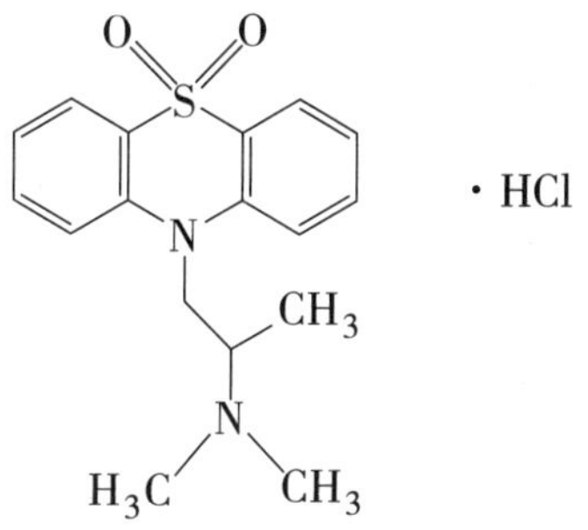

2. 方法原理　盐酸二氧丙嗪结构中的芳香环具有紫外吸收，因此可在其最大吸收波长处测定吸光度，进行含量测定。

3. 含量计算

$$标示量 = \frac{\dfrac{A}{E_{1cm}^{1\%}} \times \dfrac{1}{100} \times V \times D \times \overline{W}}{m \times S} \times 100\% \qquad (4\text{-}21)$$

式中　A——测得的吸光度；

　　　$E_{1cm}^{1\%}$——百分吸收系数；

　　　V——供试品溶液测定前定容的体积，mL；

　　　D——稀释倍数；

　　　$\overline{W}$——平均片重，g/片；

　　　m——供试品的取样量，g；

　　　S——标示量即片剂"规格"项下的标示值。

4. 操作注意事项

(1)仪器的准备

①开启电源,使仪器预热 20 min。

②开机前,先确认仪器样品室内是否有东西挡在光路上,以免影响仪器自检。

(2)仪器的操作步骤

①设置波长(246 nm)。

②测定。

③数据记录与结果处理。

(3)将比色皿洗净装盒,关机。

(4)填写仪器使用记录。

【实训检测】

本品的原料药采用非水滴定的方法测定含量,为什么片剂采用紫外-可见分光光度法测定含量?

五、紫外-可见分光光度法（吸收系数法）

尼可刹米注射液的含量测定

【实训目的】

1. 掌握吸收系数法测定药物含量的方法。

2. 熟悉紫外-可见分光光度计的原理和操作。

【实训用品】

1. 仪器　紫外可见分光光度计、容量瓶。

2. 试剂　0.5%硫酸溶液、尼可刹米注射液。

【方法和步骤】

供试品溶液的制备　精密量取本品 2 mL,置 200 mL 量瓶中,用 0.5% 硫酸溶液分次洗涤移液管内壁,洗液并入量瓶中,用 0.5% 硫酸溶液稀释至刻度,摇匀,精密量取 2 mL,置 250 mL 的量瓶中,加 0.5% 硫酸溶液稀释至刻度,摇匀,依法测定吸收度,设置波长(263 nm),按 $C_{10}H_{14}N_2O$ 的吸收系数为 292 计算,即得。

【注意事项】

1. 本品含尼可刹米应为标示量的 90.0% ~ 110.0%。

2. 操作注意事项同任务四。

【实训检测】

利用邻组同学的实验结果,比较同一溶液在相同仪器上测得的吸光度有无不同,试作解释。

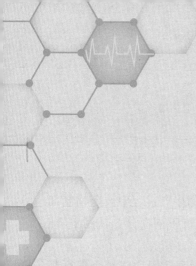

第五章
药物制剂检验技术

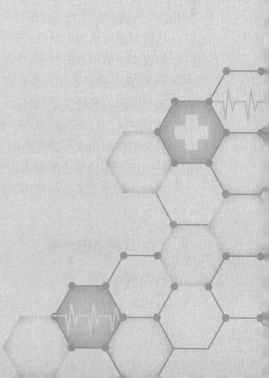

第一节　制药用水的分析

水是药物生产过程中用量最大、使用最广的一种辅料,用于药物生产过程中及药物制剂的制备。《中国药典》(2020 年版)收载的制药用水,因其使用的范围不同而分为饮用水、纯化水、注射用水及灭菌注射用水。

制药用水的制备从系统设计、材质选择、制备过程、贮存、分配和使用均应符合现行版《药品生产质量管理规范》的要求。制水系统应经过验证,并建立日常监控、检测和报告制度,有完善的原始记录备查。

制药用水系统应定期进行清洗与消毒,消毒可以采用热处理或化学处理等方法。采用的消毒方法以及化学处理后消毒剂的去除应经过验证。

1. 饮用水　为天然水经净化处理所得的水,其质量必须符合现行中华人民共和国国家标准《生活饮用水卫生标准》(GB 5749—2022)。

饮用水可作为药材净制时的漂洗、制药用具的粗洗用水。除另有规定外,也可作为饮片的提取溶剂。

2. 纯化水　为饮用水经蒸馏法、离子交换法、反渗透法或其他适宜的方法制备的制药用水。不含任何附加剂,其质量应符合纯化水项下的规定。

纯化水可作为配制普通药物制剂用的溶剂或试验用水;可作为中药注射剂、滴眼剂等灭菌制剂所用饮片的提取溶剂;口服、外用制剂配制用溶剂或稀释剂;非灭菌制剂用器具的精洗用水;也用作非灭菌制剂所用饮片的提取溶剂。纯化水不得用于注射剂的配制与稀释。

纯化水有多种制备方法,应严格监测各生产环节,防止微生物污染。

3. 注射用水　为纯化水经蒸馏所得的水,应符合细菌内毒素试验要求。注射用水必须在防止细菌内毒素产生的设计条件下生产、贮藏及分装。其质量应符合注射用水项下的规定。

注射用水可作为配制注射剂、滴眼剂等的溶剂或稀释剂及容器的精洗。

为保证注射用水的质量,应减少原水中的细菌内毒素,监控蒸馏法制备注射用水的各生产环节,并防止微生物的污染。应定期清洗与消毒注射用水系统。注射用水的储存方式和静态储存期限应经过验证,确保水质符合质量要求,例如可以在 80 ℃以上保温或 70 ℃以上保温循环或 4 ℃以下的状态下存放。

4. 灭菌注射用水　为注射用水按照注射剂生产工艺制备所得。不含任何添加剂。主要用于注射用灭菌粉末的溶剂或注射剂的稀释剂。其质量应符合灭菌注射用水项下的规定。

灭菌注射用水灌装规格应与临床需要相适应,避免大规格、多次使用造成的污染。

一、饮用水的分析

(一)性质

饮用水为无色的澄清液体;无臭。

（二）检查

我国《生活饮用水卫生标准》中规定饮用水的检查有常规检查和非常规检查,但在实际工作中对饮用水的检查主要有色度、浑浊度、臭和味、肉眼可见物、酸碱度、总硬度、细菌总数、总大肠菌群等。

1. 色度 饮用水的颜色可由带色有机物(主要是腐殖质)、金属或高色度的工业废水造成。水色大于15度时,多数人用杯子喝水时即可察觉。故规定对饮用水进行色度检查,不得超过15度。

检查法 取50 mL透明的水样于比色管中(如水样色度过高,则可取少量水样,加纯水稀释后比色,将结果乘以稀释倍数),另取比色管11支,分别加入铂-钴标准溶液0、0.50、1.00、1.50、2.00、2.50、3.00、3.50、4.00、4.50和5.00 mL,加纯化水稀释至刻度,摇匀,配制成色度为0、5、10、15、20、25、30、35、40、45和50度的标准色列,将水样与铂-钴标准色列比较。如水样与标准色列的色调不一致,即为异色,可用文字描述。

2. 浑浊度 水浑浊度是指悬浮于水中的胶体颗粒产生的散射现象,表示水中悬浮物和胶体物对光线透过时的阻碍程度。降低浑浊度对除去某些有害物质、细菌、病毒,提高消毒效果,确保供水安全等方面都有积极的作用。故规定对饮用水进行浑浊度检查。

检测法 取水样,用浊度仪测定,不得超过3度。

3. 臭和味 异臭和异味可使人产生厌恶感,出现异常臭味可能是水质污染的信号。故规定对饮用水进行异臭和异味检查。

检查法 取100 mL水样,置于250 mL锥形瓶中,振摇后从瓶口嗅水的气味;与此同时,取少量水样放入口中(此水样应对人体无害),不要咽下,品尝水的味道。然后将上述锥形瓶内水样加热至开始沸腾,立即取下锥形瓶,稍冷后同法嗅气和尝味,均不得有异臭、异味。

4. 肉眼可见物 指饮用水不应含有沉淀物及肉眼可见的水生生物和令人厌恶的物质。故规定对饮用水进行肉眼可见物检查。

检查法 将水样摇匀,在光线明亮处迎光直接观察,不得有肉眼可见物。

5. 酸碱度 饮用水酸度过低可腐蚀管道影响水质,过高又可析出溶解性盐类并降低消毒效果。故规定对饮用水进行酸碱度检查。

检查法 用以玻璃电极为指示电极、饱和甘汞电极为参比电极的酸度计测定,pH值应为6.5~8.5。

6. 总硬度 总硬度是指溶于水中钙、镁盐类的总含量,以$CaCO_3$(mg/L)表示。饮用水总硬度过高易形成水垢,并可引起胃肠功能暂时性紊乱。故规定对饮用水进行总硬度检查,饮用水总硬度应不大于450 mg/L。

检查法 吸取50.0 mL水样(硬度过高的水样,可取适量水样,用纯化水稀释至50 mL;硬度过低的水样,可取100 mL),置于150 mL锥形瓶中,加入1~2 mL缓冲液(pH值10)及铬黑T指示剂少量,立即用EDTA-2Na滴定液(0.01 mol/L)滴定,充分振摇至溶液由红色变为纯蓝色为滴定终点。

$$c_2 = \frac{V_1 \times c_1 \times 100.09 \times 1\,000}{V_2} \tag{5-1}$$

式中　c_1——EDTA-2Na 滴定液的浓度,mol/L;

　　　c_2——水样总硬度,mg/L;

　　　V_1——EDTA-2Na 滴定液的体积,mL;

　　　V_2——水样体积,mL。

二、纯化水的分析

(一)性质

纯化水为无色的澄清液体;无臭,无味。

(二)检查

1. 酸碱度　是检查在制备和贮存时引入的酸或碱杂质,如二氧化碳、氨、盐酸等。《中国药典》(2020 年版)采用酸碱指示剂法来控制限量。

检查法　取本品 10 mL,加甲基红指示液 2 滴,不得显红色;另取 10 mL,加溴麝香草酚蓝指示液 5 滴,不显蓝色。

2. 硝酸盐　主要由原料引入。《中国药典》(2020 年版)采用比色法检查。

检查法　取本品 5 mL 置试管中,于冰浴中冷却,加 10% 氯化钾溶液 0.4 mL 与 0.1% 二苯胺硫酸溶液 0.1 mL,摇匀,缓缓滴加硫酸 5 mL,摇匀,将试管于 50 ℃ 水浴中放置 15 min,溶液产生的蓝色与标准硝酸盐溶液[取硝酸钾 0.163 g,加水溶解并稀释至 100 mL,摇匀,精密量取 1 mL,加水稀释成 100 mL,再精密量取 10 mL,加水稀释成 100 mL,摇匀,即得(每 1 mL 相当于 1 μg NO_3^-)]0.3 mL,加无硝酸盐的水 4.7 mL,用同一方法处理后的颜色比较,不得更深(0.000 006%)。

3. 亚硝酸盐　主要由原料引入。《中国药典》(2020 年版)采用比色法检查。

检查法　取本品 10 mL,置纳氏比色管中,加对氨基苯磺酰胺的稀盐酸溶液(1→100)1 mL 与盐酸萘乙二胺溶液(0.1→100)1 mL,产生的粉红色与标准亚硝酸盐溶液[取亚硝酸钠 0.750 g(按干燥品计算),加水溶解,稀释至 100 mL,摇匀,精密量取 1 mL,加水稀释成 100 mL,摇匀,再精密量取 1 mL,加水稀释成 50 mL,摇匀,即得(每 1 mL 相当于 1 μgNO_2^-)]0.2 mL,加无亚硝酸盐的水 9.8 mL,用同一方法处理后的颜色比较,不得更深(0.000 002%)。

4. 氨　由原料、制备及贮存时引入。《中国药典》(2020 年版)采用比色法检查。

检查法　取本品 50 mL,加碱性碘化汞钾试液 2 mL,放置 15 min;如显色,与氯化铵溶液(取氯化铵 31.5 mg,加无氨水适量使溶解并稀释成 1 000 mL)1.5 mL,加无氨水 48 mL 与碱性碘化汞钾试液 2 mL 制成的对照液比较,不得更深(0.000 03%)。

5. 电导率　电导率是物质传送电流的能力,是电阻率的倒数。水的电导率是衡量水质的一个很重要的指标,它能反映出水中存在的电解质的程度。水越纯净,电导率就越小;反之亦然。《中国药典》(2020 年版)采用电导率仪测定。

检查法　取本品用电导率仪测定,测得的电导率值不得大于限度值(表 5-1),则判为符合规定。

表 5-1　不同温度下纯化水电导率的限度值

温度/℃	0	10	20	25	30	40	50	60	70	75	80	90	100
电导率/($\mu s \cdot cm^{-1}$)	2.4	3.6	4.3	5.1	5.4	6.5	7.1	8.1	9.1	9.7	9.7	9.7	10.2

6. 总有机碳　不得过 0.50 mg/L(通则 0682)。

7. 易氧化物　指易氧化的有机杂质,它们主要由原料引入。《中国药典》采用灵敏度法检查。

检查法　取本品 100 mL,加稀硫酸 100 mL,煮沸后,加高锰酸钾滴定液(0.02 mol/L)0.10 mL,再煮沸 10 min,粉红色不得完全消失。

以上总有机碳和易氧化物两项可选做一项。

8. 不挥发物　指无机盐类,如碱金属、碱土金属的氯化物、硫酸盐等。《中国药典》(2020 年版)采用重量法进行检查。

检查法　取本品 100 mL,置 105 ℃干燥至恒重的蒸发皿中,在水浴上蒸干,并在 105 ℃干燥至恒重,遗留残渣不得超过 1 mg。

9. 重金属　主要在生产过程中引入。《中国药典》(2020 年版)采用重金属检查法中第一法检查。

检查法　取本品 100 mL,加水 19 mL,蒸发至 20 mL,放冷,加醋酸盐缓冲液(pH 值3.5)2 mL 与水适量使成 25 mL,加硫代乙酰胺试液 2 mL,摇匀,放置 2 min,与标准铅溶液 1.0 mL加水 19 mL 用同一方法处理后的颜色比较,不得更深(0.000 01%)。

10. 微生物限度　由生产和贮存过程中引入。《中国药典》(2020 年版)采用微生物限度检查法检查。

检查法　取本品不少于 1 mL,经薄膜过滤法处理,采用 R2A 琼脂培养基,30～35 ℃培养不少于 5 d,依法检查(通则 1105),1 mL 供试品中需氧菌总数不得过 100 cfu。

R2A 琼脂培养基配方见表 5-2。

表 5-2　R2A 琼脂培养基配方

成分	浓度/($g \cdot L^{-1}$)	成分	浓度/($g \cdot L^{-1}$)
酵母浸出粉	0.5	磷酸氢二钾	0.3
蛋白胨	0.5	无水硫酸镁	0.024
酪蛋白水解物	0.5	丙酮酸钠	0.3
葡萄糖	0.5	琼脂	15
可溶性淀粉	0.5	加纯化水定容到 1 000 mL	

R2A 琼脂培养基制备方法为:除葡萄糖、琼脂外,取上述成分,混合,微温溶解,调节 pH值使加热后在 25 ℃的 pH 值为 7.2±0.2,加入琼脂,加热溶化后,再加入葡萄糖,摇匀,分装,灭菌。

R2A 琼脂培养基适用性检查试验　照非无菌产品微生物限度检查:微生物计数法(通则

1105)中"计数培养基适用性检查"的胰酪大豆蛋白胨琼脂培养基的适用性检查方法进行，试验菌株为铜绿假单胞菌和枯草芽孢杆菌。应符合规定。

三、注射用水的分析

（一）性质
注射用水为无色的澄清液体；无臭。

（二）检查

1. pH 值　取本品 100 mL,加饱和氯化钾溶液 0.3 mL,依法测定（通则 0631），pH 值应为 5.0~7.0。

2. 氨　取本品 50 mL,照纯化水项下的方法检查，其中对照用氯化铵溶液改为 1.0 mL,应符合规定（0.000 02%）。

3. 硝酸盐与亚硝酸盐、电导率、总有机碳、不挥发物与重金属　照纯化水项下的方法检查,应符合规定。

4. 细菌内毒素　取本品,依法检查（通则 1143），每 1 mL 中含内毒素的量应小于 0.25 EU。

5. 微生物限度　取本品不少于 100 mL,经薄膜过滤法处理,采用 R2A 琼脂培养基,30~35 ℃培养不少于 5 d,依法检查（通则 1105），100 mL 供试品中需氧菌总数不得过 10 cfu。

　R2A 琼脂培养基处方、制备及适用性检查试验照纯化水项下的方法检查,应符合规定。

四、灭菌注射用水的分析

（一）性质
本品为无色的澄明液体,无臭。

（二）检查

1. pH 值　取本品 100 mL,加饱和氯化钾溶液 0.3 mL,依法测定（通则 0631），pH 值应为 5.0~7.0。

2. 氯化物、硫酸盐与钙盐　取本品,分置 3 支试管中,每管各 50 mL,第一管中加硝酸 5 滴与硝酸银试液 1 mL,第二管中加氯化钡试液 5 mL,第三管中加草酸铵试液 2 mL,均不得发生浑浊。

3. 二氧化碳　取本品 25 mL,置 50 mL 具塞量筒中,加氢氧化钙试液 25 mL,密塞振摇,放置,1 h 内不得发生浑浊。

4. 易氧化物　取本品 100 mL,加稀硫酸 10 mL,煮沸后,加高锰酸钾滴定液（0.02 mol/L）0.10 mL,再煮沸 10 min,粉红色不得完全消失。

5. 硝酸盐与亚硝酸盐、氨、电导率、不挥发物、重金属与细菌内毒素　照注射用水项下的方法检查,应符合规定。

其他应符合注射剂项下有关的各项规定（通则 0102）。

第二节 一般制剂的分析

临床使用的药物通常是由符合药物规格要求的各种原料,按照一定的生产工艺制备而成的制剂。目的是更好地发挥疗效,降低药物的副作用及方便储存与运输。药物制剂的分析项目同原料药分析相同,也主要包括鉴别、检查和含量测定。但由于药物制剂的稳定性、制剂规格大小以及药物除含主药外,通常还含有附加剂(如稀释剂、抗氧剂、稳定剂、助溶剂)等原因,使药物制剂的分析与原料药的分析在分析内容、方法、标准要求等方面有所不同。如药物制剂的检查除检查杂质外,还要按《中国药典》(2020 年版)四部"制剂通则"的每一种剂型项下规定进行检查。又如附加剂的存在有可能影响药物的鉴别和含量测定,可以采取与原料药不同的方法,或消除附加剂的干扰后,再按原料药的方法分析。总之,药物制剂的分析与原料药相比更复杂。《中国药典》(2020 年版)收载的药物剂型有 38 种。本节重点讨论片剂、注射剂、胶囊剂、糖浆剂、颗粒剂、散剂、栓剂和滴眼剂的分析。

一、片剂的分析

片剂是指药物与适宜的辅料混匀压制而成的圆片状或异形片状的固体制剂。可供内服、外用,是目前临床应用最广泛的剂型之一。《中国药典》(2020 年版)收载的片剂以口服普通片为主,另有含片、舌下片、口腔贴片、咀嚼片、分散片、可溶片、泡腾片、阴道片、阴道泡腾片、缓释片、控释片与肠溶片等。

(一)外观性状

《中国药典》(2020 年版)规定,片剂外观应完整光洁、色泽均匀、有适宜的硬度和耐磨性。

(二)常规检查

1. 重量差异 重量差异系指按规定方法测定每片的重量与平均片重之间的差异程度。片剂在生产过程中,由于颗粒的均匀度和流动性,以及工艺、设备和管理等原因,每片片剂的重量会有些差异。为了控制各片重量的一致性,保证用药剂量的准确,《中国药典》(2020 年版)规定片剂需检查重量差异检查。凡规定检查含量均匀度的片剂,一般不再进行重量差异检查。

检测法:取供试品 20 片,精密称定总重量,求平均片重后,再分别精密称定每片片重与平均片重相比较(凡无含量测定的片剂,每片重量应与标示片重比较),超出重量差异限度的不得多于 2 片,并不得有 1 片超出限度 1 倍。《中国药典》(2020 年版)对重量差异的限度规定见表5-3。

表 5-3　片剂的重量差异限度

平均片重或标示片重	重量差异限度
0.30 g 以下	±7.5%
0.30 g 及 0.30 g 以上	±5%

《中国药典》(2020 年版)规定,糖衣片的片心应检查重量差异并符合规定,包糖衣后不再检查重量差异。薄膜衣片应在包薄膜衣后检查重量差异并符合规定。

2. 崩解时限　崩解时限系指固体制剂在规定的介质中,按规定的方法检查全部崩解溶散或成碎粒并通过筛网(不溶性包衣材料或破碎的胶囊壳除外)所需的时间限度。如有少量不能通过筛网,但已软化或轻质上漂且无硬心者,可作符合规定论。

片剂口服后,须经崩散、溶解才能为机体吸收而达到治疗目的。因此《中国药典》(2020 年版)规定片剂需检查崩解时限。除另有规定外,照崩解时限检查法(通则 0921)检查,应符合规定。

阴道片照融变时限检查法(通则 0922)检查,应符合规定。

咀嚼片不进行崩解时限检查。

凡规定检查溶出度、释放度的片剂,一般不再进行崩解时限检查。

检查法　《中国药典》(2020 年版)采用升降式崩解仪检查。升降式崩解仪主要结构为一能升降的金属支架与下端镶有筛网的吊篮,并附有挡板。将吊篮通过上端的不锈钢轴悬挂于金属支架上,浸入 1 000 mL 烧杯中,并调节吊篮位置使其下降时筛网距烧杯底部 25 mm,烧杯内盛有温度为(37±1)℃的水,调节水位高度使吊篮上升时筛网在水面下 15 mm 处,升降的金属支架上下移动距离为(55±2)mm,往返频率为 30 ~ 32 次/min。

除另有规定外,取供试品 6 片,分别置上述吊篮的玻璃管中,启动崩解仪进行检查,各片均应在 15 min 内全部崩解。如有 1 片不能完全崩解,应另取 6 片复试,均应符合规定。

中药浸膏片、半浸膏片和全粉片,按上述装置,每管加挡板 1 块,启动崩解仪进行检查,全粉片各片均应在 30 min 内全部崩解;浸膏(半浸膏)片各片均应在 1 h 内全部崩解。如果供试品黏附挡板,应另取 6 片,不加挡板按上述方法检查,应符合规定。如有 1 片不能完全崩解,应另取 6 片复试,均应符合规定。

薄膜衣片,按上述装置与方法检查,并可改在盐酸溶液(9→1 000)中进行检查,化学药薄膜衣片应在 30 min 内全部崩解。中药薄膜衣片,则每管加挡板 1 块,各片均应在 1 h 内全部崩解,如果供试品黏附挡板,应另取 6 片,不加挡板按上述方法检查,应符合规定。如有 1 片不能完全崩解,应另取 6 片复试,均应符合规定。

糖衣片,按上述装置与方法检查,化学药糖衣片应在 1 h 内全部崩解。中药糖衣片则每管加挡板 1 块,各片均应在 1 h 内全部崩解,如果供试品黏附挡板,应另取 6 片,不加挡板按上述方法检查,应符合规定。如有 1 片不能完全崩解,应另取 6 片复试,均应符合规定。

肠溶片,按上述装置与方法,先在盐酸溶液(9→1 000)中检查 2 h,每片均不得有裂缝、崩解或软化现象;然后将吊篮取出,用少量水洗涤后,每管加挡板 1 块,再按上述方法在磷酸盐缓冲液(pH值6.8)中进行检查,1 h内应全部崩解。如果供试品黏附挡板,应另取6片,不加挡板按上述方法检查,应符合规定。如有1片不能完全崩解,应另取6片复试,均应符合规定。

结肠定位肠溶片,除另有规定外,按上述装置照各品种项下规定检查,各片在盐酸溶液(9→1 000)及pH值6.8以下的磷酸盐缓冲液中均应不得有裂缝、崩解或软化现象,在pH值7.5~8.0的磷酸盐缓冲液中1 h内应完全崩解。如有1片不能完全崩解,应另取6片复试,均应符合规定。

含片,除另有规定外,按上述装置和方法检查,各片均不应在10 min内全部崩解或溶化。如有1片不符合规定,应另取6片复试,均应符合规定。

舌下片,除另有规定外,按上述装置和方法检查,各片均应在5 min内全部崩解并溶化。如有1片不能完全崩解或溶化,应另取6片复试,均应符合规定。

可溶片,除另有规定外,水温为(20±5)℃,按上述装置和方法检查,各片均应在3 min内全部崩解并溶化。如有1片不能完全崩解或溶化,应另取6片复试,均应符合规定。

泡腾片,取1片,置250 mL烧杯[内有200 mL温度为(20±5)℃的水]中,即有许多气泡放出,当片剂或碎片周围的气体停止逸出时,片剂应溶解或分散在水中,无聚集的颗粒残留。除另有规定外,同法检查6片,各片均应在5 min内崩解。如有1片不能完全崩解,应另取6片复试,均应符合规定。

口崩片,除另有规定外,照下述方法检查。

仪器装置主要结构为一能升降的支架与下端镶有筛网的不锈钢管。升降的支架上下移动距离为(10±1)mm,往返频率为30次/min。崩解篮不锈钢管,管长30 mm,内径13.0 mm,不锈钢筛网(镶在不锈钢管底部)筛孔内径710 μm。

检查法 将不锈钢管固定于支架上,浸入1 000 mL杯中,杯内盛有温度为(37±1)℃的水约900 mL,调节水位高度使不锈钢管最低位时筛网在水面下(15±1)mm。启动仪器。取本品1片,置上述不锈钢管中进行检查,应在60 s内全部崩解并通过筛网,如有少量轻质上漂或黏附于不锈钢管内壁或筛网,但无硬心者,可作符合规定论。重复测定6片,均应符合规定。如有1片不符合规定,应另取6片复试,均应符合规定。

《中国药典》(2020年版)对不同类型的片剂的崩解时限检查的规定见表5-4。

表5-4 《中国药典》(2020年版)对不同类型的片剂的崩解时限检查的规定

片剂类型	介质	时间限定
普通片	水	15 min
含片	水	10 min
舌下片	水	5 min
咀嚼片	不进行崩解时限检查	
可溶片	15~25 ℃的水	3 min
泡腾片	15~25 ℃的水	5 min

续表

片剂类型	介质	时间限定
糖衣片	水	1 h
肠溶衣片	盐酸溶液(9→1 000)及 pH 值 6.8 磷酸盐缓冲溶液	应符合规定
结肠定位肠溶片	盐酸溶液(9→1 000)及 pH 值 6.8 以下磷酸盐缓冲溶液	应符合规定
薄膜衣片	水或盐酸溶液(9→1 000)	30 min
阴道片	进行融变时限检查	

3. 发泡量　阴道泡腾片照下述方法检查,应符合规定。

检查法　除另有规定外,取 25 mL 具塞刻度试管(内径 1.5 cm,若片剂直径较大,可改为内径 2.0 cm)10 支,按规定(规定为:平均片重 1.5 g 及以下,加水 2.0 mL;平均片重 1.5 g 以上,加水 4.0 mL)加水一定量,置(37±1)℃ 水浴中 5 min,各管中分别投入供试品 1 片,20 min 内观察最大发泡量的体积,平均发泡体积不得少于 6 mL,且少于 4 mL 的不得超过 2 片。

4. 分散均匀性　分散片照下述方法检查,应符合规定。

检查法　照崩解时限检查法(通则 0921)检查,不锈钢丝网的筛孔内径为 710 μm,水温为 15～25 ℃;取供试品 6 片,应在 3 min 内全部崩解并通过筛网,如有少量不能通过筛网,但已软化成轻质上漂且无硬心者,符合要求。

5. 溶出度与释放度　溶出度是指药物从片剂、胶囊剂或颗粒剂等制剂在规定条件下溶出的速度和程度。在缓释制剂、控释制剂或肠溶制剂及透皮贴剂等制剂中称为释放度。两者在本质上没有区别,均表示药物从制剂进入介质中的速率和程度。

固体制剂中的药物只有溶解之后才能被机体吸收,而崩解只是药物溶出的最初阶段,还不能客观反映药物在体内溶出的全过程。药物在体内吸收的速度通常由溶解的快慢决定,因此,溶出度是片剂质量控制的一个重要指标。对难溶性的药物一般都应检查溶出度。

(1)检查法:《中国药典》(2020 年版)对溶出度的测定收载有 7 种方法,即篮法、桨法、小杯法、桨碟法、转筒法、流池法、往复筒法。

第一法(篮法):测定前应对仪器装置进行必要的调试,使转篮底部距溶出杯的内底部(25±2)mm。分别量取经脱气处理的溶出介质,置各溶出杯内,实际量取的体积与规定体积的偏差应不超过±1%,待溶出介质温度恒定在(37±0.5)℃。

①普通制剂:取供试品 6 片(粒、袋),分别投入 6 个干燥的转篮内,将转篮降入溶出杯中,注意供试品表面上不要有气泡,按各品种项下规定的转速启动仪器,计时;至规定的取样时间(实际取样时间与规定时间的差异不得超过±2%),吸取溶出液适量(取样位置应在转篮顶端至液面的中点,距溶出杯内壁不小于 10 mm 处;立即用适当的微孔滤膜滤过,自取样至滤过应在 30 s 内完成,取澄清滤液,照该品种项下规定的方法测定,计算每片(粒、袋)的溶出量。

②缓释制剂或控释制剂:照普通制剂方法操作,但至少采用 3 个取样时间点,在规定取

样时间点,吸取溶液适量,及时补充相同体积的温度为(37±0.5)℃的溶出介质,滤过,自取样至滤过应在 30 s 内完成。照各品种项下规定的方法测定,计算每片(粒)的溶出量。

③肠溶制剂:按方法 1 或方法 2 操作。

方法 1 酸中溶出量 除另有规定外,分别量取 0.1 mol/L 盐酸溶液 750 mL 置各溶出杯内,实际量取的体积与规定体积的偏差应在 ±1% 范围内,待溶出介质温度恒定在(37±0.5)℃,取供试品 6 片(粒)分别投入转篮或溶出杯中(当品种项下规定需要使用沉降篮时,可将胶囊剂先装入规定的沉降篮内;品种项下未规定使用沉降篮时,如胶囊剂浮于液面,可用一小段耐腐蚀的细金属丝轻绕于胶囊外壳),注意避免供试品表面产生气泡,立即按各品种项下规定的转速启动仪器,2 h 后在规定取样点吸取溶出液适量,滤过,自取样至滤过应在 30 s 内完成。按各品种项下规定的方法测定,计算每片(粒)的酸中溶出量。

其他操作同第一法和第二法项下普通制剂。

缓冲液中溶出量 上述酸液中加入温度为(37±0.5)℃的 0.2 mol/L 磷酸钠溶液 250 mL(必要时用 2 mol/L 盐酸溶液或 2 mol/L 氢氧化钠溶液调节 pH 值至 6.8),继续运转 45 min,或按各品种项下规定的时间,在规定取样点吸取溶出液适量,滤过,自取样至滤过应在 30 s 内完成。按各品种项下规定的方法测定,计算每片(粒)的缓冲液中溶出量。

方法 2 酸中溶出量 除另有规定外,量取 0.1 mol/L 盐酸溶液 900 mL,注入每个溶出杯中,照方法 1 酸中溶出量项下进行测定。

缓冲液中溶出量 弃去上述各溶出杯中酸液,立即加入温度为(37±0.5)℃的磷酸盐缓冲液(pH 值 6.8)(取 0.1 mol/L 盐酸溶液和 0.2 mol/L 磷酸钠溶液,按 3:1 混合均匀,必要时用 2 mol/L 盐酸溶液或 2 mol/L 氢氧化钠溶液调节 pH 值至 6.8)900 mL,或将每片(粒)转移入另一盛有温度为(37±0.5)℃的磷酸盐缓冲液(pH 值 6.8)900 mL 的溶出杯中,照方法 1 缓冲液中溶出量项下进行测定。

第二法(桨法):桨法是使用搅拌桨取代第一法的转篮,测定时将供试品分别放入容器中,启动搅拌桨至规定的时间取样,取样位置应在桨叶顶端至液面的中点,距溶出杯内壁不小于 10 mm 处。其余装置和要求与转篮法相同。

第三法(小杯法):小杯法的操作容器为 250 mL 的溶出杯,其余操作和要求同第二法。本法溶剂的体积较小,适用于药物含量较低的片剂溶出度的测定。测定前,应对仪器装置进行必要的调试,使桨叶底部距溶出杯的内底部(15±2)mm。

第四法(桨碟法)。

①透皮贴剂:分别量取溶出介质置各溶出杯内,实际量取的体积与规定体积的偏差应在 ±1% 范围之内,待溶出介质预温至(32±0.5)℃;将透皮贴剂固定于两层碟片之间(方法 1)或网碟上(方法 2),溶出面朝上,尽可能使其保持平整。再将网碟水平放置于溶出杯下部,并使网碟与桨底旋转面平行,两者相距(25±2)mm,按品种正文规定的转速启动装置。在规定取样时间点,吸取溶出液适量,及时补充相同体积的温度为(32±0.5)℃的溶出介质。

②其他操作同第二法项下缓释制剂或控释制剂。

第五法(转筒法):溶出杯按第二法,但搅拌桨另用不锈钢转筒装置替代。

①透皮贴剂：分别量取溶出介质置各溶出杯内，实际量取的体积与规定体积的偏差应在±1%范围之内，待溶出介质预温至(32±0.5)℃；除另有规定外，按下述进行准备，除去贴剂的保护套，将有黏性的一面置于一片铜纺上，铜纺的边比贴剂的边至少大1 cm。将贴剂的铜纺覆盖面朝下放置于干净的表面，涂布适宜的胶黏剂于多余的铜纺边。如需要，可将胶黏剂涂布于贴剂背面。干燥1 min，仔细将贴剂涂胶黏剂的面安装于转筒外部，使贴剂的长轴通过转筒的圆心。挤压铜纺面除去引入的气泡。将转筒安装在仪器中，试验过程中保持转筒底部距溶出杯内底部(25±2)mm，立即按品种正文规定的转速启动仪器。在规定取样时间点，吸取溶出液适量，及时补充相同体积的温度为(32±0.5)℃的溶出介质。同法测定其他透皮贴剂。

②其他操作同第一法和第二法项下缓释制剂或控释制剂。

以上5种测定法中，当采用原位光纤实时测定时，辅料的干扰应可以忽略，或可以通过设定参比波长等方法消除；原位光纤实时测定主要适用于溶出曲线和缓释制剂溶出度的测定。

第六法(流池法)：装置由溶出介质的贮液池、用于输送溶出介质的泵、流通池和保持溶出介质温度的恒温水浴组成，接触介质与样品的部分均为不锈钢或其他惰性材料制成。应使用品种正文项下规定尺寸的流通池。

①普通制剂与缓、控释制剂：取玻璃珠置品种正文项下规定的流通池中。按品种正文项下规定，取1片(粒)样品放在玻璃珠上，或置于支架上。装好滤头并将所有部件用夹子固定好。加热使溶出介质温度保持在(37±0.5)℃或正文规定的温度，并以品种正文项下规定的溶出介质与流速经流通池底部连续泵入池内，流速的测定应准确至5%。至规定的每一次取样时间，取溶出液适量，按各品种正文项下规定的方法测定，计算溶出量。重复试验其他样品。

②肠溶制剂：使用各品种正文项下规定的溶出介质；除另有规定外，同第一法项下的肠溶制剂。

第七法(往复筒法)：装置由溶出杯、往复筒、电动机、恒温水浴或其他适当的加热装置等组成。

①普通制剂：量取各品种项下规定体积的溶出介质置于各溶出杯中，待溶出介质温度恒定在(37±0.5)℃，取供试品6片(粒)置于6个往复筒中，注意避免供试品表面产生气泡，立即按各品种正文项下规定的试验参数(如筛网孔径和材质、往复筒进入溶出杯之后开始往复运动前的停留时间、往复筒由上一列溶出杯出来进入下一列溶出杯之前的停留时间、单排管或多排管等)进行试验，计时；在向上和向下的运动过程中，往复筒移动的距离为(10±0.1)cm；至各品种项下规定的取样时间，吸取规定体积的溶出液，立即用适当的微孔滤膜过滤，自取样至滤应在30 s内完成。照各品种项下规定的方法测定，计算每片(粒)的溶出量。

②缓释制剂或控释制剂：照普通制剂的方法操作，但至少采用3个取样时间点，在各品种项下规定取样时间点，吸取规定体积的溶出液，滤过，自取样至滤过应在30 s内完成。照

各品种项下规定的方法测定,计算每片(粒)的溶出量。

③肠溶制剂除另有规定外,按第一法与第二法中肠溶制剂的要求进行,采用各品种项下规定的体积,一列用作酸中溶出量的试验,另一列用作缓冲液中溶出量的试验。照各品种项下规定的方法测定,计算每片(粒)的溶出量。

(2)结果判定。

$$溶出度(Q) = \frac{溶出量}{标示量} \times 100\% \qquad (5-2)$$

普通制剂符合下述条件之一者,可判为符合规定:

①6 片(粒、袋)中、每片(粒、袋)的溶出量按标示量计算,均不低于规定限度(Q)。

②6 片(粒、袋)中,如有 1～2 片(粒、袋)低于 Q,但不低于 Q-10%,且其平均溶出量不低于 Q。

③6 片(粒、袋)中,有 1～2 片(粒、袋)低于 Q,其中仅有 1 片(粒、袋)低于 Q-10%,但不低于 Q-20%,且其平均溶出量不低于 Q 时,应另取 6 片(粒、袋)复试;初、复试的 12 片(粒、袋)中,有 1～3 片(粒、袋)低于 Q,其中仅有 1 片(粒、袋)低于 Q-10%,但不低于 Q-20%,且其平均溶出量不低于 Q。

以上结果判断中所示的 10%、20% 是指相对于标示量的百分率(%)。

缓释制剂或控释制剂,除另有规定外,符合下述条件之一者,可判为符合规定:

①6 片(粒)中,每片(粒)在每个时间点测得的溶出量按标示量计算,均未超出规定范围。

②6 片(粒)中,在每个时间点测得的溶出量,如有 1～2 片(粒)超出规定范围,但未超出规定范围的 10%,且在每个时间点测得的平均溶出量未超出规定范围。

③6 片(粒)中,在每个时间点测得的溶出量,如有 1～2 片(粒)超出规定范围,其中仅有 1 片(粒)超出规定范围的 10%,但未超出规定范围的 20%,且其平均溶出量未超出规定范围,应另取 6 片(粒)复试;初、复试的 12 片(粒)中,在每个时间点测得的溶出量,如有 1～3 片(粒)超出规定范围,其中仅有 1 片(粒)超出规定范围的 10%,但未超出规定范围的 20%,且其平均溶出量未超出规定范围。

以上结果判断中所示超出规定范围的 10%、20% 是指相对于标示量的百分率(%),其中超出规定范围 10% 是指:每个时间点测得的溶出量不低于低限的-10%,或不超过高限的+10%;每个时间点测得的溶出量应包括最终时间测得的溶出量。

肠溶制剂,除另有规定外,符合下述条件之一者,可判为符合规定:

酸中溶出量:

①6 片(粒)中,每片(粒)的溶出量均不大于标示量的 10%。

②6 片(粒)中,有 1～2 片(粒)大于 10%,但其平均溶出量不大于 10%。

缓冲液中溶出量:

①6 片(粒)中,每片(粒)的溶出量按标示量计算均不低于规定限度(Q);除另有规定外,Q 应为标示量的 70%。

②6 片(粒)中仅有 1~2 片(粒)低于 Q,但不低于 $Q-10\%$,且其平均溶出量不低于 Q。

③6 片(粒)中如有 1~2 片(粒)低于 Q,其中仅有 1 片(粒)低于 $Q-10\%$,但不低于 $Q-20\%$,且其平均溶出量不低于 Q 时,应另取 6 片(粒)复试;初、复试的 12 片(粒)中有 1~3 片(粒)低于 Q,其中仅有 1 片(粒)低于 $Q-10\%$,但不低于 $Q-20\%$,且其平均溶出量不低于 Q。

以上结果判断中所示的 10%、20% 是指相对于标示量的百分率(%)。

透皮贴剂,除另有规定外,同缓释制剂或控释制剂。

（3）溶出条件和注意事项

①溶出度仪的适用性及性能确认试验:除仪器的各项机械性能应符合上述规定外,还应用溶出度标准片对仪器进行性能确认试验,按照标准片的说明书操作,试验结果应符合标准片的规定。

②溶出介质应使用各品种项下规定的溶出介质,除另有规定外,室温下体积为 900 mL,并应新鲜配制和经脱气处理;如果溶出介质为缓冲液,当需要调节 pH 值时,一般调节 pH 值至规定 pH 值±0.05 之内。

③取样时间应按照品种各论中规定的取样时间取样,自 6 杯中完成取样的时间应在 1 min 内。

④除另有规定外,颗粒剂或干混悬剂的投样应在溶出介质表面分散投样,避免集中投样。

⑤如胶囊壳对分析有干扰,应取不少于 6 粒胶囊,除尽内容物后,置一个溶出杯内,按该品种项下规定的分析方法测定空胶囊的平均值,作必要的校正。如校正值大于标示量的 25%,试验无效。如校正值不大于标示量的 2%,可忽略不计。

6. 含量均匀度 本法用于检查单剂量的固体、半固体和非均相液体制剂含量符合标示量的程度。除另有规定外,片剂、硬胶囊剂、颗粒剂或散剂等,每一个单剂标示量小于 25 mg 或主药含量小于每一个单剂重量 25% 者;药物间或药物与辅料间采用混粉工艺制成的注射用无菌粉末;内充非均相溶液的软胶囊;单剂量包装的口服混悬液、透皮贴剂和栓剂等品种项下规定含量均匀度应符合要求的制剂,均应检查含量均匀度。复方制剂仅检查符合上述条件的组分,多种维生素或微量元素一般不检查含量均匀度。

凡检查含量均匀度的制剂,一般不再检查重(装)量差异;当全部主成分均进行含量均匀度检查时,复方制剂一般亦不再检查重(装)量差异。

（1）检测法:除另有规定外,取供试品 10 片(个),照各品种项下规定的方法,分别测定每片(个)以标示量为 100 的相对含量 X_i,求其均值 $\overline{X}$ 和标准差以及标示量与均值之差的绝对值。

$$A(A = |100 - \overline{X}|) \tag{5-3}$$

$$S = \sqrt{\frac{\sum_{i=1}^{n} (X_i - \overline{X})^2}{n-1}} \tag{5-4}$$

(2)结果判断:若 $A+2.2S \leqslant L$,则供试品的含量均匀度符合规定;若 $A+S>L$,则不符合规定;若 $A+2.2S>L$,且 $A+S \leqslant L$,则应另取 20 片(个)复试。

根据初、复试结果,计算 30 片(个)的均值 $\overline{X}$、标准差 S 和标示量与均值之差的绝对值 A。再按下述公式计算并判定:

①当 $A \leqslant 0.25L$ 时,若 $A^2+S^2 \leqslant 0.25L^2$,则供试品的含量均匀度符合规定;若 $A^2+S^2 > 0.25L^2$,则不符合规定。

②当 $A>0.25L$ 时,若 $A+1.7S \leqslant L$,则供试品的含量均匀度符合规定;若 $A+1.7S>L$,则不符合规定。

除另有规定外,L 规定值为 15.0。

除另有规定外,单剂量包装的口服混悬剂、内充混悬物的软胶囊剂、胶囊型或泡囊型粉雾剂,单剂量包装的眼用、耳用、鼻用混悬剂、固体或半固体制剂、透皮贴剂、栓剂。如该品种项下规定含量均匀度的限度为±20%或其他数值时,应将上述各判断式中的 L 改为 20.0 或其他相应的数值,但各判断式中的系数不变。

当各品种正文项下含量限度规定的上下限的平均值(T)大于 100.0(%)时,若 $\overline{X}<100.0$(%),则 $A=100-\overline{X}$;若 $100.0 \leqslant \overline{X} \leqslant T$,则 $A=0$;若 $\overline{X}>T$,则 $A=\overline{X}-T$。同上法计算,判定结果,即得。当 $T<100.0$(%)时,应在各品种正文中规定 A 的计算方法。

7. 脆碎度 本法用于检查非包衣片的脆碎情况及其他物理强度,如压碎强度等。

(1)仪器装置:内径约为 286 mm,深度为 39 mm,内壁抛光,一边可打开的透明耐磨塑料圆筒。筒内有一自中心轴套向外壁延伸的弧形隔片[内径为(80±1)mm,内弧表面与轴套外壁相切],使圆筒转动时,片剂产生滚动。圆筒固定于同轴的水平转轴上,转轴与电动机相连,转速为(25±1)r/min。每转动一圈,片剂滚动或滑动至筒壁或其他片剂上。

(2)检查法 片重为 0.65 g 或以下者取若干片,使其总重约为 6.5 g;片重大于 0.65 g 者取 10 片。用吹风机吹去片剂脱落的粉末,精密称重,置圆筒中,转动 100 次。取出,同法除去粉末,精密称重,减失重量不得过 1%,且不得检出断裂、龟裂及粉碎的片。本试验一般仅作 1 次。如减失重量超过 1% 时,应复测 2 次,3 次的平均减失重量不得过 1%,并不得检出断裂、龟裂及粉碎的片。

如供试品的形状或大小使片剂在圆筒中形成不规则滚动时,可调节圆筒的底座,使与桌面成约 10° 的角,试验时片剂不再聚集,能顺利下落。

对于形状或大小在圆筒中形成严重不规则滚动或特殊工艺生产的片剂,不适于本法检查,可不进行脆碎度检查。

对易吸水的制剂,操作时应注意防止吸湿(通常控制相对湿度小于 40%)。

8. 微生物限度 以动物、植物、矿物来源的非单体成分制成的片剂,生物制品片剂,以及黏膜或皮肤炎症或腔道等局部用片剂(如口腔贴片、外用可溶片、阴道片、阴道泡腾片等),照非无菌产品微生物限度检查:微生物计数法(通则 1105)和控制菌检查法(通则 1106)及非无菌药品微生物限度标准(通则 1107)检查,应符合规定。规定检查杂菌的生物制品片剂,可不进行微生物限度检查。

（三）含量测定

片剂中常用辅料的干扰及排除　片剂中除含主药外,通常还加入一些辅料(如淀粉、糊精、蔗糖、乳糖、硫酸钙、碳酸钙、硬脂酸镁、滑石粉等)。辅料的存在有时会对片剂的测定产生干扰,因此除可考虑采用其他方法避免干扰外,还可根据辅料的性质和特点排除其干扰。

(1)糖类的干扰和排除:淀粉、糊精、蔗糖、乳糖等是片剂常用的辅料。其中乳糖为还原糖,而淀粉、糊精、蔗糖虽为非还原糖,但其水解产生的葡萄糖为还原糖,可以被强氧化剂(如高锰酸钾、溴酸钾等)氧化为葡萄糖酸,所以用强氧化剂测定主药的含量时,会使含量测定结果偏高。如《中国药典》(2020年版)中硫酸亚铁原料药的含量测定采用高锰酸钾法,而硫酸亚铁片的含量测定则采用铈量法。这是由于高锰酸钾是强氧化剂,它既可以氧化亚铁离子,又可以将片剂中的还原糖氧化成酸,所以硫酸亚铁片的含量测定就不能用高锰酸钾法,而采用氧化电位稍低的硫酸铈作为滴定剂,硫酸铈不能氧化葡萄糖,故消除干扰。

(2)硫酸钙和碳酸钙的干扰及排除:Ca^{2+}能与EDTA发生配位反应,故对配位滴定法有干扰。一般可加入掩蔽剂,或分离除去或采用其他方法进行测定。

(3)硬脂酸镁的干扰及排除:硬脂酸镁中的Mg^{2+}能与EDTA发生配位反应,而硬脂酸镁是弱碱,也能消耗高氯酸,故对配位滴定法和非水溶液滴定法有干扰。在配位滴定中,Mg^{2+}与EDTA发生配位反应的条件是pH>9.7,故可调节酸碱度,选用合适的指示剂或用掩蔽剂消除干扰。在非水溶液滴定中,若主药为脂溶性药物,可采用有机溶剂(如三氯甲烷、丙酮或乙醚等)提取主药再进行测定;若主药为水溶性药物,可经酸化或碱化后再用有机溶剂提取后测定;若片剂中含主药量很少时,可采用溶解、滤过后,用紫外-可见分光光度法测定含量,以消除硬脂酸镁的干扰。

(4)滑石粉等的干扰及排除:片剂中若有滑石粉、硫酸钙、硬脂酸镁、淀粉等,因其均不易溶于水及有机溶剂,使溶液产生浑浊,所以当采用紫外-可见分光光度法、比色法、比浊法及旋光法等测定片剂中主药的含量时,会产生干扰。可根据主药的溶解性确定排除干扰的方法。一般对水溶性的主药,可将片粉加水溶解后,滤过,除去干扰物;对不溶于水的主药,可利用其能溶于有机溶剂而干扰物不溶于有机溶剂的特点,用有机溶剂提取主药,过滤分离后,再依法测定。

综合上述,在考虑辅料对片剂含量测定的干扰与排除时,应注意下列几个因素:

①辅料的理化性质:应根据辅料的性质和特点采取相应的措施消除其干扰。

②辅料与主药含量的配比:主药量大、辅料量小时,干扰影响较小,甚至可以忽略不计;如果主药量小、辅料量大,则干扰影响就大。

③测定主药方法的选择:测定方法的专属性强,辅料的干扰就小;主药量很少时,可选用灵敏度高的测定方法,如比色法、紫外-可见分光光度法及色谱法等。

实例5-1　盐酸丙米嗪片(规格2 mg)含量测定

取本品20片,除去糖衣,精密称定,研细,精密称取适量(约相当于盐酸丙米嗪75 mg),

置 250 mL 量瓶中,加盐酸溶液(9→1 000)约 80 mL,振摇使盐酸丙米嗪溶解,用盐酸溶液(9→1 000)稀释至刻度,摇匀,滤过;精密量取续滤液 5 mL,置 100 mL 量瓶中,用盐酸溶液(9→1 000)稀释至刻度,摇匀,照紫外-可见分光光度法,在 251 nm 波长处测定吸光度,按盐酸丙米嗪($C_{19}H_{24}N_2 \cdot HCl$)的吸收系数($E_{1cm}^{1\%}$)为 264 计算,即得。含盐酸丙米嗪应为标示量的 93.0% ~ 107.0%。

解析:

①盐酸丙米嗪为有机碱性药物,原料药采用非水溶液滴定法;而片剂由于含量低,且含辅料硬脂酸镁对非水溶液滴定法有干扰,故采用灵敏度更高的紫外-可见分光光度法。

②在分析时,一般取片剂 10 或 20 片,研细,取适量,按规定方法测定含量,这样使取样更具有代表性,以平均片重计算每片所含主药的量更具有可比性。

③本品为包糖衣片。除去糖衣的方法有:含有疏水性药品的糖衣片可先用乙醇洗去糖衣层,再用无水乙醇洗 1 次,用滤纸洗去乙醇后置硅胶干燥器干燥;含有亲水性药品的糖衣片用刀片小心削去糖衣层,不能刮去片芯,挑选完整的片剂做供试品用;包糖衣的肠溶衣片剂可先用水洗去糖衣层后,用滤纸吸去水,置硅胶干燥器干燥。

④本品的辅料不能完全溶于水,可使溶液浑浊,故对紫外-可见分光光度法产生干扰。一般用定性滤纸或垂熔玻璃漏斗滤过。用滤纸滤过时,为保证滤过前后药物的浓度一致,应弃去初滤液,取续滤液。滤过使用的漏斗、滤纸、收集滤液的容器也应是干燥的。用垂熔玻璃漏斗滤过,可以经过洗涤取全量。

⑤计算公式:

$$标示量 = \frac{\dfrac{A}{E_{1cm}^{1\%}} \times \dfrac{1}{100} \times V \times D \times \overline{W}}{m \times S} \times 100\% \tag{5-5}$$

式中　A——吸光度;

　　　　$E_{1cm}^{1\%}$——百分吸收系数;

　　　　V——供试品溶液原始体积,mL;

　　　　D——稀释倍数;

　　　　$\overline{W}$——平均片重,g;

　　　　m——供试品的取样量,g;

　　　　S——标示量,g。

实例 5-2　盐酸美克洛嗪片(规格 25 mg)含量测定

取本品 20 片,精密称定,研细,精密称取适量(约相当于盐酸美克洛嗪 0.2 g),置分液漏斗中,加水 50 mL,振摇,分别加三氯甲烷 50、20 与 20 mL 提取 3 次,合并三氯甲烷液,置水浴上蒸发至剩 10 ~ 15 mL,放冷,加冰醋酸 15 mL、醋酐 5 mL、醋酸汞试液 5 mL 与喹哪啶红指示液 2 滴,用高氯酸滴定液(0.1 mol/L)滴定至红色消失,并将滴定结果用空白试验校正。每 1 mL 高氯酸滴定液(0.1 mol/L)相当于 23.19 mg 的盐酸美克洛嗪($C_{25}H_{27}ClN_2 \cdot 2HCl$)。含盐酸美克洛嗪应为标示量的 90.0% ~110.0%。

解析：

①盐酸美克洛嗪为有机碱性药物，原料药采用非水溶液滴定法；而片剂由于含辅料硬脂酸镁，故对非水溶液滴定法有干扰，需排除干扰。

②盐酸美克洛嗪极微溶于水，易溶于三氯甲烷，而辅料硬脂酸镁不易溶于三氯甲烷，故用与水不相溶的三氯甲烷提取，消除辅料的干扰，再采用与原料药相同的非水溶液滴定法测定。

③计算公式：

$$标示量\% = \frac{(V - V_0) \times T \times F \times 10^{-3} \times \overline{W}}{m \times S} \tag{5-6}$$

式中　V——供试品消耗滴定液的体积，mL；

　　　V_0——空白试验消耗滴定液的体积，mL；

　　　T——滴定度，mg/mL；

　　　$\overline{W}$——平均片重，g；

　　　F——高氯酸滴定液的浓度校正因数；

　　　m——供试品的取样量，g；

　　　S——标示量，g。

二、注射剂的分析

注射剂是指原料药物或与适宜的辅料制成的供注入人体内的无菌制剂。注射剂可分为注射液、注射用无菌粉末与注射用浓溶液等。

(1)注射液：是指原料药物或与适宜的辅料制成的供注入人体内的无菌液体制剂，包括溶液型、乳状液型和混悬型等注射液。可用于皮下注射、皮内注射、肌内注射、静脉注射、静脉滴注、鞘内注射、椎管内注射等。其中，供静脉滴注用的大容量注射液(除另有规定外，一般不小于 100 mL，生物制品一般不小于 50 mL)也可称为输液。中药注射剂一般不宜制成混悬型注射液。

乳状液型注射液，不得用于椎管内注射。混悬型注射液不得用于静脉注射或椎管内注射。

(2)注射用无菌粉末：是指原料药物或与适宜辅料制成的供临用前用无菌溶液配制成注射液的无菌粉末或无菌块状物，可用适宜的注射用溶剂配制后注射，也可用静脉输液配制后静脉滴注。以冷冻干燥法制备的注射用无菌粉末，也可称为注射用冻干制剂。注射用无菌粉末配制成注射液后应符合注射剂的要求。

(3)注射用浓溶液：是指原料药物与适宜辅料制成的供临用前稀释后注射的无菌浓溶液。注射用浓溶液稀释后应符合注射剂的要求。

注射剂在生产与贮藏期间应符合下列规定：

（1）注射剂所用的原辅料应从来源及生产工艺等环节进行严格控制并应符合注射用的质量要求。除另有规定外，制备中药注射剂的饮片等原料药物应严格按各品种项下规定的方法提取、纯化，制成半成品、成品，并应进行相应的质量控制。生物制品原液、半成品和成品的生产及质量控制应符合相关品种要求。

（2）注射剂所用溶剂应安全无害，并与其他药用成分兼容性良好，不得影响活性成分的疗效和质量。一般分为水性溶剂和非水性溶剂。

①水性溶剂最常用的为注射用水，也可用 0.9% 氯化钠溶液或其他适宜的水溶液。

②非水性溶剂常用植物油，主要为供注射用的大豆油，其他还有乙醇、丙二醇和聚乙二醇等。供注射用的非水性溶剂，应严格限制其用量，并应在各品种项下进行相应的检查。

（3）配制注射剂时，可根据需要加入适宜的附加剂，如渗透压调节剂、pH 调节剂、增溶剂、助溶剂、抗氧剂、抑菌剂、乳化剂、助悬剂等。附加剂的选择应考虑到对药物疗效和安全性的影响，使用浓度不得引起毒性或明显的刺激，且避免对检验产生干扰。常用的抗氧剂有亚硫酸钠、亚硫酸氢钠和焦亚硫酸钠等，一般浓度为 0.1% ~ 0.2%。多剂量包装的注射液可加适宜的抑菌剂，抑菌剂的用量应能抑制注射液中微生物的生长，除另有规定外，在制剂确定处方时，该处方的抑菌效力应符合抑菌效力检查法（通则 1121）的规定。加有抑菌剂的注射液，仍应采用适宜的方法灭菌。静脉给药与脑池内、硬膜外、椎管内用的注射液均不得加抑菌剂。常用的抑菌剂为 0.5% 苯酚、0.3% 甲酚、0.5% 三氯叔丁醇、0.01% 硫柳汞等。

（4）注射液一般是由原料药和适宜辅料经配制、过滤、灌封、灭菌等工艺步骤制备而成。难溶性药物可采用增溶、乳化或粉碎等工艺制备成溶液型、乳状液型或混悬型注射液；注射用无菌粉末一般采用无菌分装或冷冻干燥法制得；注射用浓溶液的制备方法与溶液型注射液类似。在注射剂的生产过程中应尽可能缩短配制时间，防止微生物与热原的污染及原料药物变质。输液的配制过程更应严格控制。制备混悬型注射液和乳状液型注射液的过程中，要采取必要的措施，保证粒子大小符合质量标准的要求。注射用无菌粉末应按无菌操作制备。必要时注射剂应进行相应的安全性检查，如异常毒性、过敏反应、溶血与凝聚、降压物质等，均应符合要求。

（5）注射剂的灌装标示装量不大于 50 mL 时，可参考表（5-5）适当增加装量。除另有规定外，多剂量包装的注射剂，每一容器的装量一般不得超过 10 次注射量，增加的装量应能保证每次注射用量。

表 5-5 灌装注射剂的增加量

标示装量/mL	增加量/mL	
	易流动液	黏稠液
0.5	0.10	0.12
1.0	0.10	0.15

续表

标示装量/mL	增加量/mL	
	易流动液	黏稠液
2	0.15	0.25
5	0.30	0.50
10	0.50	0.70
20	0.60	0.90
50	1.0	1.5

注射剂灌装后应尽快熔封或严封。接触空气易变质的原料药物,在灌装过程中应排出容器内的空气,可填充二氧化碳或氮等气体,立即熔封或严封。

对温度敏感的原料药物在灌封过程中应控制温度,灌封完成后应立即将注射剂置于规定的温度下贮存。

制备注射用冻干制剂时,分装后应及时冷冻干燥。冻干后残留水分应符合相关品种的要求。

生物制品的分装和冻干,还应符合"生物制品分包装及贮运管理"的要求。

(6)注射剂熔封或严封后,一般应根据原料药物性质选用适宜的方法进行灭菌,必须保证制成品无菌。注射剂应采用适宜方法进行容器检漏。

(7)除另有规定外,输液应尽可能与血液等渗。

(8)注射剂常用容器有玻璃安瓿、玻璃瓶、塑料安瓿、塑料瓶(袋)、预装式注射器等。容器的密封性须用适宜的方法确证。除另有规定外,容器应符合有关注射用玻璃容器和塑料容器的国家标准规定。容器用胶塞特别是多剂量包装注射液用的胶塞要有足够的弹性和稳定性,其质量应符合有关国家标准规定。除另有规定外,容器应足够透明,以便内容物的检视。

(9)除另有规定外,注射剂应避光贮存。生物制品原液、半成品和成品的生产及质量控制应符合相关品种要求。

(10)注射剂的标签或说明书中应标明其中所用辅料的名称,如有抑菌剂还应标明抑菌剂的种类及浓度;注射用无菌粉末应标明配制溶液所用的溶剂种类,必要时还应标注溶剂量。

除另有规定外,注射剂应进行以下相应检查。

(一)外观性状

《中国药典》(2020年版)规定,溶液型注射液应澄清;除另有规定外,混悬型注射液中原料药物粒径应控制在15 μm以下,含15~20 μm(间有个别20~50 μm)者,不应超过10%,若有可见沉淀,振摇时应容易分散均匀。乳状液型注射液,不得有相分离现象;静脉用乳状液型注射液中90%的乳滴粒径应在1 μm以下,除另有规定外,不得有大于5 μm的乳滴。

《中国药典》(2020年版)规定,各品种应符合该品种项下颜色规定。

(二)常规检查

1. 最低装量　为保证单剂量注射液的注射用量不少于标示量,以达到临床用药剂量的要求,对单剂量注射液及注射用浓溶液的装量进行检查。

检查法　另有规定外,取供试品 5 个(2 mL 以上至 50 mL 者 3 个),开启时注意避免损失,将内容物转移至预经标化的干燥量入式量筒中(量具的大小应使待测体积至少占其额定体积的 40%),黏稠液体倾出后,除另有规定外,将容器倒置 15 min,尽量倾净。2 mL 及以下者用预经标化的干燥量入式注射器抽尽。读出每个容器内容物的装量,并求其平均装量。要求标示装量为 50 mL(g)及以下者每支的装量均不得少于其标示量;标示装量为 50 mL(g)以上者,每个容器装量不少于标示装量的 97%,平均装量不少于标示装量。如有 1 个容器装量不符合规定,则另取 5 个(50 mL 以上者 3 个)复试,应全部符合规定。

2. 装量差异　为保证药物含量的均匀性,保证临床用药剂量的准确,需对注射用无菌粉末进行装量差异检查。

检查法　取供试品 5 瓶(支),除去标签、铝盖,容器外壁用乙醇擦净,干燥,开启时注意避免玻璃屑等异物落入容器中,分别迅速精密称定,倾出内容物,容器用水或乙醇洗净,在适宜条件干燥后,再分别精密称定每一容器的重量,求出每瓶(支)的装量与平均装量。每瓶(支)装量与平均装量相比较,应符合规定。如有 1 瓶(支)不符合规定,应另取 10 瓶(支)复试,均应符合规定。《中国药典》(2020 年版)对注射用无菌粉末装量差异限度的规定见表5-6。

表 5-6　注射用无菌粉末的装量差异限度

平均装量	装量差异限度
0.05 g 及 0.05 g 以下	±15%
0.05 g 以上至 0.15 g	±10%
0.15 g 以上至 0.50 g	±7%
0.50 g 以上	±5%

凡规定检查含量均匀度的注射用无菌粉末,不再进行装量差异的检查。

3. 渗透压摩尔浓度　除另有规定外,静脉输液及椎管注射用注射液按各品种项下的规定,照渗透压摩尔浓度测定法(通则 0632)测定,应符合规定。

生物膜,例如人体的细胞膜或毛细血管壁,一般具有半透膜的性质,溶剂通过半透膜由低浓度向高浓度溶液扩散的现象称为渗透,阻止渗透所需要施加的压力,称为渗透压。在涉及溶质的扩散或通过生物膜的液体转运各种生物过程中,渗透压都起着极其重要的作用。因此,在制备注射剂、眼用液体制剂等药物制剂时,必须关注其渗透压。处方中添加了渗透压调节剂的制剂,均应控制其渗透压摩尔浓度。

静脉输液、营养液、电解质或渗透利尿药(如甘露醇注射液)等制剂,应在药品说明书上标明其渗透压摩尔浓度,以便临床医生根据实际需要对所用制剂进行适当的处置(如稀释)。

正常人体血液的渗透压摩尔浓度范围为 285~310 mOsmol/kg,0.9% 氯化钠溶液或 5% 葡萄糖溶液的渗透压摩尔浓度与人体血液相当。溶液的渗透压,依赖于溶液中溶质粒子的数量,是溶液的依数性之一,通常以渗透压摩尔浓度来表示,它反映的是溶液中各种溶质对溶液渗透压贡献的总和。

渗透压摩尔浓度的单位,通常以每千克溶剂中溶质的毫渗透压摩尔来表示,即 mOsmol/kg。

(1)渗透压摩尔浓度的测定:通常采用测量溶液的冰点下降来间接测定其渗透压摩尔浓度。

①仪器:采用冰点下降的原理设计的渗透压摩尔浓度测定仪通常由制冷系统、用来测定电流或电位差的热敏探头和振荡器(或金属探针)组成。测定时将探头浸入供试溶液中心,并降至仪器的冷却槽中。启动制冷系统,当供试溶液的温度降至凝固点以下时,仪器采用振荡器(或金属探针)诱导溶液结冰,自动记录冰点下降的温度。仪器显示的测定值可以是冰点下降的温度,也可以是渗透压摩尔浓度。

②渗透压摩尔浓度测定仪校正用标准溶液的制备:取基准氯化钠试剂,于 500~650 ℃干燥 40~50 min,置干燥器(硅胶)中放冷至室温。根据需要,精密称取适量,溶于 1 kg 水中,摇匀,即得。

③供试品溶液:除另有规定外,供试品应结合临床用法,直接测定或按各品种项下规定的具体溶解或稀释方法制备供试品溶液。例如注射用无菌粉末,可采用药品标签或说明书中的规定溶剂溶解并稀释后测定。需特别注意的是,供试品溶液经稀释后,粒子间的相互作用与原溶液有所不同,一般不能简单地将稀释后的测定值乘以稀释倍数来计算原溶液的渗透压摩尔浓度。

④测定法:按仪器说明书操作,首先取适量新沸放冷的水调节仪器零点,然后选择两种标准溶液(供试品溶液的渗透压摩尔浓度应介于两者之间)校正仪器。再测定供试品溶液的渗透压摩尔浓度或冰点下降值。

(2)渗透压摩尔浓度比的测定:供试品溶液与 0.9%(g/mL)氯化钠标准溶液的渗透压摩尔浓度比率称为渗透压摩尔浓度比。用渗透压摩尔浓度测定仪分别测定供试品溶液与 0.9%(g/mL)氯化钠标准溶液的渗透压摩尔浓度 O_T 与 O_s,方法同渗透压摩尔浓度测定法。

渗透压摩尔浓度比的测定用标准溶液的制备的流程为:取基准氯化钠试剂,于 500~650 ℃干燥 40~50 min,置干燥器(硅胶)中放冷至室温。取 0.900 g,精密称定,加水溶解并稀释至 100 mL,摇匀,即得。

4. 可见异物 可见异物是指存在于注射剂、眼用液体制剂中,在规定条件下目视可以观测到的不溶性物质,其粒径或长度通常大于 50 μm。注射液中若有不溶性微粒,使用后可能引起静脉炎、过敏反应,较大的微粒甚至可以堵塞毛细血管。因此需对注射液进行可见异物检查。可见异物的检查按照《中国药典》(2020 年版)(通则 0904)"可见异物检查法"进行,有灯检法和光散射法两种方法。一般常用灯检法,也可采用光散射法检查。灯检法不适用的品种,如用深色透明容器包装或液体色泽较深(一般深于标准比色液 7 号)的品种可选用散射法。现主要介绍常用的灯检法。

灯检法应在暗室中进行。检查人员条件:远距离和近距离视力测验,均应为4.9及以上(矫正后视力应为5.0及以上);应无色盲。

(1)检查法:按各类供试品的要求,取规定量供试品,除去容器标签,擦净容器外壁,必要时将药液转移至洁净透明的适宜容器内,将供试品置遮光板边缘处,在明视距离(指供试品至人眼的清晰观测距离,通常为25 cm),手持容器颈部,轻轻旋转和翻转容器(但应避免产生气泡),使药液中可能存在的可见异物悬浮,分别在黑色和白色背景下目视检查,重复观察,总检查时限为20 s。供试品装量每支(瓶)在10 mL及10 mL以下的,每次检查可手持2支(瓶)。50 mL或50 mL以上大容量注射液按直、横、倒三步法旋转检视。供试品溶液中有大量气泡产生影响观察时,需静置足够时间至气泡消失后检查。

用无色透明容器包装的无色供试品溶液,检查时被观察供试品所在处的光照度应为1 000~1 500 lx;用透明塑料容器包装、棕色透明容器包装的供试品或有色供试品溶液,光照度应为2 000~3 000 lx;混悬型供试品或乳状液,光照度应增加至约4 000 lx。

注射液除另有规定外,取供试品20支(瓶),按上述方法检查。

注射用无菌制剂除另有规定外,取供试品5支(瓶),用适宜的溶剂和适当的方法使药粉完全溶解后,按上述方法检查。配带有专用溶剂的注射用无菌制剂,应先将专用溶剂按注射液要求检查并符合注射液的规定后,再用其溶解注射用无菌制剂。如经真空处理的供试品,必要时应用适当的方法破其真空,以便于药物溶解。低温冷藏的品种,应先将其放至室温,再进行溶解和检查。

无菌原料药除另有规定外,按抽样要求称取各品种制剂项下的最大规格量5份,分别置洁净透明的适宜容器内,采用适宜的溶剂及适当的方法使药物全部溶解后,按上述方法检查。

注射用无菌制剂及无菌原料药所选用的适宜溶剂应无可见异物。如为水溶性药物,一般使用不溶性微粒检查用水(通则0903)进行溶解制备;如使用其他溶剂,则应在各品种正文中明确规定。溶剂量应确保药物溶解完全并便于观察。

注射用无菌制剂及无菌原料药溶解所用的适当方法应与其制剂使用说明书中注明的临床使用前处理的方式相同。除振摇外,如需其他辅助条件,则应在各品种正文中明确规定。

眼用液体制剂除另有规定外,取供试品20支(瓶),按上述方法检查。临用前配制的滴眼剂所带的专用溶剂,应先检查合格后,再用其溶解滴眼用制剂。

(2)结果判定:供试品中不得检出金属屑、玻璃屑、长度超过2 mm的纤维、最大粒径超过2 mm的块状物以及静置一定时间后轻轻旋转时肉眼可见的烟雾状微粒沉积物、无法计数的微粒群或摇不散的沉淀,以及在规定时间内较难计数的蛋白质絮状物等明显可见异物。

生物制品注射液、滴眼液供试品中如检出点状物、2 mm以下的短纤维和块状物等微细可见异物,生化药品或生物制品若检出半透明的小于约1 mm的细小蛋白质絮状物或蛋白质颗粒等微细可见异物,除另有规定外,应分别符合以下规定:

①初试20支(瓶):装量50 mL及以下,每支(瓶)中微细可见异物不得超过3个。装量

50 mL 以上,每支(瓶)中微细可见异物不得超过 5 个;如仅有 1 支(瓶)超出,符合规定;如检出 2 支(瓶)超出,复试;如检出 3 支(瓶)及以上超出,不符合规定。

②初、复试 40 支(瓶):注射液,2 支(瓶)以上超出,不符合规定;滴眼液,3 支(瓶)以上超出,不符合规定。

非生物制品注射液、滴眼液结果判断见《中国药典》(2020 年版)(通则 0904)。

既可静脉用也可非静脉用的注射液,以及脑池内、硬膜外、椎管内用的注射液应执行静脉用注射液的标准,混悬液与乳状液仅对明显可见异物进行检查。

无菌原料药 5 份检查的供试品中如检出微细可见异物,每份供试品中检出微细可见异物的数量应符合相应注射用无菌制剂的规定;如有 1 份超出限度规定,另取 10 份同法复试,均应不超出限度规定。

5. 不溶性微粒 本法系用以检查静脉用注射剂(溶液型注射液、注射用无菌粉末、注射用浓溶液)及供静脉注射用无菌原料药中不溶性微粒的大小及数量。

本法包括光阻法和显微计数法。当光阻法测定结果不符合规定或供试品不适于用光阻法测定时,应采用显微计数法进行测定,并以显微计数法的测定结果作为判定依据。

光阻法不适用于黏度过高和易析出结晶的制剂,也不适用于进入传感器时容易产生气泡的注射剂。对于黏度过高,采用两种方法都无法直接测定的注射液,可用适宜的溶剂稀释后测定。

试验环境及检测:试验操作环境应不得引入外来微粒,测定前的操作应在洁净工作台进行。玻璃仪器和其他所需的用品均应洁净、无微粒。本法所用微粒检查用水(或其他适宜溶剂),使用前须经不大于 1.0 μm 的微孔滤膜滤过。

取微粒检查用水(或其他适宜溶剂)符合下列要求:光阻法取 50 mL 测定,要求每 10 mL 含 10 μm 及 10 μm 以上的不溶性微粒数应在 10 粒以下,含 25 μm 及 25 μm 以上的不溶性微粒数应在 2 粒以下。显微计数法取 50 mL 测定,要求含 10 μm 及 10 μm 以上的不溶性微粒数应在 20 粒以下,含 25 μm 及 25 μm 以上的不溶性微粒数应在 5 粒以下。

第一法(光阻法)

测定原理:当液体中的微粒通过一窄细检测通道时,与液体流向垂直的入射光,由于被微粒阻挡而减弱,因此由传感器输出的信号降低,这种信号变化与微粒的截面积大小相关。

对仪器的一般要求:仪器通常包括取样器、传感器和数据处理器 3 部分。

仪器的校准:所用仪器应至少每 6 个月校准一次。

(1)检查法

①标示装量为 25 mL 或 25 mL 以上的静脉用注射液或注射用浓溶液,除另有规定外,取供试品至少 4 个,分别按下法测定:用水将容器外壁洗净,小心翻转 20 次,使溶液混合均匀,立即小心开启容器,先倒出部分供试品溶液冲洗开启口及取样杯,再将供试品溶液倒入取样杯中,静置 2 min 或适当时间脱气泡,置于取样器上(或将供试品容器直接置于取样器上)。开启搅拌,使溶液混匀(避免气泡产生),每个供试品依法测定至少 3 次,每次取样应不少于 5 mL,记录数据,弃第 1 次测定数据,取后续测定数据的平均值作为测定结果。

②标示装量为 25 mL 以下的静脉用注射液或注射用浓溶液,除另有规定外,取供试品至少 4 个,分别按下法测定:用水将容器外壁洗净,小心翻转 20 次,使溶液混合均匀,静置 2 min 或适当时间脱气泡,小心开启容器,直接将供试品容器置于取样器上,开启搅拌或以手缓缓转动,使溶液混匀(避免产生气泡),由仪器直接抽取适量溶液(以不吸入气泡为限),测定并记录数据,弃第一次测定数据,取后续测定数据的平均值作为测定结果。

①、②项下的注射用浓溶液如黏度太大,不便直接测定时,可经适当稀释,依法测定。也可采用适宜的方法,在洁净工作台小心合并至少 4 个供试品的内容物(使总体积不少于 25 mL),置于取样杯中,静置 2 min 或适当时间脱气泡,置于取样器上。开启搅拌,使溶液混匀(避免气泡产生),依法测定至少 4 次,每次取样应不少于 5 mL。弃第一次测定数据,取后续 3 次测定数据的平均值作为测定结果,根据取样体积与每个容器的标示装置体积,计算每个容器所含的微粒数。

③静脉注射用无菌粉末,除另有规定外,取供试品至少 4 个,分别按下法测定:用水将容器外壁洗净,小心开启瓶盖,精密加入适量微粒检查用水(或适宜的溶剂),小心盖上瓶盖,缓缓振摇使内容物溶解,静置 2 min 或适当时间脱气泡,小心开启容器,直接将供试品容器置于取样器上,开启搅拌或以手缓缓转动,使溶液混匀(避免气泡产生),由仪器直接抽取适量溶液(以不吸入气泡为限),测定并记录数据;弃第 1 次测定数据,取后续测定数据的平均值作为测定结果。

也可采用适宜的方法,取至少 4 个供试品,在洁净工作台上用水将容器外壁洗净,小心开启瓶盖,分别精密加入微粒检查用水(或适宜的溶剂),缓缓振摇使内容物溶解小心合并容器中的溶液(使总体积不少于 25 mL),置于取样杯中,静置 2 min 或适当时间脱气泡,置于取样器上。开启搅拌,使溶液混匀(避免气泡产生),依法测定至少 4 次,每次取样应不少于 5 mL,弃第 1 次测定数据,取后续测定数据的平均值作为测定结果。

④供注射用无菌原料药　按各品种项下规定,取供试品适量(相当于单个制剂的最大规格量)4 份,分别置取样杯或适宜的容器中,照上述③法,自"精密加入适量微粒检查用水(或适宜的溶剂),缓缓振摇使内容物溶解"起,依法操作,测定并记录数据,弃第 1 次测定数据,取后续测定数据的平均值作为测定结果。

(2)结果判定

①标示装量为 100 mL 或 100 mL 以上的静脉用注射液,除另有规定外,每 1 mL 中含 10 μm 及 10 μm 以上的微粒数不得过 25 粒,含 25 μm 及 25 μm 以上的微粒数不得过 3 粒。

②标示装量为 100 mL 以下的静脉用注射液、静脉注射用无菌粉末、注射用浓溶液及供注射用无菌原料药,除另有规定外,每个供试品容器(份)中含 10 μm 及 10 m 以上的微粒数不得过 6 000 粒,含 25 μm 及 25 μm 以上的微粒数不得过 600 粒。

第二法(显微计数法)

对仪器的一般要求:仪器通常包括洁净工作台、显微镜、微孔滤膜及其滤器、平皿等。

洁净工作台高效空气过滤器孔径为 0.45 μm,气流方向由里向外。

显微镜:双筒大视野显微镜,目镜内附标定的测微尺(每格 5～10 μm)。坐标轴前后、左右移动范围均应大于 30 mm,显微镜装置内附有光线投射角度、光强度均可调节的照明装置。检测时放大 100 倍。

微孔滤膜:孔径 0.45 μm、直径 25 mm 或 13 mm,一面印有间隔 3 mm 的格栅;膜上如有 10 μm 及 10 μm 以上的不溶性微粒,应在 5 粒以下,并不得有 25 μm 及 25 μm 以上的微粒,必要时,可用微粒检查用水冲洗使符合要求。

检查前的准备:在洁净工作台上将滤器用微粒检查用水(或其他适宜溶剂)冲洗至洁净,用平头无齿镊子夹取测定用滤膜,用微粒检查用水(或其他适宜溶剂)冲洗后,置滤器托架上;固定滤器,倒置,反复用微粒检查用水(或其他适宜溶剂)冲洗滤器内壁,控干后安装在抽滤瓶上,备用。

(1)检查法

①标示装量为 25 mL 或 25 mL 以上的静脉用注射液或注射用浓溶液,除另有规定外,取供试品至少 4 个,分别按下法测定:用水将容器外壁洗净,在洁净工作台上小心翻转 20 次,使溶液混合均匀,立即小心开启容器,用适宜的方法抽取或量取供试品溶液 25 mL,沿滤器内壁缓缓注入经预处理的滤器(滤膜直径 25 mm)中。静置 1 min,缓缓抽滤至滤膜近干,再用微粒检查用水 25 mL,沿滤器内壁缓缓注入,洗涤并抽滤至滤膜近干,然后用平头镊子将滤膜移置平皿上(必要时,可涂抹极薄层的甘油使滤膜平整),微启盖子使滤膜适当干燥后,将平皿闭合,置显微镜载物台上。调好入射光,放大 100 倍进行显微测量,调节显微镜至滤膜格栅清晰,移动坐标轴,分别测定有效滤过面积上最长粒径大于 10 μm 和 25 μm 的微粒数。计算 3 个供试品测定结果的平均值。

②标示装量为 25 mL 以下的静脉用注射液或注射用浓溶液,除另有规定外,取供试品至少 4 个,用水将容器外壁洗净,在洁净工作台上小心翻转 20 次,使混合均匀,立即小心开启容器,用适宜的方法直接抽取每个容器中的全部溶液,沿滤器内壁缓缓注入经预处理的滤器(滤膜直径 13 mm)中,照上述①同法测定。

③静脉注射用无菌粉末及供注射用无菌原料药,除另有规定外,照光阻法中检查法的③或④制备供试品溶液,同上述①操作测定。

(2)结果判定

①标示装量为 100 mL 或 100 mL 以上的静脉用注射液,除另有规定外,每 1 mL 中含 10 μm 及 10 μm 以上的微粒数不得过 12 粒,含 25 μm 及 25 μm 以上的微粒数不得过 2 粒。

②标示装量为 100 mL 以下的静脉用注射液、静脉注射用无菌粉末、注射用浓溶液及供注射用无菌原料药,除另有规定外,每个供试品容器(份)中含 10 μm 及 10 μm 以上的微粒数不得过 3 000 粒,含 25 μm 及 25 μm 以上的微粒数不得过 300 粒。

6. 中药注射剂有关物质 按各品种项下规定,照注射剂有关物质检查法(通则 2 400)检查,应符合有关规定。

7. 重金属及有害元素残留量 除另有规定外,中药注射剂照铅、镉、砷、汞、铜测定法(通则 2321)测定,按各品种项下每日最大使用量计算,铅不得超过 12 μg,镉不得超过 3 μg,砷不得超过 6 μg,汞不得超过 2 μg,铜不得超过 150 μg。

8.无菌 照无菌检查法（通则1101）检查，应符合规定。

9.细菌内毒素或热原 除另有规定外，静脉用注射剂按各品种项下的规定，照细菌内毒素检查法（通则1143）或热原检查法（通则1142）检查，应符合规定。

（三）含量测定

注射剂中常见附加剂的干扰及排除 注射剂在生产过程中除主药和溶剂外，还要加入附加剂，如抗氧剂、等渗调节剂、助溶剂、抑菌剂等。目的是保证药液的稳定，减少对人体组织的刺激，抑制细菌生长等。这些附加剂有时会对药物的含量测定产生干扰，需予以排除。

（1）抗氧剂的干扰及排除：具有还原性药物的注射剂常需加入抗氧剂以增加药物的稳定性。常用的抗氧剂有亚硫酸钠、亚硫酸氢钠、焦亚硫酸钠、硫代硫酸钠、维生素C等。这些抗氧剂均具有较强的还原性，主要对氧化还原滴定法及亚硝酸钠滴定法测定注射液含量时有干扰。排除干扰的方法有以下几种：

①加入掩蔽剂消除干扰：当注射液中含有亚硫酸钠、亚硫酸氢钠、焦亚硫酸钠等抗氧剂，如采用碘量法、铈量法或亚硝酸钠滴定法测定注射剂中的主药时，会产生干扰，使测定结果偏高，可加入丙酮或甲醛使其生成加成物，从而排除干扰。

$$Na_2S_2O_5+H_2O \longrightarrow 2NaHSO_3$$

$$\begin{matrix} H_3C \\ H_3C \end{matrix}\!\!> C=O+NaHSO_3 \longrightarrow \begin{matrix} H_3C \\ H_3C \end{matrix}\!\!> C<\begin{matrix} OH \\ SO_3Na \end{matrix}$$

$$HCHO+NaHSO_3 \longrightarrow \begin{matrix} H \\ H \end{matrix}\!\!> C<\begin{matrix} OH \\ SO_3Na \end{matrix}$$

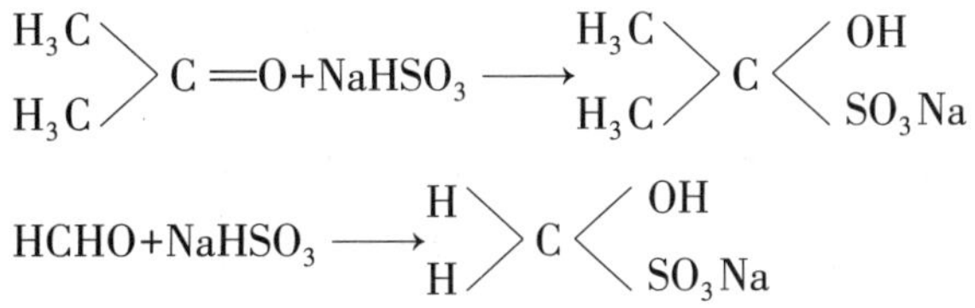

例如，维生素C注射液的含量测定，《中国药典》（2020年版）采用碘量法，由于加入抗氧剂亚硫酸氢钠可产生干扰，故加入丙酮作掩蔽剂，消除干扰。又如安乃近注射液的含量测定，也采用碘量法，加入甲醛作掩蔽剂，以消除所含抗氧剂焦亚硫酸钠的干扰。

②加酸使抗氧剂分解：亚硫酸钠、亚硫酸氢钠、焦亚硫酸钠、硫代硫酸钠在强酸作用下均能分解，产生二氧化硫气体，经加热可全部逸出，除去干扰。

$$Na_2S_2O_5+H_2O \longrightarrow 2NaHSO_3$$

$$2NaHSO_3+HCl \longrightarrow NaCl+H_2SO_3$$

$$H_2SO_3 \xrightarrow{\triangle} SO_2\uparrow+H_2O$$

$$Na_2S_2O_3+2HCl \longrightarrow 2NaCl+H_2S_2O_3$$

$$H_2S_2O_3 \longrightarrow H_2SO_3+S\downarrow$$

$$H_2SO_3 \xrightarrow{\triangle} SO_2\uparrow+H_2O$$

例如，盐酸普鲁卡因胺注射液的含量测定，《中国药典》（2020年版）采用亚硝酸钠滴定法，由于加入亚硫酸氢钠作抗氧剂可产生干扰，因此加入盐酸，使抗氧剂分解，并且盐酸也参与滴定反应，故消除干扰。

③加入弱氧化剂：一些弱氧化剂如过氧化氢或硝酸，能氧化亚硫酸盐和亚硫酸氢盐，而不能氧化被测物，也不消耗滴定液，故以此排除抗氧剂的干扰。

$$Na_2SO_3+H_2O_2 \longrightarrow Na_2SO_4+H_2O$$

$$Na_2HSO_3+H_2O_2 \longrightarrow Na_2HSO_4+H_2O$$

$$Na_2HSO_3+2HNO_3 \longrightarrow Na_2SO_4+H_2O+NO_2\uparrow$$

$$2Na_2HSO_3+4HNO_3 \longrightarrow Na_2SO_4+2H_2O+H_2SO_4+4NO_2\uparrow$$

（2）等渗溶液的干扰及排除：注射剂中常用的等渗调节剂是氯化钠。氯化钠中的氯离子与钠离子分别对银量法和离子交换法测定主药含量时产生干扰，应设法排除。

例如，复方乳酸钠注射液中含有氯化钠，当用离子交换法测定乳酸钠含量时，氯化钠会干扰测定。

用强酸性阳离子交换树脂处理时：

$$R-SO_3H+CH_3CHOHCOONa \longrightarrow R-SO_3Na+CH_3CHOHCOOH$$

$$R-SO_3H+NaCl \longrightarrow R-SO_3Na+HCl$$

用氢氧化钠滴定液滴定时：

$$CH_3CHOHCOOH+NaOH \longrightarrow CH_3CHOHCOONa+H_2O$$

$$HCl+NaOH \longrightarrow NaCl+H_2O$$

因此，必须另用银量法测得氯化钠的含量，再从离子交换法中所消耗的氢氧化钠物质的量中减去氯化钠所消耗的硝酸银物质的量，从而求得供试品中主药的含量。

（3）助溶剂的干扰及排除：在注射液中为增加主药溶解度，且使注射液比较稳定，常需加入助溶剂。助溶剂的存在可能会对主药的含量测定产生干扰。

例如，葡萄糖酸钙注射液因加入氢氧化钙等作助溶剂，故干扰配位滴定法。为排除氢氧化钙的干扰，常在制备过程中控制钙盐的用量。

（4）溶剂水的干扰及排除：注射液一般以水作溶剂，故当采用非水滴定法测定主药时有干扰，必须先除去水后，再进行测定。如果主药对热稳定，测定前，可在水浴上加热蒸发或在105 ℃下干燥，除去水分后，再按非水滴定法测定，如乳酸钠注射液的含量测定。如果主药遇热易分解，则在适当的 pH 值条件下，用有机溶剂提取后，再按原料药的方法进行测定，例如盐酸氯胺酮注射液的含量测定，《中国药典》（2020 年版）采用在碱性条件下，用有机溶剂三氯甲烷提取主药，再按与原料药相同的非水滴定法测定含量。

（5）溶剂油的干扰及排除：对于脂溶性的药物，一般将其注射液配制成油溶液，且油溶液进行肌内注射时，可以延长作用时间。注射用油溶液我国多采用麻油、茶油或核桃油，植物油中往往含有固醇和三萜类等物质，对主药的含量测定常有干扰。消除干扰的方法有：

①用有机溶剂稀释：对主药含量较高，而测定方法中规定取样量较少的注射液，经有机溶剂稀释后，可使油溶液对测定的影响减至最小。例如己酸羟孕酮注射液为油溶液，《中国药典》（2020 年版）规定精密量取注射液 1 mL，加甲醇溶解并稀释至浓度为原来的1/1 250，再用反相高效液相色谱法测定其含量。

②用有机溶剂提取后再测定：加入有机溶剂，将主药从油溶液中提取出来，再按不同方法测定。例如黄体酮注射液，先用乙醚溶解，再用甲醇分次提取黄体酮，然后采用高效液相色谱法测定含量。

综上所述,测定注射剂含量时,注射剂含主药量大,附加剂不干扰测定者,可按原料药相同的方法测定,也可直接蒸干后用重量法测定;注射剂含主药量较小,若采用与原料药相同的方法,会消耗更多的供试品,可选用微量、灵敏的方法;若附加剂对主药的含量测定有干扰时,应排除干扰后再进行测定。

实例 5-3　吡罗昔康注射液(规格 2 mL∶20 mg)含量测定

《中国药典》(2010 年版)方法:

精密量取本品适量(约相当于吡罗昔康 0.2 g),置分液漏斗中,加 1 mol/L 盐酸溶液约 2 mL 使呈酸性,加三氯甲烷振摇提取 4 次,第 1 次 75 mL,以后每次各 25 mL,合并三氯甲烷液,用水洗涤 2 次,每次 2 mL,弃去洗液,三氯甲烷液置水浴上蒸干,在 105 ℃干燥 3 h,加冰醋酸 30 mL 使溶解,加结晶紫指示液 1 滴,用高氯酸滴定液(0.1 mol/L)滴定至溶液显蓝色,并将滴定结果用空白试验校正。每 1 mL 高氯酸滴定液(0.1 mol/L)相当于 33.14 mg 吡罗昔康($C_{15}H_{13}N_3O_4S \cdot HCl$)。含吡罗昔康应为标示量的 93.0% ~107.0%。

解析:本法采用非水溶液滴定法,吡罗昔康注射液中溶剂水对滴定有干扰,因吡罗昔康易溶于三氯甲烷,在水中几乎不溶,且对热比较稳定,故采取先提取再蒸干后采用和原料药相同的方法测定。

计算公式:

$$标示量\% = \frac{(V - V_0) \times T \times F \times 10^{-3} \times 每支容量}{m \times S} \times 100\% \qquad (5\text{-}7)$$

式中　V——供试品消耗滴定液的体积,mL;

　　　V_0——空白试验消耗滴定液的体积,mL;

　　　T——滴定度,mg/mL;

　　　F——高氯酸滴定液的浓度校正因数;

　　　m——供试品的取样量,g;

　　　S——标示量,g。

三、胶囊剂的分析

胶囊剂是指原料药物或与适宜辅料充填于空心胶囊或密封于软质囊材中制成的固体制剂。胶囊剂可分为硬胶囊和软胶囊。根据释放特性不同还有缓释胶囊、控释胶囊、肠溶胶囊等。

硬胶囊(通称为胶囊)是指采用适宜的制剂技术,将原料药物或加适宜辅料制成的均匀粉末、颗粒、小片、小丸、半固体或液体等,充填于空心胶囊中的胶囊剂。

软胶囊是指将一定量的液体原料药物直接密封,或将固体原料药物溶解或分散在适宜的辅料中制备成溶液、混悬液、乳状液或半固体,密封于软质囊材中的胶囊剂。可用滴制法或压制法制备。软质囊材一般是由胶囊用明胶、甘油或其他适宜的药用辅料单独或混合制成。

缓释胶囊是指在规定的释放介质中缓慢地非恒速释放药物的胶囊剂。缓释胶囊应符合缓释制剂（指导原则 9013）的有关要求，并应进行释放度（通则 0931）检查。

控释胶囊是指在规定的释放介质中缓慢地恒速释放药物的胶囊剂。控释胶囊应符合控释制剂（指导原则 9013）的有关要求，并应进行释放度（通则 0931）检查。

肠溶胶囊是指用肠溶材料包衣的颗粒或小丸充填于胶囊而制成的硬胶囊，或用适宜的肠溶材料制备而得的硬胶囊或软胶囊。肠溶胶囊不溶于胃液，但能在肠液中崩解而释放活性成分。除另有规定外，肠溶胶囊应符合迟释制剂（指导原则 9013）的有关要求，并进行释放度（通则 0931）检查。

胶囊剂在生产与贮藏期间应符合下列有关规定：

（1）胶囊剂的内容物不论是原料药物还是辅料，均不应造成囊壳的变质。

（2）小剂量原料药物应用适宜的稀释剂稀释，并混合均匀。

（3）硬胶囊可根据下列制剂技术制备不同形式内容物充填于空心胶囊中。

①将原料药物加适宜的辅料如稀释剂、助流剂、崩解剂等制成均匀的粉末、颗粒或小片。

②将普通小丸、速释小丸、缓释小丸、控释小丸或肠溶小丸单独填充或混合填充，必要时加入适量空白小丸作填充剂。

③将原料药物粉末直接填充。

④将原料药物制成包合物、固体分散体、微囊或微球。

⑤溶液、混悬液、乳状液等也可采用特制灌囊机填充于空心胶囊中，必要时密封。

（4）根据原料药物和制剂的特性，除来源于动、植物多组分且难以建立测定方法的胶囊剂外，溶出度、释放度、含量均匀度等应符合要求。必要时，内容物包衣的胶囊剂应检查残留溶剂。

（5）除另有规定外，胶囊剂应密封贮存，其存放环境温度不高于 30 ℃，湿度应适宜，防止受潮、发霉、变质。生物制品原液、半成品和成品的生产及质量控制应符合相关品种要求。

（一）外观性状

《中国药典》（2020 年版）规定，胶囊剂应整洁，不得有黏结、变形、渗漏或囊壳破裂等现象，并应无异臭。

（二）常规检查

1. 水分　中药硬胶囊剂应进行水分检查。取供试品内容物，照水分测定法（通则 0832）测定。除另有规定外，不得过 9.0%。硬胶囊内容物为液体或半固体者不检查水分。

2. 装量差异　胶囊剂在生产过程中，由于空胶囊容积、粉末的流动性以及工艺、设备等原因，可引起胶囊剂内容物装量的差异。为了控制各粒装量的一致性，保证用药剂量的准确，需对胶囊进行装量差异的检查。

检查法　除另有规定外，取供试品 20 粒，分别精密称定重量后，倾出内容物（不得损失囊壳),硬胶囊用小刷或其他适宜用具拭净,软胶囊用乙醚等易挥发性溶剂洗净,置通风处使溶剂自然挥尽,再分别精密称定囊壳重量,求出每粒内容物的装量与平均装量。每粒的装量与平均装量相比较,超出装量差异限度的不得多于 2 粒,并不得有 1 粒超出限度 1 倍。《中国药典》(2020 年版)对胶囊剂装量差异限度的规定见表 5-7。

表 5-7　胶囊剂的装量差异限度

平均装量	装量差异限度
0.30 g 以下	±10%
0.30 g 或 0.30 g 以上	±7.5%

凡规定检查含量均匀度的胶囊剂,不再进行装量差异的检查。

3. 崩解时限　胶囊剂的崩解是药物溶出及被人体吸收的前提,而囊壳常因囊材的质量、久贮或与药物接触等原因,影响溶胀或崩解。因此胶囊剂需检查崩解时限。凡规定检查溶出度或释放度的胶囊剂,可不进行崩解时限检查。除另有规定外,照崩解时限检查法(通则0921)检查,均应符合规定。

硬胶囊或软胶囊,除另有规定外,取供试品 6 粒,按片剂的装置与方法(化药胶囊如漂浮于液面,可加挡板;中药胶囊加挡板)进行检查。硬胶囊应在 30 min 内全部崩解;软胶囊应在 1 h 内全部崩解,以明胶为基质的软胶囊可改在人工胃液中进行检查。如有 1 粒不能完全崩解,应另取 6 粒复试,均应符合规定。

肠溶胶囊,除另有规定外,取供试品 6 粒,按上述装置与方法,先在盐酸溶液(9→1 000)中不加挡板检查 2 h,每粒的囊壳均不得有裂缝或崩解现象;继续将吊篮取出,用少量水洗涤后,每管加入挡板,再按上述方法,改在人工肠液中进行检查,1 h 内应全部崩解。如有 1 粒不能完全崩解,应另取 6 粒复试,均应符合规定。

结肠肠溶胶囊,除另有规定外,取供试品 6 粒,按上述装置与方法,先在盐酸溶液(9→1 000)中不加挡板检查 2 h,每粒的囊壳均不得有裂缝或崩解现象;将吊篮取出,用少量水洗涤后,再按上述方法,在磷酸盐缓冲液(pH6.8)中不加挡板检查 3 h,每粒的囊壳均不得有裂缝或崩解现象;继将吊篮取出,用少量水洗涤后,每管加入挡板,再按上述方法,改在磷酸盐缓冲液(pH7.8)中检查,1 h 内应全部崩解。如有 1 粒不能完全崩解,应另取 6 粒复试,均应符合规定。

附注:

人工胃液:取稀盐酸 16.4 mL,加水约 800 mL 与胃蛋白酶 10 g,摇匀后,加水稀释成 1 000 mL,即得。

人工肠液:即磷酸盐缓冲液(含胰酶)(pH6.8)(通则 8004)。

4. 微生物限度　以动物、植物、矿物质来源的非单体成分制成的胶囊剂,生物制品胶囊剂,照非无菌产品微生物限度检查:微生物计数法(通则 1105)和控制菌检查法(通则 1106)及非无菌药品微生物限度标准(通则 1107)检查,应符合规定。规定检查杂菌的生物制品胶囊剂,可不进行微生物限度检查。

5. 其他项目检查　胶囊剂还需进行溶出度、释放度、含量均匀度、微生物限度等的检查,检查方法照《中国药典》(2020 年版)四部规定方法检查,应符合要求。必要时,内容物包衣的胶囊剂应检查残留溶剂。

(三)含量测定

不加辅料的胶囊剂,其含量测定基本按原料药的含量测定方法进行;加入辅料的胶囊剂,由于其辅料与片剂的辅料十分相似,故在含量测定中,排除胶囊剂辅料干扰的方法可参照片剂分析中所采用的方法,其含量测定亦基本按片剂的含量测定方法进行。

实例 5-4　诺氟沙星胶囊(规格 0.1 g)含量测定

取装量差异项下的内容物,混合均匀,精密称取细粉适量(约相当于诺氟沙星 125 mg),置 500 mL 量瓶中,加 0.1 mol/L 盐酸溶液 10 mL 使溶解后,用水稀释至刻度,摇匀,滤过;精密量取续滤液 5 mL,置 50 mL 量瓶中,用流动相稀释至刻度,摇匀,精密量取 20 μL 注入液相色谱仪,记录色谱图。另取诺氟沙星对照品,同法测定,按外标法以峰面积计算供试品中诺氟沙星 $C_6H_{18}FN_3O_3$ 的含量。含诺氟沙星应为标示量的 90.0% ~ 110.0%。

解析:

①本法采用高效液相色谱法。

②含量测定所用的供试品是取装量差异检查合格的内容物,取样方法与装量差异检查的取样方法相同。

③计算公式:

$$标示量 \% = \frac{c_R \times \dfrac{A_X}{A_R} \times V \times D \times 平均内容物重}{m \times S} \times 100\% \tag{5-8}$$

式中　A_X——供试品的峰面积;

A_R——对照品的峰面积;

c_R——对照品的浓度,g/mL;

V——供试品初次配制的体积,mL;

D——供试品的稀释倍数;

m——供试品的质量,g;

S——标示量,g。

四、糖浆剂的分析

糖浆剂是指含有原料药物的浓蔗糖水溶液。糖浆剂在生产与贮藏期间应符合下列有关规定:

①将原料药物用水溶解(饮片应按各品种项下规定的方法提取、纯化、浓缩至一定体

积），加入单糖浆；如直接加入蔗糖配制，则需煮沸，必要时滤过，并自滤器上添加适量新煮沸过的水至处方规定量。

②含蔗糖量应不低于 45%（g/mL）。

③根据需要可加入适宜的附加剂。如需加入抑菌剂，除另有规定外，在制剂确定处方时，该处方的抑菌效力应符合抑菌效力检查法（通则 1121）的规定。山梨酸和苯甲酸的用量不得过 0.3%（其钾盐、钠盐的用量分别按酸计），羟苯酯类的用量不得过 0.05%。如需加入其他附加剂，其品种与用量应符合国家标准的有关规定，且不应影响成品的稳定性，并应避免对检验产生干扰。必要时可加入适量的乙醇、甘油或其他多元醇。

④一般应检查相对密度、pH 值等。

⑤除另有规定外，糖浆剂应密封，避光置干燥处。

除另有规定外，糖浆剂应进行以下相应检查。

（一）外观性状

《中国药典》（2020 年版）规定除另有规定外，糖浆剂应澄清。在贮存期间不得有发霉、酸败、产生气体或其他变质现象，允许有少量摇之易散的沉淀。

（二）常规检查

糖浆剂除按各品种项下规定检查相对密度、pH 值等项目外，还应检查装量和微生物限度，以保证用药的安全、剂量的准确。

1. 装量　单剂量灌装的糖浆剂，照下述方法检查应符合规定。

检查法　取供试品 5 支，将内容物分别倒入经标化的量入式量筒内，尽量倾净。在室温下检视，每支装量与标示装量相比较，少于标示装量的不得多于 1 支，并不得少于标示装量的 95%。多剂量灌装的糖浆剂，照最低装量检查法（通则 0942）检查，应符合规定。

2. 微生物限度　除另有规定外，照非无菌产品微生物限度检查：微生物计数法（通则 1105）和控制菌检查法（通则 1106）及非无菌药品微生物限度标准（通则 1107）检查，应符合规定。

（三）含量测定

附加剂对测定的干扰及排除　糖浆剂除主药外，还含有蔗糖、水以及其他适宜的附加剂。附加剂的存在有可能对药物的含量测定产生干扰，需予以排除。蔗糖主要对氧化还原滴定法有干扰，而水主要对非水溶液滴定法有干扰，排除干扰的方法可分别参照片剂和注射剂分析中所采用的方法。

实例 5-5　枸橼酸哌嗪糖浆（规格 1 000 mL∶160 g）含量测定

用内容量移液管精密量取本品 5 mL，置 50 mL 量瓶中，用少量水洗出移液管内壁的附着液，洗液并入量瓶中，用水稀释至刻度，摇匀，精密量取 10 mL，置 150 mL 烧杯中，加三硝基苯酚试液 70 mL，搅拌，加热，至上层溶液澄清，放冷，1 h 后，用 105 ℃恒重的垂熔玻璃坩埚滤过，沉淀用哌嗪的三硝基苯酚衍生物的饱和溶液洗涤数次后，在 105 ℃干燥至恒重，精密称定,沉淀的重量与0.448 7相乘,即得供试量中含有枸橼酸哌嗪的重量。本品含枸橼酸哌嗪应为14.4%~17.6%(g/mL)。

解析:

①本方法采用重量法测定。

②枸橼酸哌嗪原料药采用非水滴定法,糖浆剂含有水分干扰测定,故采用主药与试剂生成沉淀,附加剂无反应的方法消除附加剂的干扰。

③系数公式:

$$系数 = \frac{\frac{1}{3} \times 枸橼酸哌嗪相对分子质量}{三硝基苯酚哌嗪相对分子质量} = \frac{\frac{1}{3} \times 732.74}{544.4}$$
$$= 0.448\ 7 \tag{5-9}$$

④计算公式:

$$标示量\% = \frac{W \times 0.448\ 7 \times \frac{50}{10}}{5 \times S} \times 100\% \tag{5-10}$$

式中　W——沉淀的重量,g;

　　　S——标示量,g。

五、颗粒剂的分析

颗粒剂是指原料药物与适宜的辅料混合制成具有一定粒度的干燥颗粒状制剂。颗粒剂可分为可溶颗粒(通称为颗粒)、混悬颗粒、泡腾颗粒、肠溶颗粒,根据释放特性不同还有缓释颗粒等。

混悬颗粒是指难溶性原料药物与适宜辅料混合制成的颗粒剂。临用前加水或其他适宜的液体振摇即可分散成混悬液。除另有规定外,混悬颗粒剂应进行溶出度(通则0931)检查。

泡腾颗粒是指含有碳酸氢钠和有机酸,遇水可放出大量气体而呈泡腾状的颗粒剂。泡腾颗粒中的原料药物应是易溶性的,加水产生气泡后应能溶解。有机酸一般用柠檬酸(枸橼酸)、酒石酸等。泡腾颗粒一般不得直接吞服。

肠溶颗粒是指采用肠溶材料包裹颗粒或其他适宜方法制成的颗粒剂。肠溶颗粒耐胃酸而在肠液中释放活性成分或控制药物在肠道内定位释放,可防止药物在胃内分解失效,避免对胃的刺激。肠溶颗粒应进行释放度(通则0931)检查。肠溶颗粒不得咀嚼。

缓释颗粒是指在规定的释放介质中缓慢地非恒速释放药物的颗粒剂。缓释颗粒应符合缓释制剂(指导原则9013)的有关要求,并应进行释放度(通则0931)检查。缓释颗粒不得咀嚼。

颗粒剂在生产与贮藏期间应符合下列规定:

①原料药物与辅料应均匀混合。含药量小或含毒、剧药物的颗粒剂,应根据原料药物的性质采用适宜方法使其分散均匀。

②除另有规定外,中药饮片应按各品种项下规定的方法进行提取、纯化、浓缩成规定的清膏,采用适宜的方法干燥并制成细粉,加适量辅料或饮片细粉,混匀并制成颗粒;也可将清膏加适量辅料或饮片细粉,混匀并制成颗粒。

③凡属挥发性原料药物或遇热不稳定的药物在制备过程应注意控制适宜的温度条件,凡遇光不稳定的原料药物应遮光操作。

④颗粒剂通常采用干法制粒、湿法制粒等方法制备。干法制粒可避免引入水分,尤其适合对湿热不稳定药物的颗粒剂的制备。

⑤根据需要颗粒剂可加入适宜的辅料,如稀释剂、黏剂、分散剂、着色剂以及矫味剂等。

⑥除另有规定外,挥发油应均匀喷入干燥颗粒中,密闭至规定时间或用包合等技术处理后加入。

⑦为了防潮、掩盖原料药物的不良气味,也可对颗粒进行包衣。必要时,包衣颗粒应检查残留溶剂。

⑧颗粒剂应干燥,颗粒均匀,色泽一致,无吸潮、软化、结块、潮解等现象。

⑨颗粒剂的微生物限度应符合要求。

⑩根据原料药物和制剂的特性,除来源于动、植物多组分且难以建立测定方法的颗粒剂外,溶出度、释放度、含量均匀度等应符合要求。

⑪除另有规定外,颗粒剂应密封,置干燥处贮存,防止受潮。生物制品原液、半成品和成品的生产及质量控制应符合相关品种要求。

除另有规定外,颗粒剂应进行以下相应检查。

(一)外观性状

《中国药典》(2020 年版)规定,颗粒剂应干燥、颗粒均匀、色泽一致,无吸潮、结块、潮解等现象。

(二)常规检查

1.粒度 为确保颗粒剂粒径的均一性,不使颗粒因受潮结块或在运输和贮藏中粉碎而影响质量。颗粒剂需进行粒度检查。

检查法 除另有规定外,照《中国药典》(2020 年版)四部"粒度和粒度分布测定法"(通则 0982 第二法双筛分法)测定,不能通过一号筛与能通过五号筛的总和不得超过供试量的 15%。

2.干燥失重 除另有规定外,化学药品和生物制品颗粒剂照干燥失重测定法(通则 0831)测定,于 105 ℃ 干燥(含糖颗粒应在 80 ℃ 减压干燥)至恒重,减失重量不得超过 2.0%。

3.水分 中药颗粒剂照水分测定法(通则 0832)测定,除另有规定外,水分不得超过 8.0%。

4. 溶化性　除另有规定外,颗粒剂照下述方法检查,溶化性应符合规定。含中药原粉的颗粒剂不进行溶化性检查。

可溶颗粒检查法　取供试品 10 g(中药单剂量包装取 1 袋),加热水 200 mL,搅拌 5 min,立即观察,可溶颗粒应全部溶化或轻微浑浊。

泡腾颗粒检查法　取供试品 3 袋,将内容物分别转移至盛有 200 mL 水的烧杯中,水温为 15～25 ℃,应迅速产生气体而呈泡腾状,5 min 内颗粒均应完全分散或溶解在水中。

颗粒剂按上述方法检查,均不得有异物,中药颗粒还不得有焦屑。

混悬颗粒以及已规定检查溶出度或释放度的颗粒剂可不进行溶化性检查。

5. 装量差异　单剂量包装的颗粒剂需检查装量差异,应符合规定。凡规定检查含量均匀度的颗粒剂,一般不再进行装量差异检查。

检查法　取供试品 10 袋(瓶),除去包装,分别精密称定每袋(瓶)内容物的重量,求出每袋(瓶)内容物的装量与平均装量。每袋(瓶)装量与平均装量相比较[凡无含量测定的颗粒剂,每袋(瓶)装量应与标示装量比较],超出装量差异限度的颗粒剂不得多于 2 袋(瓶),并不得有 1 袋(瓶)超出装货差异限度 1 倍。《中国药典》(2020 年版)对颗粒剂装量差异限度的规定见表 5-8。

表 5-8　颗粒剂的装量差异限度

平均装量或标示装量	装量差异限度
1.0 g 及 1.0 g 以下	±10%
1.0 g 以上至 1.5 g	±8%
1.5 g 以上至 6.0 g	±7%
6.0 g 以上	±5%

6. 装量　多剂量包装的颗粒剂,照最低装量检查法(通则 0942)检查,应符合规定。

7. 微生物限度　以动物、植物、矿物质来源的非单体成分制成的颗粒剂,生物制品颗粒剂,照非无菌产品微生物限度检查:微生物计数法(通则 1105)和控制菌检查法(通则 1106)及非无菌药品微生物限度标准(通则 1107)检查,应符合规定。规定检查杂菌的生物制品颗粒剂,可不进行微生物限度检查。

8. 其他项目检查　颗粒剂还需对溶出度、释放度、含量均匀度、微生物限度、多剂量包装的装量等进行检查,检查方法照《中国药典》(2020 年版)四部规定方法检查,应符合要求,必要时包衣颗粒剂应检查残留溶剂。

(三)含量测定

颗粒剂中的附加剂的干扰与排除及含量测定方法可参照胶囊剂分析中所采用的方法。

实例 5-6　头孢氨苄颗粒(规格 125 mg)含量测定

取装量或装量差异项下的内容物,混合均匀,精密称取适量(约相当于头孢氨苄 0.1 g),

置100 mL量瓶中,加流动相[水∶甲醇∶3.86%醋酸钠溶液∶4%醋酸溶液(742∶240∶15∶3)]适量,充分振摇,使头孢氨苄溶解,再加流动相稀释至刻度,摇匀,滤过;精密量取续滤液10 mL,置50 mL量瓶中,用流动相稀释至刻度,摇匀,取10 μL注入液相色谱仪,记录色谱图。另取头孢氨苄对照品适量,同法测定,按外标法以峰面积计算出供试品中头孢氨苄($C_{16}H_{17}N_3O_4S$)的含量。本品含头孢氨苄应为标示量的90.0%~110.0%。

解析:

①本法为高效液相色谱法。

②颗粒剂的取样是取装量或装量差异检查合格的内容物,取样方法与装量或装量差异检查取样方法相同。

③计算公式:

$$标示量\% = \frac{c_R \times \dfrac{A_X}{A_R} \times V \times D \times 平均装量}{m \times S} \times 100\%　　　　(5-11)$$

式中　A_X——供试品的峰面积;

A_R——对照品的峰面积;

c_R——对照品的浓度,g/mL;

V——供试品初次配制的体积,mL;

D——供试品的稀释倍数;

m——供试品的质量,g;

S——标示量,g。

六、散剂的分析

散剂是指原料药物或与适宜的辅料经粉碎、均匀混合制成的干燥粉末状制剂。

散剂可分为口服散剂和局部用散剂。口服散剂一般溶于或分散于水、稀释液或者其他液体中服用,也可直接用水送服。局部用散剂可供皮肤、口腔、咽喉、腔道等处应用;专供治疗、预防和润滑皮肤的散剂也可称为撒布剂或撒粉。

散剂在生产与贮藏期间应符合下列有关规定:

①供制散剂的原料药物均应粉碎。除另有规定外,口服用散剂为细粉,儿科用和局部用散剂应为最细粉。

②散剂中可含或不含辅料。口服散剂需要时亦可加矫味剂、芳香剂、着色剂等。

③为防止胃酸对生物制品散剂中活性成分的破坏,散剂稀释剂中可调配中和胃酸的成分。

④制备含有毒性药、贵重药或药物剂量小的散剂时,应采用配研法混匀并过筛。

⑤散剂可单剂量包(分)装,多剂量包装者应附分剂量的用具。含有毒性药的口服散剂应单剂量包装。

⑥除另有规定外,散剂应密闭贮存,含挥发性原料药物或易吸潮原料药物的散剂应密封

贮存。生物制品应采用防潮材料包装。

⑦散剂用于烧伤治疗如为非无菌制剂的,应在标签上标明"非无菌制剂";产品说明书中应注明"本品为非无菌制剂",同时在适应证下应明确"用于程度较轻的烧伤(Ⅰ°或浅Ⅱ°)";注意事项下规定"应遵医嘱使用"。

除另有规定外,散剂应进行以下相应检查。

(一)外观性状

《中国药典》(2020 年版)规定,散剂应干燥、疏松、混合均匀、色泽一致。

(二)常规检查

1. 粒度 除另有规定外,化学药局部用散剂和用于烧伤或严重创伤的中药局部用散剂及儿科用散剂,照下述方法检查,应符合规定。

除另有规定外,取供试品 10 g,精密称定,照粒度和粒度分布测定法(通则 0982 单筛分法)测定。化学药散剂通过七号筛(中药通过六号筛)的粉末重量,不得少于 95% 。

2. 外观均匀度 为控制散剂在生产中混合不匀、色泽不一致而影响药物的质量。散剂需进行外观均匀度检查,应符合规定。

检查法 取供试品适量,置光滑纸上,平铺约 5 cm²,将其表面压平,在亮处观察,应色泽均匀,无花纹与色斑。

3. 水分 中药散剂照水分测定法(通则 0832)测定,除另有规定外,不得过 9.0% 。

4. 干燥失重 化学药和生物制品散剂,除另有规定外,取供试品,照干燥失重测定法(通则 0831)测定,在 105 ℃干燥至恒重,减失重量不得过 2.0% 。

5. 装量差异 单剂量包装的散剂,照下述方法检查,应符合规定。

检查法 除另有规定外,取供试品 10 袋(瓶),分别精密称定每袋(瓶)内容物的重量,求出内容物的装量与平均装量。每袋(瓶)装量与平均装量相比较[凡有标示装量的散剂,每袋(瓶)装量应与标示装量相比较],按表 5-9 中的规定,超出装量差异限度的散剂不得多于 2 袋(瓶),并不得有 1 袋(瓶)超出装量差异限度的 1 倍。

表 5-9 散剂的装量差异限度

平均装量或表示装量	装量差异度(中药、化学药)
0.1 g 及 0.1 g 以下	±15%
0.1 g 以上至 0.5 g	±10%
0.5 g 以上至 1.5 g	±8%
1.5 g 以上至 6.0 g	±7%
6.0 g 以上	±5%

凡规定检查含量均匀度的化学药和生物制品散剂,一般不再进行装量差异的检查。

6. 装量 除另有规定外,多剂量包装的散剂,照最低装量检查法(通则 0942)检查,应符合规定。

7. 无菌 除另有规定外,用于烧伤[除程度较轻的烧伤(Ⅰ°或浅Ⅱ°外)]、严重创伤或临床必需无菌的局部用散剂,照无菌检查法(通则1101)检查,应符合规定。

8. 微生物限度　除另有规定外,照非无菌产品微生物限度检查:微生物计数法(通则1105)和控制菌检查法(通则1106)及非无菌药品微生物限度标准(通则1107)检查,应符合规定。凡规定进行杂菌检查的生物制品散剂,可不进行微生物限度检查。

(三)含量测定

散剂中附加剂的干扰与排除及含量测定方法可参照胶囊剂分析中所采用的方法。

实例5-7　牛磺酸散(规格0.4 g)含量测定

取装量差异项下的内容物,混合均匀,精密称取适量(约相当于牛磺酸0.2 g),加水25 mL,振摇使主成分溶解,用氢氧化钠滴定液(0.1 mol/L)调节 pH 值至7.0,加入预先调节 pH 值至9.0 的甲醛溶液15 mL,摇匀,再用氢氧化钠滴定液(0.1 mol/L)滴定至 pH 值至9.0,并持续30 s,以加入甲醛溶液后所消耗的氢氧化钠滴定液(0.1 mol/L)的量(mL)计算。每1 mL 氢氧化钠滴定液(0.1 mol/L)相当于12.52 mg 的牛磺酸($C_2H_7NO_3S$)。本品含牛磺酸应为标示量的90.0% ~110.0%。

解析:

①本法为置换酸碱滴定法。

②散剂的取样是取装量差异检查合格的内容物,取样方法与装量差异检查相同。

③计算公式:

$$标示量\% = \frac{V \times T \times F \times 10^{-3} \times 平均装量}{m \times S} \times 100\% \qquad (5\text{-}12)$$

式中　T——滴定度,mg/mL;

　　　V——供试品消耗滴定液的体积,mL;

　　　F——氢氧化钠滴定液的浓度校正因数;

　　　m——供试品的取样量,g;

　　　S——标示量,g。

七、栓剂的分析

栓剂是指原料药物与适宜基质等制成供腔道给药的固体制剂。

栓剂因施用腔道的不同,分为直肠栓、阴道栓和尿道栓。直肠栓为鱼雷形、圆锥形或圆柱形等;阴道栓为鸭嘴形、球形或卵形等;尿道栓一般为棒状。阴道栓可分为普通栓和膨胀栓。

阴道膨胀栓是指含药基质中插入具有吸水膨胀功能的内芯后制成的栓剂;膨胀内芯是以脱脂棉或粘胶纤维等经加工、灭菌制成。

栓剂在生产与贮藏期间应符合下列有关规定:

①栓剂一般采用搓捏法、冷压法和热熔法制备。搓捏法适宜于脂肪型基质小量制备;

冷压法适宜于大量生产脂肪性基质栓剂;热熔法适宜于脂肪性基质和水溶性基质栓剂的制备。

②栓剂常用基质为半合成脂肪酸甘油酯、可可豆脂、聚氧乙烯硬脂酸酯、聚氧乙烯山梨聚糖脂肪酸酯、氢化植物油、甘油明胶、泊洛沙姆、聚乙二醇类或其他适宜物质。根据需要可加入表面活性剂、稀释剂、润滑剂和抑菌剂等。除另有规定外,在制剂确定处方时,该处方的抑菌效力应符合抑菌效力检查法(通则1121)的规定。常用水溶性或与水能混溶的基质制备阴道栓。

③制备栓剂用的固体原料药物,除另有规定外,应预先用适宜方法制成细粉或最细粉。可根据施用腔道和使用需要,制成各种适宜的形状。

④栓剂中的原料药物与基质应混合均匀,其外形应完整光滑,放入腔道后应无刺激性,应能融化、软化或溶化,并与分泌液混合,逐渐释放出药物,产生局部或全身作用;并应有适宜的硬度,以免在包装或贮存时变形。

⑤栓剂所用内包装材料应无毒性,并不得与原料药物或基质发生理化作用。

⑥阴道膨胀栓内芯应符合有关规定,以保证其安全性。

⑦除另有规定外,应在30℃以下密闭贮存和运输,防止因受热、受潮而变形、发霉、变质。生物制品原液、半成品和成品的生产及质量控制应符合相关品种要求。

除另有规定外,栓剂应进行以下相应检查。

(一)外观性状

《中国药典》(2020年版)规定,栓剂外形应完整光滑。

(二)常规检查

1. 重量差异　照下述方法检查,应符合规定。

检查法　取供试品10粒,精密称定总重量,求得平均粒重后,再分别精密称定每粒的重量。每粒重量与平均粒重相比较(有标示粒重的中药栓剂,每粒重量应与标示粒重比较,按表中的规定,超出重量差异限度的不得多于1粒,并不得超出限度1倍。《中国药典》(2020年版)对栓剂重量差异的限度规定见表5-10。

表5-10　栓剂的重量差异限度

平均粒重	重量差异限度
1.0 g及1.0 g以下	±10%
1.0 g以上至3.0 g	±7.5%
3.0 g以上	±5%

凡规定检查含量均匀度的栓剂,一般不再进行重量差异检查。

2. 融变时限　栓剂放入腔道后,在适宜温度下应能溶化、软化或溶散,与分泌物混合逐渐释放药物,才能产生局部或全身作用。为控制栓剂质量,保证疗效,《中国药典》(2020年版)规定对栓剂进行融变时限检查,应符合规定。缓释栓剂应进行释放度检查,不再进行融变时限检查。

（1）检查法：融变时限检查采用仪器装置见《中国药典》(2020年版)。取供试品3粒，在室温放置1 h后，分别放在3个金属架的下层圆板上，装入各自的套筒内，并用挂钩固定。除另有规定外，将上述装置分别垂直浸入盛有不少于4 L的(37.0±0.5)℃水的容器中，其上端位置应在水面下90 mm处。容器中装一转动器，每隔10 min在溶液中翻转该装置1次。

（2）结果判定：除另有规定外，脂肪性基质的栓剂3粒均应在30 min内全部融化、软化或触压时无硬心；水溶性基质的栓剂3粒均应在60 min内全部溶解。如有1粒不符合规定，应另取3粒复试，均应符合规定。

3.膨胀值　除另有规定外，阴道膨胀栓应检查膨胀值，并符合规定。

检查法　取本品3粒，用游标卡尺测其尾部棉条直径，滚动约90°再测一次，每粒测两次，求出每粒测定的2次平均值(R_i)；将上述3粒栓用于融变时限测定结束后，立即取出剩余棉条，待水断滴，均轻置于玻璃板上，用游标卡尺测定每个棉条的两端以及中间3个部位，滚动约90°后再测定3个部位，每个棉条共获得6个数据，求出测定的6次平均值(r_i)，计算每粒的膨胀值(P_i)，3粒栓的膨胀值均应大于1.5。

4.微生物限度　除另有规定外，照非无菌产品微生物限度检查：微生物计数法(通则1105)和控制菌检查法(通则1106)及非无菌药品微生物限度标准(通则1107)检查，应符合规定。

（三）含量测定

基质的干扰与排除　栓剂在生产过程中，需加入如可可豆脂、甘油明胶、聚乙醇等油脂性或亲水性基质。这些基质的存在，往往包住主药，干扰主药的含量测定，应予以排除。排除干扰的方法有以下几种：

①加热液化后直接测定：某些药物可加入适宜的溶剂，在水浴上加热，使基质液化后，选用合适的方法进行测定。本法适用于对热稳定的药物。

②溶解基质后测定：选用可溶解基质的适宜有机溶剂如乙醚、三氯甲烷等溶解后直接测定；或加入有机溶剂后，滤过，再进行测定。

③滤除基质后测定：将制剂加热液化，选用适宜的溶剂溶解主药，然后放冷，基质重新凝固，滤除，再对主药进行测定。

④两相提取：供试品用与水不相溶的有机溶剂加热溶解，冷却后，用水或酸性溶液直接提取被测成分后测定。

⑤灼烧法：金属类药物经灼烧后，基质成为二氧化碳和水逸去，而主药可成金属氧化物，可称重后换算；或将残渣溶于酸中，再用配位滴定法进行含量测定。

实例5-8　双氯芬酸钠栓（规格50 mg）含量测定

取本品10粒，精密称定，水浴温热融化，在不断搅拌下冷却至室温，精密称取适量（约相当于双氯芬酸钠50 mg），置100 mL量瓶中，加水适量，在50~60℃水浴中振摇使溶解后，放冷，加水至刻度，摇匀，滤过；精密量取续滤液5 mL，置分液漏斗中，精密加水20 mL，摇匀，加石油醚(60~90℃)20 mL，振摇，静置，分取水层，滤过；精密量取续滤液5 mL，置50 mL量瓶中，用50%乙醇溶液稀释至刻度，照紫外-可见分光光度法，在282 nm波长处测定吸光度，按双氯芬酸钠的吸收系数为415计算，即得。含双氯芬酸钠应为标示量的90.0%~110.0%。

解析：

①双氯芬酸钠栓采用紫外-可见分光光度法测定，而其原料药为非水溶液滴定法。

②利用双氯芬酸钠易溶于乙醇、在水中略溶、在石油醚中不溶的特点，与基质分离后测定。

③计算公式：

$$标示量\% = \frac{\dfrac{A}{E_{1cm}^{1\%}} \times \dfrac{1}{100} \times D \times \overline{W}}{m \times S} \times 100\% \qquad (5-13)$$

式中　A——吸光度；

　　　$E_{1cm}^{1\%}$——百分吸收系数；

　　　D——稀释倍数；

　　　$\overline{W}$——平均栓重，g；

　　　m——供试品的取样量，g；

　　　S——标示量，g。

八、眼用制剂的分析

眼用制剂是指直接用于眼部发挥治疗作用的无菌制剂。眼用制剂可分为眼用液体制剂（滴眼剂、洗眼剂、眼内注射溶液等）、眼用半固体制剂（眼膏剂、眼用乳膏剂、眼用凝胶剂等）、眼用固体制剂（眼膜剂、眼丸剂、眼内插入剂等）。眼用液体制剂也可以固态形式包装，另备溶剂，在临用前配成溶液或混悬液。

滴眼剂是指由原料药物与适宜辅料制成的供滴入眼内的无菌液体制剂，可分为溶液、混悬液或乳状液。

洗眼剂是指由原料药物制成的无菌澄明水溶液，供冲洗眼部异物或分泌液、中和外来化学物质的眼用液体制剂。

眼内注射溶液是指由原料药物与适宜辅料制成的无菌液体，供眼周围组织（包括球结膜下、筋膜下及球后）或眼内注射（包括前房注射、前房冲洗、玻璃体内注射、玻璃体内灌注等）的无菌眼用液体制剂。

眼膏剂是指由原料药物与适宜基质均匀混合，制成溶液型或混悬型膏状的无菌眼用半固体制剂。

眼用乳膏剂是指由原料药物与适宜基质均匀混合，制成乳膏状的无菌眼用半固体制剂。

眼用凝胶剂是指原料药物与适宜辅料制成的凝胶状无菌眼用半固体制剂。

眼膜剂是指原料药物与高分子聚合物制成的无菌药膜，可置于结膜囊内缓慢释放药物的眼用固体制剂。

眼丸剂是指原料药物与适宜辅料制成的球形、类球形的无菌眼用固体制剂。

眼内插入剂是指原料药物与适宜辅料制成的适当大小和形状、供插入结膜囊内缓慢释放药物的无菌眼用固体制剂。

（一）眼用制剂在生产和贮藏期间应符合的规定

①眼用制剂一般可用溶解、乳化、分散等方法制备。

②滴眼剂中可加入调节渗透压、pH 值、黏度以及增加原料药物溶解度和制剂稳定的辅料,所用辅料不应降低药效或产生局部刺激。

③除另有规定外,滴眼剂应与泪液等渗。混悬型滴眼剂的沉降物不应结块或聚集,经振摇应易再分散,并应检查沉降体积比。除另有规定外,每个容器的装量应不超过 10 mL。

④洗眼剂属用量较大的眼用制剂,应尽可能与泪液等渗并具有相近的 pH 值。除另有规定外,每个容器的装量应不超过 200 mL。

⑤多剂量眼用制剂一般应加适当抑菌剂,尽量选用安全风险小的抑菌剂,产品标签应标明抑菌剂种类和标示量。除另有规定外,在制剂确定处方时,该处方的抑菌效力应符合抑菌效力检查法（通则 1121）的规定。

⑥眼用半固体制剂的基质应过滤并灭菌,不溶性原料药物应预先制成极细粉。眼膏剂、眼用乳膏剂、眼用凝胶剂应均匀、细腻、无刺激性,并易涂布于眼部,便于原料药物分散和吸收。除另有规定外,每个容器的装量应不超过 5 g。

⑦眼内注射溶液、眼内插入剂、供外科手术用和急救用的眼用制剂,均不得加抑菌剂或抗氧剂或不适当的附加剂。且应采用一次性使用包装。

⑧包装容器应无菌、不易破裂,其透明度应不影响可见异物检查。

⑨除另有规定外,眼用制剂还应符合相应剂型通则项下有关规定,如眼用凝胶剂还应符合凝胶剂的规定。

⑩除另有规定外,眼用制剂应遮光密封贮存。

⑪眼用制剂在启用后最多可使用 4 周。

（二）除另有规定外,眼用制剂应进行的相应检查

1. 可见异物　除另有规定外,滴眼剂照可见异物检查法（通则 0904）中滴眼剂项下的方法检查,应符合规定;眼内注射溶液照可见异物检查法（通则 0904）中注射液项下的方法检查,应符合规定。

2. 粒度　除另有规定外,含饮片原粉的眼用制剂和混悬型眼用制剂照下述方法检查,粒度应符合规定。

检查法　取液体型供试品强烈振摇,立即量取适量（或相当于主药 10 μg）置于载玻片上,共涂 3 片;或取 3 个容器的半固体型供试品,将内容物全部挤于适宜的容器中,搅拌均匀,取适量（或相当于主药 10 μg）置于载玻片上,涂成薄层,薄层面积相当于盖玻片面积,共涂 3 片;照粒度和粒度分布测定法（通则 0982 第一法）测定,每个涂片中大于 50 μm 的粒子不得过 2 个（含饮片原粉的除外）,且不得检出大于 90 μm 的粒子。

3. 沉降体积比　混悬型滴眼剂（含饮片细粉的滴眼剂除外）照下述方法检查,沉降体积比应不低于 0.90。

检查法　除另有规定外,用具塞量筒量取供试品 50 mL,密塞,用力振摇 1 min,记下混悬物的开始高度 H_0,静置 3 h,记下混悬物的最终高度 H,按式（5-14）计算:

$$沉降体积比 = \frac{H}{H_0} \tag{5-14}$$

4.金属性异物　除另有规定外,眼用半固体制剂照下述方法检查,应符合规定。

检查法　取供试品10个,分别将全部内容物置于底部平整光滑、无可见异物和气泡、直径为6 cm的平底培养皿中,加盖,除另有规定外,在85 ℃保温2 h,使供试品摊布均匀,室温放冷至凝固后,倒置于适宜的显微镜台上,用聚光灯从上方以45°的入射光照射皿底,放大30倍,检视不小于50 μm且具有光泽的金属性异物数。10个容器中每个含金属性异物超过8粒者,不得过1个,且其总数不得过50粒;如不符合上述规定,应另取20个复试;初、复试结果合并计算,30个中每个容器中含金属性异物超过8粒者,不得过3个,且其总数不得过150粒。

5.装量差异　除另有规定外,单剂量包装的眼用固体制剂或半固体制剂照下述方法检查,应符合规定。

检查法　取供试品20个,分别称定内容物重量,计算平均装量,每个装量与平均装量相比较(有标示装量的应与标示装量相比较)超过平均装量±10%者,不得过2个,并不得有超过平均装量±20%者。

凡规定检查含量均匀度的眼用制剂,一般不再进行装量差异检查。

6.装量　除另有规定外,单剂量包装的眼用液体制剂照下述方法检查,应符合规定。

检查法　取供试品10个,将内容物分别倒入经标化的量入式量筒(或适宜容器)内,检视,每个装量与标示装量相比较,均不得少于其标示量。

多剂量包装的眼用制剂,照最低装量检查法(通则0942)检查,应符合规定。

7.渗透压摩尔浓度　除另有规定外,水溶液型滴眼剂、洗眼剂和眼内注射溶液按各品种项下的规定,照渗透压摩尔浓度测定法(通则0632)测定,应符合规定。

8.无菌　除另有规定外,照无菌检查法(通则1101)检查,应符合规定。

九、鼻用制剂的分析

鼻用制剂是指直接用于鼻腔,发挥局部或全身治疗作用的制剂。鼻用制剂应尽可能无刺激性,并不可影响鼻黏膜和鼻纤毛的功能。

鼻用制剂可分为鼻用液体制剂(滴鼻剂、洗鼻剂、喷雾剂等)、鼻用半固体制剂(鼻用软膏剂、鼻用乳膏剂、鼻用凝胶剂等)、鼻用固体制剂(鼻用散剂、鼻用粉雾剂和鼻用棒剂等)。鼻用液体制剂也可以固态形式包装,配套专用溶剂,在临用前配成溶液或混悬液。

滴鼻剂是指由原料药物与适宜辅料制成的澄明溶液、混悬液或乳状液,供滴入鼻腔用的鼻用液体制剂。

洗鼻剂是指由原料药物制成符合生理pH值范围的等渗水溶液,用于清洗鼻腔的鼻用液体制剂,用于伤口或手术前使用者应无菌。

鼻用气雾剂是指由原料药物和附加剂与适宜抛射剂共同装封于耐压容器中,内容物经雾状喷出后,经鼻吸入沉积于鼻腔的制剂。

鼻用喷雾剂是指由原料药物与适宜辅料制成的澄明溶液、混悬液或乳状液,供喷雾器雾化的鼻用液体制剂。

鼻用软膏剂是指由原料药物与适宜基质均匀混合,制成溶液型或混悬型膏状的鼻用半固体制剂。

鼻用乳膏剂是指由原料药物与适宜基质均匀混合,制成乳膏状的鼻用半固体制剂。

鼻用凝胶剂是指由原料药物与适宜辅料制成凝胶状的鼻用半固体制剂。

鼻用散剂是指由原料药物与适宜辅料制成的粉末,用适当的工具吹入鼻腔的鼻用固体制剂。

鼻用粉雾剂是指由原料药物与适宜辅料制成的粉末,用适当的给药装置喷入鼻腔的鼻用固体制剂。

鼻用棒剂是指由原料药物与适宜基质制成棒状或类棒状,供插入鼻腔用的鼻用固体制剂。

(一)鼻用制剂在生产与贮藏期间应符合的规定

①鼻用制剂可根据主要原料药物的性质和剂型要求选用适宜的辅料。通常含有调节黏度、控制 pH 值、增加原料药物溶解、提高制剂稳定性或能够赋形的辅料,除另有规定外,多剂量水性介质鼻用制剂应当添加适宜浓度的抑菌剂,在制剂确定处方时,该处方的抑菌效力应符合抑菌效力检查(通则 1121)的规定。制剂本身如有足够的抑菌性能,可不加抑菌剂。

②鼻用制剂多剂量包装容器应配有完整和适宜的给药装置。容器应无毒并洁净,且应与原料药物或辅料具有良好的相容性。容器的瓶壁要均匀且有一定的厚度,除另有规定外,装量应不超过 10 mL 或 5 g。

③鼻用溶液应澄清,不得有沉淀和异物;鼻用混悬液若出现沉淀物,经振摇应易分散;鼻用乳状液若出现油相与水相分层,经振摇应易恢复成乳状液;鼻用半固体制剂应柔软细腻,易涂布。

④鼻用粉雾剂中原料药物与适宜辅料的粉末粒径一般应为 30 ~ 150 μm;鼻用气雾剂和鼻用喷雾剂喷出后的雾滴和粒子绝大多数应大于 10 μm。

⑤鼻用制剂应无刺激性,对鼻黏膜及其纤毛不应产生毒副作用。如为水性介质的鼻用制剂应调节 pH 值与渗透压。

⑥除另有规定外,鼻用制剂还应符合相应制剂通则项下有关规定。

⑦除另有规定外,鼻用制剂应密闭贮存。

⑧除鼻用气雾剂、鼻用喷雾剂和鼻用粉雾剂外,多剂量包装的鼻用制剂在开启后使用期一般不超过 4 周。

⑨鼻用制剂若为无菌制剂,应在标签或说明书中标明。

(二)除另有规定外,鼻用制剂应进行的相应检查

1.沉降体积比 混悬型滴鼻剂照下述方法检查,沉降体积比应不低于 0.90。

检查法 除另有规定外,用具塞量筒量取供试品 50 mL,密塞,用力振摇 1 min,记下混悬物的开始高度 H_0,静置 3 h,记下混悬物的最终高度 H,按式(5-14)计算。

2.递送剂量均一性 定量鼻用气雾剂、混悬型和乳液型定量鼻用喷雾剂及多剂量储库型鼻用粉雾剂照下述方法测定,应符合规定。

检查法　取供试品 1 瓶,振摇 5 s,弃去 1 喷。至少等待 5 s 后,振摇供试品 5 s,弃去 1 喷,重复此操作至弃去 5 喷。等待 2 s 后,正置供试品,按压装置,垂直(或接近垂直)喷射 1 喷至收集装置中,采用各品种项下规定溶剂收集装置中的药液,用各品种项下规定的分析方法,测定收集液中的药量。重复测定 10 瓶。

结果判定　符合下述条件之一者,可判为符合规定。

①10 个测定结果中,若至少 9 个测定值在平均值的 75% ~ 125%,且全部测定值在平均值的 65% ~ 135%。

②10 个测定结果中,若 2 ~ 3 个测定值超出 75% ~ 125%,应另取 20 瓶供试品测定,30 个测定结果中,超出 75% ~ 125% 的测定值不多于 3 个,且全部在 65% ~ 135% 之间。

3. 装量差异　除另有规定外,单剂量包装的鼻用固体制剂或半固体制剂照下述方法检查,应符合规定。

检查法　取供试品 20 个,分别称定内容物重量,计算平均装量,每个装量与平均装量相比较(有标示装量的应与标示装量相比较),超过平均装量±10% 者,不得过 2 个,并不得有超过平均装量±20% 者。

凡规定检查含量均匀度的鼻用制剂,一般不再进行装量差异检查。

4. 装量　除另有规定外,单剂量包装的鼻用液体制剂照下述方法检查,应符合规定。

检查法　取供试品 10 个,将内容物分别倒入经标化的量入式量筒内,在室温下检视,每个装量与标示装量相比较,均不得少于其标示量。

多剂量包装的鼻用制剂,照最低装量检查法(通则 0942)检查,应符合规定。

5. 无菌　除另有规定外,用于手术、创伤或临床必须无菌的鼻用制剂,照无菌检查法(通则 1101)检查,应符合规定。

6. 微生物限度　除另有规定外,照非无菌产品微生物限度检查:微生物计数法(通则 1105)和控制菌检查法(通则 1106)及非无菌药品微生物限度标准(通则 1107)检查,应符合规定。

十、软膏剂乳膏剂的分析

软膏剂是指原料药物与油脂性或水溶性基质混合制成的均匀的半固体外用制剂。因原料药物在基质中分散状态不同,分为溶液型软膏剂和混悬型软膏剂。溶液型软膏剂为原料药物溶解(或共熔)于基质或基质组分中制成的软膏剂;混悬型软膏剂为原料药物细粉均匀分散于基质中制成的软膏剂。

乳膏剂是指原料药物溶解或分散于乳状液型基质中形成的均匀半固体制剂。乳膏剂由于基质不同,可分为水包油型乳膏剂和油包水型乳膏剂。

(一)软膏剂、乳膏剂在生产与贮藏期间应符合的有关规定

①软膏剂、乳膏剂选用的基质应考虑各剂型特点、原料药物的性质,以及产品的疗效、稳定性及安全性。基质也可由不同类型基质混合组成。软膏剂、乳膏剂根据需要可加入保湿剂、抑菌剂、增稠剂、抗氧剂及透皮促进剂等。

②软膏剂基质可分为油脂性基质和水溶性基质。油脂性基质常用的有凡士林、石蜡、液状石蜡、硅油、蜂蜡、硬脂酸、羊毛脂等;水溶性基质主要有聚乙二醇。

③乳膏剂常用的乳化剂可分为水包油型和油包水型。水包油型乳化剂有钠皂、三乙醇胺皂类、脂肪醇硫酸(酯)钠类和聚山梨酯类等;油包水型乳化剂有钙皂、羊毛脂、单硬脂酸甘油酯、脂肪醇等。

④除另有规定外,加入抑菌剂的软膏剂、乳膏剂在制剂确定处方时,该处方的抑菌效力应符合抑菌效力检查法(通则1121)的规定。

⑤软膏剂、乳膏剂基质应均匀、细腻,涂于皮肤或黏膜上应无刺激性。软膏剂中不溶性原料药物,应预先用适宜的方法制成细粉,确保粒度符合规定。

⑥软膏剂、乳膏剂应具有适当的黏稠度,应易涂布于皮肤或黏膜上,不融化,黏稠度随季节变化应很小。

⑦软膏剂、乳膏剂应无酸败、异臭、变色、变硬等变质现象。乳膏剂不得有油水分离及胀气现象。

⑧除另有规定外,软膏剂应避光密封贮存。乳膏剂应避光密封置25 ℃以下贮存,不得冷冻。

⑨软膏剂、乳膏剂所用内包装材料,不应与原料药物或基质发生物理化学反应,无菌产品的内包装材料应无菌。

⑩软膏剂、乳膏剂用于烧伤治疗如为非无菌制剂的,应在标签上标明"非无菌制剂";产品说明书中应注明"本品为非无菌制剂",同时在适应证下应明确"用于程度较轻的烧伤(Ⅰ°或浅Ⅱ°)";注意事项下规定"应遵医嘱使用"。

(二)除另有规定外,软膏剂、乳膏剂应进行的相应检查

1.粒度　除另有规定外,混悬型软膏剂、含饮片细粉的软膏剂照下述方法检查,应符合规定。

检查法　取供试品适量,置于载玻片上涂成薄层,薄层面积相当于盖玻片面积,共涂3片,照粒度和粒度分布测定法(通则0982 第一法)测定,均不得检出大于180 μm 的粒子。

2.装量　照最低装量检查法(通则0942)检查,应符合规定。

3.无菌　用于烧伤[除程度较轻的烧伤(Ⅰ°或浅Ⅱ°外)]、严重创伤或临床必须无菌的软膏剂与乳膏剂,照无菌检查法(通则1101)检查,应符合规定。

4.微生物限度　除另有规定外,照非无菌产品微生物限度检查:微生物计数法(通则1105)和控制菌检查法(通则1106)及非无菌药品微生物限度标准(通则1107)检查,应符合规定。

十一、糊剂

糊剂是指大量的原料药物固体粉末(一般25%以上)均匀地分散在适宜的基质中所组成的半固体外用制剂。可分为含水凝胶性糊剂和脂肪糊剂。

（一）糊剂在生产与贮藏期间应符合的有关规定

①糊剂基质应根据剂型的特点、原料药物的性质、制剂的疗效和产品的稳定性选用。糊剂基质应均匀、细腻,涂于皮肤或黏膜上应无刺激性。

②糊剂应无酸败、异臭、变色与变硬现象。

③除另有规定外,糊剂应避光密闭贮存:置25 ℃以下贮存,不得冷冻。

（二）除另有规定外,糊剂应进行的相应检查

1. 装量　照最低装量检查法(通则0942)检查,应符合规定。

2. 微生物限度　除另有规定外,照非无菌产品微生物限度检查:微生物计数法(通则1105)和控制菌检查法(通则1106)及非无菌药品微生物限度标准(通则1107)检查,应符合规定。

十二、喷雾剂的分析

喷雾剂是指原料药物或与适宜辅料填充于特制的装置中,使用时借助手动泵的压力、高压气体、超声振动或其他方法将内容物呈雾状物释出,直接喷至腔道黏膜或皮肤等的制剂。

喷雾剂按内容物组成分为溶液型、乳状液型或混悬型。按用药途径可分为吸入喷雾剂、鼻用喷雾剂及用于皮肤、黏膜的喷雾剂。按给药定量与否,喷雾剂还可分为定量喷雾剂和非定量喷雾剂。

（一）喷雾剂在生产与贮藏期间应符合的有关规定

①喷雾剂应在相关品种要求的环境配制,如一定的洁净度、灭菌条件和低温环境等。

②根据需要可加入溶剂、助溶剂、抗氧剂、抑菌剂、表面活性剂等附加剂,除另有规定外,在制剂确定处方时,该处方的抑菌效力应符合抑菌效力检查法(通则1121)的规定。所加附加剂对皮肤或黏膜应无刺激性。

③喷雾剂装置中各组成部件均应采用无毒、无刺激性、性质稳定、与原料药物不起作用的材料制备。

④溶液型喷雾剂的药液应澄清;乳状液型喷雾剂的液滴在液体介质中应分散均匀;混悬型喷雾剂应将原料药物细粉和附加剂充分混匀、研细,制成稳定的混悬液。吸入喷雾剂的有关规定见吸入制剂项下。

⑤除另有规定外,喷雾剂应避光密封贮存。喷雾剂用于烧伤治疗如为非无菌制剂的,应在标签上标明"非无菌制剂";产品说明书中应注明"本品为非无菌制剂",同时在适应证下应明确"用于程度较轻的烧伤(Ⅰ°或浅Ⅱ°)";注意事项下规定"应遵医嘱使用"。

（二）除另有规定外,喷雾剂应进行的相应检查

1. 每瓶总喷次　多剂量定量喷雾剂照下述方法检查,应符合规定。

检查法　取供试品4瓶,除去帽盖,充分振摇,照使用说明书操作,释放内容物至收集容器内,按压喷雾泵(注意每次喷射间隔5 s并缓缓振摇),直至喷尽为止,分别计算喷射次数,每瓶总喷次均不得少于其标示总喷次。

2. 每喷喷量　除另有规定外,定量喷雾剂照下述方法检查,应符合规定。

检查法　取供试品 1 瓶,按产品说明书规定,弃去若干喷次,擦净,精密称定,喷射 1 次,擦净,再精密称定。前后两次重量之差为 1 个喷量。分别测定标示喷次前(初始 3 个喷量)、中($n/2$ 喷起 4 个喷量,n 为标示总喷次)、后(最后 3 个喷量),共 10 个喷量。计算上述 10 个喷量的平均值。再重复测试 3 瓶。除另有规定外,均应为标示喷量的 80% ~120% 。

凡规定测定每喷主药含量或递送剂量均一性的喷雾剂,不再进行每喷喷量的测定。

3. 每喷主药含量　除另有规定外,定量喷雾剂照下述方法检查,每喷主药含量应符合规定。

检查法　取供试品 1 瓶,按产品说明书规定,弃去若干喷次,用溶剂洗净喷口,充分干燥后,喷射 10 次或 20 次(注意喷射每次间隔 5 s 并缓缓振摇),收集于一定量的吸收溶剂中,转移至适宜量瓶中并稀释至刻度,摇匀,测定。所得结果除以 10 或 20,即为平均每喷主药含量,每喷主药含量应为标示含量的 80% ~120% 。

凡规定测定递送剂量均一性的喷雾剂,一般不再进行每喷主药含量的测定。

4. 递送剂量均一性　除另有规定外,混悬型和乳状液型定量鼻用喷雾剂应检查递送剂量均一性,照吸入制剂(通则 0111)或鼻用制剂(通则 0106)相关项下方法检查,应符合规定。

5. 装量差异　除另有规定外,单剂量喷雾剂照下述方法检查,应符合规定。

检查法　除另有规定外,取供试品 20 个,照各品种项下规定的方法,求出每个内容物的装量与平均装量。每个的装量与平均装量相比较,超出装量差异限度的不得多于 2 个,并不得有 1 个超出限度 1 倍(表 5-11)。

表 5-11　不同装量的装量差异

平均装量	装量差异限度
0.3 g 以下	±10%
0.3 g 及 0.3 g 以上	±7.5%

凡规定检查递送剂量均一性的单剂量喷雾剂,一般不再进行装量差异的检查。

6. 装量　非定量喷雾剂照最低装量检查法(通则 0942)检查,应符合规定。

7. 无菌　除另有规定外,用于烧伤[除程度较轻的烧伤(Ⅰ°或浅Ⅱ°)]、严重创伤或临床必需无菌的喷雾剂,照无菌检查法(通则 1101)检查,应符合规定。

8. 微生物限度　除另有规定外,照非无菌产品微生物限度检查:微生物计数法(通则 1105)和控制菌检查法(通则 1106)及非无菌药品微生物限度标准(通则 1107)检查,应符合规定。

十三、气雾剂的分析

气雾剂是指原料药物或原料药物和附加剂与适宜的抛射剂共同装封于具有特制阀门系统的耐压容器中,使用时抛射剂的压力将内容物呈雾状物喷至腔道黏膜或皮肤的制剂。

内容物喷出后呈泡沫状或半固体状,则称为泡沫剂或凝胶剂/乳膏剂。按用药途径可分为吸入气雾剂(有关规定见吸入制剂)、非吸入气雾剂。按处方组成可分为二相气剂(气相与液相)和三相气雾剂(气相、液相、固相或液相)。按给药定量与否,可分为定量气雾剂和非定量气雾剂。鼻用气雾剂系指经鼻吸入沉积于鼻腔的制剂。揿压阀门可定量释放活性物质。

(一)气雾剂在生产与贮藏期间应符合的有关规定

①根据需要可加入溶剂、助溶剂、抗氧剂、抑菌剂、表面活性剂等附加剂,除另有规定外,在制剂确定处方时,该处方的抑菌效力应符合抑菌效力检查法(通则1121)的规定。气雾剂中所有附加剂均应对皮肤或黏膜无刺激性。

②二相气雾剂应按处方制得澄清的溶液后,按规定量分装。三相气雾剂应将微粉化(或乳化)原料药物和附加剂充分混合制得混悬液或乳状液,如有必要,抽样检查,符合要求后分装。在制备过程中,必要时应严格控制水分,防止水分混入。吸入气雾剂的有关规定见吸入制剂。

③气雾剂常用的抛射剂为适宜的低沸点液体。根据气雾剂所需压力,可将两种或几种抛射剂以适宜比例混合使用。

④气雾剂的容器,应能耐受气雾剂所需的压力,各组成部件均不得与原料药物或附加剂发生理化作用,其尺寸精度与溶胀性必须符合要求。

⑤定量气雾剂释出的主药含量应准确、均一,喷出的雾滴(粒)应均匀。

⑥制成的气雾剂应进行泄漏检查,确保使用安全。

⑦气雾剂应置凉暗处贮存,并避免暴晒、受热、敲打、撞击。

⑧定量气雾剂应标明:每罐总揿次;每揿主药含量或递送剂量。

⑨气雾剂用于烧伤治疗如为非无菌制剂的,应在标签上标明"非无菌制剂";产品说明书中应注明"本品为非无菌制剂",同时在适应证下应明确"用于程度较轻的烧伤(Ⅰ°或浅Ⅱ°)";注意事项下规定"应遵医嘱使用"。

(二)除另有规定外,气雾剂应进行的相应检查

鼻用气雾剂除符合气雾剂项下要求外,还应符合鼻用制剂(通则0106)相关项下要求。

1. 每罐总揿次　定量气雾剂照吸入制剂(通则0111)相关项下方法检查,每罐总揿次应符合规定。

2. 递送剂量均一性　除另有规定外,定量气雾剂照吸入制剂(通则0111)相关项下方法检查,递送剂量均一性应符合规定。

3. 每揿主药含量　定量气雾剂照下述方法检查,每揿主药含量应符合规定。

检查法　取供试品1罐,充分振摇,除去帽盖,按产品说明书规定,弃去若干揿次,用溶剂洗净套口,充分干燥后,倒置于已加入一定量吸收液的适宜烧杯中,将套口浸入吸收液的液面下(至少25 mm),喷射10次或20次(注意每次喷射间隔5 s并缓缓振摇),取出供试品,用吸收液洗净套口内外,合并吸收液,转移至适宜量瓶中并稀释至刻度后,按各品种含量测定项下的方法测定,所得结果除以取样喷射次数,即为平均每揿主药含量。每揿主药含量应为每揿主药含量标示量的80%～120%。

凡规定测定递送剂量均一性的气雾剂,一般不再进行每揿主药含量的测定。

4.喷射速率 非定量气雾剂照下述方法检查,喷射速率应符合规定。

检查法 取供试品4罐,除去帽盖,分别喷射数秒后,擦净,精密称定,将其浸入恒温水浴(25±1)℃中30 min,取出,擦干,除另有规定外,连续喷射5 s,擦净,分别精密称重,然后放入恒温水浴(25±1)℃中,按上法重复操作3次,计算每罐的平均喷射速率(g/s),均应符合各品种项下的规定。

5.喷出总量 非定量气雾剂照下述方法检查,喷出总量应符合规定。

检查法 取供试品4罐,除去帽盖,精密称定,在通风橱内,分别连续喷射于已加入适量吸收液的容器中,直至喷尽为止,擦净,分别精密称定,每罐喷出量均不得少于标示装量的85%。

6.每揿喷量 定量气雾剂照下述方法检查,应符合规定。

检查法 取供试品1罐,振摇5 s,按产品说明书规定,弃去若干揿次,擦净,精密称定,揿压阀门喷射1次,擦净,再精密称定。前后两次重量之差为1个喷量。按上法连续测定3个喷量;揿压阀门连续喷射,每次间隔5 s,弃去,至 $n/2$ 次;再按上法连续测定4个喷量;继续揿压阀门连续喷射,弃去,再按上法测定最后3个喷量。计算每罐10个喷量的平均值。再重复测定3罐。除另有规定外,均应为标示喷量的80%~120%。

凡进行每揿递送剂量均一性检查的气雾剂,不再进行每揿喷量检查。

7.粒度 除另有规定外,混悬型气雾剂应作粒度检查。

检查法 取供试品1罐,充分振摇,除去帽盖,试喷数次,擦干,取清洁干燥的载玻片一块,置距喷嘴垂直方向5 cm处喷射1次,用约2 mL四氯化碳或其他适宜溶剂小心冲洗载玻片上的喷射物,吸干多余的四氯化碳,待干燥,盖上盖玻片,移至具有测微尺的400倍或以上倍数显微镜下检视,上下左右移动,检查25个视野,计数,应符合各品种项下规定。

8.装量 非定量气雾剂照最低装量检查法(通则0942)检查,应符合规定。

9.无菌 除另有规定外,用于烧伤[除程度较轻的烧伤(Ⅰ°或浅Ⅱ°外)]、严重创伤或临床必需无菌的气雾剂,照无菌检查法(通则1101)检查,应符合规定。

10.微生物限度 除另有规定外,照非无菌产品微生物限度检查:微生物计数法(通则1105)和控制菌检查法(通则1106)及非无菌药品微生物限度标准(通则1107)检查,应符合规定。

十四、凝胶剂的分析

凝胶剂是指原料药物与能形成凝胶的辅料制成的具凝胶特性的稠厚液体或半固体制剂。除另有规定外,凝胶剂限局部用于皮肤及体腔,如鼻腔、阴道和直肠等。

乳状液型凝胶剂又称为乳胶剂。由高分子基质如西黄蓍胶制成的凝胶剂也可称为胶浆剂。小分子无机原料药物如氢氧化铝凝胶剂是由分散的药物小粒子以网状结构存在于液体中,属两相分散系统,也称混悬型凝胶剂。混悬型凝胶剂可有触变性,静止时形成半固体而搅拌或振摇时成为液体。

凝胶剂基质属单相分散系统,有水性与油性之分。水性凝胶基质一般由水、甘油或丙二醇与纤维素衍生物、卡波姆和海藻酸盐、西黄蓍胶、明胶、淀粉等构成;油性凝胶基质由液状石蜡与聚乙烯或脂肪油与胶体硅或铝皂、锌皂等构成。

(一)凝胶剂在生产与贮藏期间应符合的有关规定

①混悬型凝胶剂中胶粒应分散均匀,不应下沉、结块。

②凝胶剂应均匀、细腻,在常温时保持胶状,不干涸或液化。

③凝胶剂根据需要可加入保湿剂、抑菌剂、抗氧剂、乳化剂、增稠剂和透皮促进剂等。除另有规定外,在制剂确定处方时,该处方的抑菌效力应符合抑菌效力检查法(通则1121)的规定。

④凝胶剂一般应检查 pH 值。

⑤除另有规定外,凝胶剂应避光、密闭贮存,并应防冻。

⑥凝胶剂用于烧伤治疗如为非无菌制剂的,应在标签上标明"非无菌制剂";产品说明书中应注明"本品为非无菌制剂",同时在适应证下应明确"用于程度较轻的烧伤";注意事项下规定"应遵医嘱使用"。

(二)除另有规定外,凝胶剂应进行的相应检查

1.粒度   除另有规定外,混悬型凝胶剂照下述方法检查,应符合规定。

检查法   取供试品适量,置于载玻片上,涂成薄层,薄层面积相当于盖玻片面积,共涂3片,照粒度和粒度分布测定法(通则0982第一法)测定,均不得检出大于 180 μm 的粒子。

2.装量   照最低装量检查法(通则0942)检查,应符合规定。

3.无菌   除另有规定外,用于烧伤、严重创伤或临床必须无菌的照无菌检查法(通则1101)检查,应符合规定。

4.微生物限度   除另有规定外,照非无菌产品微生物限度检查:微生物计数法(通则1105)和控制菌检查法(通则1106)及非无菌药品微生物限度标准(通则1107)检查,应符合规定。

十五、搽剂的分析

搽剂是指原料药物用乙醇、油或适宜的溶剂制成的液体制剂,供无破损皮肤揉擦用。

(一)搽剂在生产与贮藏期间应符合的有关规定

①搽剂常用的溶剂有水、乙醇、液状石蜡、甘油或植物油等。

②搽剂在贮存时,乳状液若出现油相与水相分离,经振摇后应能重新形成乳状液;混悬液若出现沉淀物,经振摇应易分散,并具足够稳定性,以确保给药剂量的准确。易变质的搽剂应在临用前配制。

③搽剂用时可加在绒布或其他柔软物料上,轻轻涂裹患处,所用的绒布或其他柔软物料须洁净。

④除另有规定外,以水或稀乙醇为溶剂的一般应检查相对密度、pH 值;以乙醇为溶剂的应检查乙醇量;以油为溶剂的应无酸败等变质现象,并应检查折光率。

⑤搽剂应稳定,根据需要可加入抑菌剂或抗氧剂。除另有规定外,在制剂确定处方时,该处方的抑菌效力应符合抑菌效力检查法(通则1121)的规定。

⑥为了避免溶剂蒸发,可采用非渗透的容器或包装材料。聚苯乙烯制成的塑料容器,不适合搽剂。

⑦除另有规定外,应避光、密封贮存。

(二)除另有规定外,搽剂应进行的相应检查

1. 装量　除另有规定外,照最低装量检查法(通则0942)检查,应符合规定。

2. 微生物限度　除另有规定外,照非无菌产品微生物限度检查:微生物计数法(通则1105)和控制菌检查法(通则1106)及非无菌药品微生物限度标准(通则1107)检查,应符合规定。

十六、涂剂的分析

涂剂是指含原料药物的水性或油性溶液、乳状液、混悬液,供临用前用消毒纱布或棉球等柔软物料蘸取涂于皮肤或口腔与喉部黏膜的液体制剂。也可为临用前用无菌溶剂制成溶液的无菌冻干制剂,供创伤面涂抹治疗用。

(一)涂剂在生产与贮藏期间应符合的有关规定

①涂剂大多为消毒或消炎药物的甘油溶液,也可用乙醇、植物油等作溶剂。以油为溶剂的应无酸败等变质现象,并应检查折光率。

如所用原料药物为生物制品原液,则其原液、半成品和成品的生产及质量控制应符合相关品种项下的要求。

②涂剂在贮存时,乳状液若出现油相与水相分离,经振摇后应能重新形成乳状液;混悬液若出现沉淀物,经振摇易分散,并具足够稳定性,以确保给药剂量的准确。易变质的涂剂应在临用前配制。

③涂剂应稳定,根据需要可加入抑菌剂或抗氧剂。除有规定外,在制剂确定处方时,该处方的抑菌效力应符合抑菌效力检查法(通则1121)的规定。

④为了避免溶剂蒸发,可采用非渗透性容器或包装。

⑤除另有规定外,应避光、密闭贮存。对热敏感的品种,应在2~8℃保存和运输。

⑥除另有规定外,涂剂在启用后最多可使用4周。

⑦涂剂用于烧伤治疗如为非无菌制剂的,应在标签上标明"非无菌制剂";产品说明书中应注明"本品为非无菌制剂",同时在适应证下应明确"用于程度较轻的烧伤Ⅰ°或浅Ⅱ°";注意事项下规定"应遵医嘱使用"。

(二)除另有规定外,涂剂应进行的相应检查

1. 装量　除另有规定外,照最低装量检查法(通则0942)检查,应符合规定。

2. 无菌　除另有规定外,用于烧伤、严重创伤或临床必须无菌的涂剂,照无菌检查法(通则1101)检查,应符合规定。

3. 微生物限度　除另有规定外,照非无菌产品微生物限度检查:微生物计数法(通则1105)和控制菌检查法(通则1106)及非无菌药品微生物限度标准(通则1107)检查,应符合规定。

十七、贴剂的分析

贴剂是指原料药物与适宜的材料制成的供贴敷在皮肤上的,可产生全身性或局部作用的薄片状柔性制剂。贴剂可用于完整皮肤表面,也可用于有疾患或不完整的皮肤表面。其中用于完整皮肤表面能将药物输送透过皮肤进入血液循环系统起全身作用的贴剂称为透皮贴剂。

透皮贴剂通过扩散而起作用,其释放速度受到药物浓度影响。

贴剂通常由含有活性物质的支撑层和背衬层以及覆盖在药物释放表面上的保护层组成;保护层起防黏和保护制剂的作用,通常为防黏纸、塑料或金属材料,当除去时,应不会引起贮库及粘贴层等的剥离。贴剂的保护层、活性成分不能透过,通常水也不能透过。

根据需要,贴剂可使用药物贮库、控释膜或黏附材料。

当用于干燥、洁净、完整的皮肤表面,用手或手指轻压,贴剂应能牢牢地贴于皮肤表面,从皮肤表面除去时应不对皮肤造成损伤,或引起制剂从背衬层剥离。

(一)贴剂在生产与贮藏期间应符合的有关规定

①贴剂所用的材料及辅料应符合国家标准有关规定,并应考虑到贴剂局部刺激性和药物性质的影响。常用的材料为铝箔-聚乙烯复合膜、防黏纸、乙烯醋酸乙烯共聚物、丙烯酸或聚异丁烯压敏胶、硅橡胶和聚乙二醇等。

②贴剂根据需要可加入表面活性剂、乳化剂、保湿剂、抑菌剂、抗氧剂或透皮促进剂等。

③贴剂外观应完整光洁,有均一的应用面积,冲切口应光滑无锋利的边缘。

④原料药物可以溶解在溶剂中,填充入贮库,贮库应无气泡和泄漏。原料药物如混悬在制剂中则必须保证混悬和涂布均匀。

⑤粘贴层涂布应均匀,用有机溶剂涂布的贴剂,应对残留溶剂进行检查。

⑥采用乙醇等溶剂应在标签中注明过敏者慎用。

⑦贴剂的黏附力等应符合要求。

⑧除另有规定外,贴剂应密封贮存。

⑨除另有规定外,贴剂应在标签和/或说明书中注明每贴所含药物剂量、总的作用时间及药物释放的有效面积。

透皮贴剂应在标签和/或说明书中注明贴剂总的作用时间及释药速率,每贴所含药物剂量及药物释放的有效面积;当无法标注释药速率时,应标明每贴所含药物剂量、总的作用时间及药物释放的有效面积。

(二)除另有规定外,贴剂应进行的相应检查

1. 黏附力　除另有规定外,照贴剂黏附力测定法(通则0952)测定,应符合规定。

2. 含量均匀度　除另有规定或来源于动、植物多组分且难以建立测定方法的贴剂外,照

含量均匀度检查法(通则0941)测定,应符合规定。

3. 重量差异　中药贴剂按如下重量差异检查法测定,应符合规定(进行含量均匀度检查的品种,可不进行重量差异检查)。

检查法　除另有规定外,取供试品 20 片,精密称定重量,求出平均重量,再分别称定每片的重量,每片重量平均重量相比较,重量差异限度应在平均重量的±5% 以内,超出重量差异限度的不得多于 2 片,并不得有 1 片超出限 1 倍。

4. 释放度　除另有规定或来源于动、植物多组分且难以建立测定方法的贴剂外,照溶出度与释放度测定法(通则0931 第四、五法)测定,应符合规定。

5. 微生物限度　除另有规定外,照非无菌产品微生物限度检查:微生物计数法(通则1105)和控制菌检查法(通则1106)及非无菌药品微生物限度标准(通则1107)检查,应符合规定。

十八、耳用制剂的分析

耳用制剂是指原料药物与适宜辅料制成的直接用于耳部发挥局部治疗作用或用于洗耳用途的制剂。

耳用制剂可分为耳用液体制剂(滴耳剂、洗耳剂、耳用喷雾剂等)、耳用半固体制剂(耳用软膏剂、耳用乳膏剂、耳用凝胶剂、耳塞等)、耳用固体制剂(耳用散剂、耳用丸剂等)。耳用液体制剂也可以固态形式包装,另备溶剂,在临用前配成溶液或混悬液。

滴耳剂是指由原料药物与适宜辅料制成的水溶液,或由甘油或其他适宜溶剂制成的澄明溶液、混悬液或乳状液,供滴入外耳道用的液体制剂。

洗耳剂是指由原料药物与适宜辅料制成的澄明水溶液,用于清洁外耳道的液体制剂。通常是符合生理 pH 值范围的水溶液,用于伤口或手术前使用者应无菌。

耳用喷雾剂是指由原料药物与适宜辅料制成的澄明溶液、混悬液或乳状液,借喷雾器雾化的耳用液体制剂。

耳用软膏剂是指由原料药物与适宜基质均匀混合制成的溶液型或混悬型膏状的耳用半固体制剂。

耳用乳膏剂是指由原料药物与适宜基质均匀混合制成的乳膏状耳用半固体制剂。

耳用凝胶剂是指由原料药物与适宜辅料制成凝胶状的耳用半固体制剂。

耳塞是指由原料药物与适宜基质制成的用于塞入外耳道的耳用半固体制剂。

耳用散剂是指由原料药物与适宜辅料制成粉末状的供放入或吹入外耳道的耳用固体制剂。

耳用丸剂是指原料药物与适宜辅料制成的球形或类球形的用于外耳道或中耳道的耳用固体制剂。

(一)耳用制剂在生产与贮藏期间应符合的有关规定

①耳用制剂通常含有调节张力或黏度、控制 pH 值、增加药物溶解度、提高制剂稳定性或提供足够抗菌性能的辅料,辅料应不影响制剂的药效,并应无毒性或局部刺激性。溶剂(如水、甘油、脂肪油等)不应对耳膜产生不利的压迫。除另有规定外,多剂量包装的水性耳用制

剂,可含有适宜浓度的抑菌剂,如需加入抑菌剂,除另有规定外,在制剂确定处方时,该处方的抑菌效力应符合抑菌效力检查法(通则1121)的规定。

②单剂量包装的洗耳剂,应能保证从容器中可倾倒出足够的体积。

③除另有规定外,耳用制剂多剂量包装容器应配有完整的滴管或适宜材料组合成套,一般应配有橡胶乳头或塑料乳头的螺旋盖滴管。容器应无毒、洁净,且应与原料药物或辅料具有良好的相容性,容器的器壁要有一定的厚度且均匀。装量应不超过10 mL或5 g。

④耳用溶液剂应澄清,不得有沉淀和异物;耳用混悬液若出现沉淀物,经振摇应易分散;耳用乳状液若出现油相与水相分离,振摇应易恢复成乳状液。耳用半固体制剂应柔软细腻,易涂布。

⑤除另有规定外,耳用制剂还应符合相应制剂通则项下有关规定,如耳用软膏剂还应符合软膏剂的规定,耳用喷雾剂还应符合喷雾剂的规定。

⑥除另有规定外,耳用制剂应密闭贮存。

⑦除另有规定外,多剂量耳用制剂在开启后使用期最多不超过4周。

⑧耳用制剂如为无菌制剂,应在标签或说明书中标明;如有抑菌剂还应标明抑菌剂的种类及浓度。

⑨用于伤口或手术前使用的耳用制剂应无菌,除另有规定外,应不含抑菌剂,并以单剂量包装。

(二)除另有规定外,耳用制剂应进行的相应检查

1. 沉降体积比　混悬型滴耳剂照下述方法检查,沉降体积比应不低于0.90。

检查法　除另有规定外,用具塞量筒量取供试品50 mL,密塞,用力振摇1 min,记下混悬物的开始高度H_0,静置3 h,记下混悬物的最终高度H,按公式(5-14)计算。

2. 重(装)量差异　除另有规定外,单剂量给药的耳用制剂照下述方法检查,应符合规定。

检查法　取供试品20个剂量单位,分别称定内容物,计算平均重(装)量,超过平均重(装)量±10%者不得过2个,并不得有超过平均重(装)量±20%者。

凡规定检查含量均匀度的耳用制剂,一般不再进行重(装)量差异的检查。

3. 装量　多剂量耳用制剂,照最低装量检查法(通则0942)检查,应符合规定。

4. 无菌　除另有规定外,用于手术、耳部伤口或耳膜穿孔的滴耳剂与洗耳剂,照无菌检查法(通则1101)检查,应符合规定。

5. 微生物限度　除另有规定外,照非无菌产品微生物限度检查:微生物计数法(通则1105)和控制菌检查法(通则1106)及非无菌药品微生物限度标准(通则1107)检查,应符合规定。

第三节　药用辅料和包装材料的分析

我国药用辅料的应用历史悠久,早在公元前1766年就以水为溶剂制备了世界上最早的药剂,并逐渐开始用动物胶、蜂蜜、淀粉、醋、植物油、动物油等作为药剂辅料。当今欧美等发达国家的药用辅料发展迅速,而我国的药用辅料产业仍处于初步发展阶段,难以满足药品质量的需求,重要原因之一是药用辅料标准体系不健全。我国在《中国药典》(2005 年版)首次收载了药用辅料标准,经过 10 年不懈努力,《中国药典》(2015 年版)在药用辅料标准提升方面取得了明显进步,主要体现在将药用辅料标准与通则合并收入第四部;收载的辅料品种与类别显著增加;新方法、新技术得到广泛应用;注射剂用辅料标准更加严格并首次增加了《药用辅料功能性指标指导原则》,做到了安全性控制要求基本与国际接轨,实现了制剂常用辅料更加可控。《中国药典》(2020 年版)进一步扩大了药用辅料标准的收载,共收载药用辅料 335 种,其中新增 65 种,修订 212 种。

目前国家药包材标准由国家颁布的药包材标准和产品注册标准组成,它是国家保证药包材质量,保证药品安全有效的法定标准,是我国药品生产企业使用药包材、药包材企业生产药包材和药品监督部门检验药包材的法定依据。

药品包装材料和药材辅料是药品不可分割的重要组成部分,它与药品的质量息息相关,确保药用辅料和药包材的质量和安全性是提高药品质量、保证药品安全有效的必要条件。

一、药用辅料的分析

(一)药用辅料概述

《中国药典》规定:药用辅料是指生产药品和调配处方时使用的赋形剂和附加剂;是除活性成分以外、在安全性方面已进行了合理的评估,且包含在药物制剂中的物质。在作为非活性物质时、药用辅料除了赋形、充当载体、提高稳定性外、还具有增溶、助溶、调节释放等重要功能,是可能会影响到制剂质量、安全性和有效性的重要成分,其质量可靠性和多样性是保证剂型和制剂先进性的基础。因此,应关注药用辅料本身的安全性以及药物与辅料相互作用及其安全性。

药用辅料是药品重要组成部分,药品中大部分成分是药用辅料,若其质量出了问题,必然涉及用到该类辅料的所有制剂,直接影响到药品的使用安全性。同时,药用辅料也是影响仿制药一致性评价的重要因素。

自《中国药典》(2015 年版)执行起,药用辅料的质量标准水平显著提升,弥补了当前我国药用辅料标准短缺的问题,有利于推进我国药用辅料行业快速健康发展,主要表现在以下几个方面。

1.科学定义药用辅料概念 扩大了药用辅料定义的内涵,指出在作为非活性物质时,药用辅料除了赋形、充当载体、提高稳定性外,还具有增溶、助溶、调节释放等重要功能。强调其功能性,表明药用辅料并非可有可无的辅助成分;同时某些辅料本身具有药用活性,应符合药用标准,如卵磷脂、二甲基硅油、活性炭等。

2.收载品种和类别增加 我国常用药用辅料有 500 多种,《中国药典》(2010 年版)收录 132 个品种,占常用辅料的 24%;《中国药典》(2015 年版)中药用辅料总数为 271 个,占常用辅料 49%,增长率为 105%,同时删去毒副作用较大的硫柳汞、邻苯二甲酸二乙酯两个品种。

《中国药典》(2020 年版)收载品种增加为 335 种,其中新增 65 种,修订 212 种。有效缓解了我国药企使用的部分辅料无标准可依的局面。药用辅料种类的增加有利于药品生产企业使用合法来源的药用辅料。

3. 注射剂药用辅料质量标准得到强化 《中国药典》(2020 年版)药用辅料标准中加强了注射用辅料的标准,这与近年来辅料质量问题引发多起注射剂药害事件有关。单独设立注射剂药用辅料标准,对提升注射剂等高风险药品的安全性将发挥良好作用。标准中安全性项目,特别是对细菌内毒素、无菌、过敏性杂质、蛋白残留、溶血性物质、有毒有害物质等质量要求的提高,有助于降低注射剂的安全性风险。

4. 强调药用辅料的功能性 《中国药典》(2015 年版)首次增加了《药用辅料功能性指标指导原则》。为保证药用辅料在制剂中不但作为赋形剂而且能保证其质量。在药用辅料的正文中设置适宜的功能性指标是十分必要的。功能性指标的设置是针对特定用途的,同一辅料按功能性指标不同可以分为不同的规格,使用者可根据用途选择适宜规格的药用辅料以保证制剂的质量。药用辅料的功能性正在日益被列为评价其优劣的重要指标。

5. 质量标准水平整体提升 《中国药典》(2020 年版)中药用辅料含量等测定项目中,新技术、新方法等先进分析手段得到应用,如 HPLC、GC 技术广泛应用于《中国药典》(2020 年版)药用辅料检查中;重金属检查逐渐由原子吸收法代替了原来的比色法。更多先进昂贵的仪器:核磁共振波谱仪、X 射线衍射仪、激光粒度测定仪等也被列入新版药典,这一切标志着药用辅料质量标准整体水平的提高。

(二)药用辅料的分类与质量标准特点

1. 药用辅料的分类 《中国药典》(2020 年版)根据来源、作用与用途、给药途径等对药用辅料进行分类。

(1)按来源:天然物、半合成物和全合成物。

(2)按用于制备的剂型:片剂、注射剂、胶囊剂、颗粒剂、眼用制剂、鼻用制剂、栓剂、丸剂、软膏剂、乳膏剂等。

(3)按用途:溶媒剂、抛射剂、增溶剂、助溶剂、乳化剂、着色剂、黏合剂、崩解剂、填充剂、润滑剂、载体材料等。

2. 药用辅料质量标准特点 药用辅料的结构类型较多,在制定质量标准时既要考虑药用辅料自身的安全性,也要考虑其影响制剂生产、质量、安全性和有效性的性质。药用辅料标准与化学原料药标准的主要区别在于药用辅料的功能性指标,特别是大分子药用辅料的分子量分布、聚合度、取代度、支化度等关键性质量安全指标。

(1)药用辅料的国家标准应建立在经国家药品监督管理部门确认的生产条件、生产工艺以及原材料的来源等基础上,按照药用辅料生产质量管理规范进行生产,上述影响因素任何之一发生变化,均应重新验证,确认药用辅料标准的适用性。

(2)药用辅料可用于多种给药途径,同一药用辅料用于给药途径不同的制剂时,需根据临床用药要求制定相应的质量控制项目。质量标准的项目设置需重点考察安全性指标。药用辅料的质量标准可设置"标示"项,用于标示其规格,如注射剂辅料等。

(3)药用辅料用于不同的给药途径或用途时,对质量的要求不同。药用辅料的试验内容主要包括两部分:与生产工艺及安全性有关的常规试验,如性状、鉴别、检查、含量测定等项目;影响制剂性能的功能性指标,如黏度、粒度等。

(4)药用辅料的残留溶剂、微生物限度、热原、细菌内毒素、无菌等应符合所应用制剂的相应要求。注射剂、滴眼剂等无菌制剂用辅料应符合注射剂或眼用制剂的要求,供注射用辅料的细菌内毒素应符合要求(通则 1143),用于有除菌工艺或最终灭菌工艺制剂的供注射用辅料应符合微生物限度和控制菌要求(通则 1105 与通则 1106),用于无菌生产工艺且无除菌工艺制剂的供注射用辅料应符合无菌要求(通则 1101)。

(三)药用辅料的分析方法

药用辅料的分析方法与原料药基本一致,在方法设计与检测技术手段上没有根本区别。

1. 药用辅料的性状 药用辅料性状描述是其质量控制的重要组成部分,包括外观、溶解度和物理常数项等。

液体制剂的溶剂对液体制剂的制备方法、稳定性及药效等都会产生影响。乙酸乙酯是液体制剂常用的溶剂,能溶解挥发油、甾体药物及其他油溶性药物,常用作搽剂的溶剂。

《中国药典》(2020 年版)中对乙酸乙酯性状的描述:本品为无色澄清的液体;有水果香味;在水中溶解,与乙醇、乙醚、丙酮或二氯甲烷任意混溶;相对密度为 0.898 ~ 0.902,折光率为 1.370 ~ 1.373。

2. 药用辅料的鉴别 药用辅料是不同类型的化合物,鉴别方法主要有化学法、光谱法和色谱法等,要求专属性强、耐用性好、灵敏度高,操作简便、快速等。

丙二醇药用一般为 1,2-丙二醇,毒性小、无刺激性,能延缓许多药物的水解,增加稳定性,是常用的药用辅料,主要用于溶剂和增塑剂,其性质与甘油相近,但黏度较小可作为内服及肌内注射液溶剂。而二甘醇是一种工业溶剂,常用于汽车防冻液,价格是丙二醇的一半,对人类及动物均具有毒性,可损坏肝脏和肾脏严重者可致人死亡,"齐二药"事件中的,不法药企用二甘醇代替药用辅料丙二醇,由此导致恶性药害事件。

丙二醇与二甘醇在外观上相似,均为无色澄清的黏稠液体。《中国药典》(2020 年版)收载的丙二醇鉴别试验可以有效区分两者:

①在含量测定项下记录的色谱图中,供试品溶液主峰的保留时间应与对照品溶液主峰的保留时间一致。

《中国药典》(2020 年版)丙二醇的含量测定采用气相色谱法,供试品与对照品保留时间一致。

②丙二醇样品的红外光谱图谱应与对照的图谱(光谱集 706 图)一致。

红外光谱法是一种专属性很强的鉴别方法,特别适用于其他方法不易区分的同类药物,丙二醇与二甘醇在官能团结构上有明显不同,红外光谱图是区分两者的最有效方法。

在"齐二药"事件中,药用辅料丙二醇与工业溶剂二甘醇的鉴别是关键因素。

3. 药用辅料检查的内容 辅料检查项主要包括杂质、功能性指标及安全性指标等。

(1)杂质检查:与原料药杂质检查相同,药用辅料中的杂质检查主要是检查与其合成工艺有关的、在贮藏或运输过程中产生的杂质,包括一般杂质和特殊杂质等。

大豆油是用于溶剂和分散剂的药用辅料,根据其合成工艺和结构特点,《中国药典》检查项下收录"水分""重金属""砷盐"作为一般杂质检查项,同时收录"不皂化物""棉籽油"等作为特殊杂质检查项。

（2）功能性指标检查:药用辅料功能性指标主要针对一般的化学手段难以评价功能性的药用辅料,如稀释剂、黏合剂、崩解剂、润滑剂、助流剂和抗结块剂、空心胶囊等十二大类,在《中国药典》(2020年版)中均有详细描述。

（3）安全性指标:近年来,由于国内外药用辅料质量问题导致的药害事件频出,引起人们对药用辅料安全性指标的重视,尤其是注射用辅料标准应有更严格的要求。

安全性指标主要包括微生物限度、热原、细菌内毒素、无菌、蛋白残留、溶血性物质、过敏性杂质,有毒有害物质。

活性炭(供注射用)系由木炭、各种果壳和优质煤等作为原料,通过物理和化学方法对原料进行破碎、过筛、催化剂活化、漂洗、烘干和筛选等一系列工序加工制造而成具有很强吸附能力的多孔疏松物质,主要用作吸附剂。生产注射剂时加入活性炭主要是起到吸附热原、助滤、脱色和提高澄明度的作用,其本身安全性应得到保证,必须进行微生物限度、细菌内毒素等检查。

①微生物限度:取本品,依法检查(通则1105与通则1106),每1 g供试品中需氧菌总数不得过1 000 cfu,霉菌和酵母菌总数不得过100 cfu,不得检出大肠埃希菌,每10 g供试品中不得检出沙门菌。

②细菌内毒素:活性炭所含内毒素本底值　称取约75 mg活性炭,加入约5 mL细菌内毒素检查用水配置成活性炭浓度为1.5%(1.58/100 mL)的混合溶液,漩涡混合9 min,然后1 500 r/min离心5 min,离心后,取上清液用0.22 μm无热原滤膜过滤,样品细菌内毒素应小于2 EU/g。

③活性炭对细菌内毒素吸附力:取细菌内毒素国家标准品1支,按使用说明书配制成浓度为200 EU/mL、20 EU/mL的标准内毒素溶液备用,称取约75 mg活性炭2份,分别加入约5 mL浓度为200 EU/mL和20 EU/mL的标准内毒素溶液配制成活性炭浓度为1.5%的混合溶液,漩涡混合9 min,1 500 r/min离心5 min,离心后,取上清液用0.22 μm无热原滤膜过滤,取续滤液,依法检查(通则1143),应能使200 EU/mL、20 EU/mL的标准内毒素溶液内毒素含量均下降2个数量级(吸附率达到99%)。

④无菌(供无除菌工艺的无菌制剂用):取本品,依法检查(通则1101),应符合规定。

4.含量测定　药用辅料含量测定常采用容量法、光谱法和色谱法,而后者的比例逐渐增加。

①富马酸作为药用辅料主要用于pH值调节剂和泡腾剂。因其显酸性,可用甲醇溶解后直接用氢氧化钠滴定液进行滴定,方法如下。

取本品约1.0 g,精密称定,加甲醇50 mL,在热水浴中缓缓加热使溶解,放冷,加酚酞指示液数滴,用氢氧化钠滴定液(0.5 mol/L)滴定,并将结果用空白试验校正。每1 mL氢氧化钠滴定液(0.5 mol/L)相当于29.02 mg的$C_4H_4O_4$。

②羟苯丙酯钠主要作用是抑菌剂,其含量测定可采用HPLC法。

照高效液相色谱法(通则0512)测定。

色谱条件与系统适用性试验　用十八烷基硅烷键合硅胶为填充剂,以甲醇:1%冰醋酸

（60∶40）为流动相,检测波长为 254 nm。取羟苯丙酯钠与对羟基苯甲酸,加流动相配制成每 1 mL 中含有 0.1 mg 的混合液,取 20 μL 注入液相色谱仪,记录色谱图,对羟基苯甲酸峰和羟苯丙酯峰的分离度符合要求。

测定法:取本品适量,精密称定,加流动相溶解并定量稀释制成每 1 mL 中含羟苯丙酯钠0.1 mg 的溶液,精密量取 20 μL 注入液相色谱仪,记录色谱图;另取羟苯丙酯对照品适量,同法测定。按外标法以峰面积乘以系数 1.122 后计算,即得。

总之,药用辅料是药品重要的组成部分,其质量直接关系到药品的安全性和有效性,《中国药典》(2020 年版)是药用辅料质量控制的重要保证。

5. 类别与储藏　描述药用辅料的所属类别和储藏条件。

二、药品包装材料的分析

(一)药品包装材料概述

药品是一种特殊商品,在流通、使用的过程中受到光照、水分、微生物污染等周围环境影响很容易分解变质,所以药品经过生产及质量检验后,无论在贮藏、运输以及分发使用等过程中,都必须有适当而完好的包装,才能保证药品的质量,提高药品的稳定性,延缓药品变质,保障患者用药安全。因此直接接触药品的包装材料和容器(简称"药包材")是药品的个重要组成部分。

药包材是指药品生产企业生产的药品和医疗机构配制的制剂所使用的直接与药品接触的包装材料和容器。作为药品的一部分,药包材本身的质量、安全性、使用性能以及药包材与药物之间的相容性对药品质量起着十分重要的作用。药包材是由一种或多种材料制成的包装组件组合而成,应具有良好的安全性、适应性、稳定性、功能性、保护性和便利性,在药品的包装、贮藏、运输和使用过程中起到保护药品质量,安全、有效的实现给药目的(如口服制剂、注射剂、气雾剂等)的作用。

药包材标准是为确保药包材的质量可控性而制定的质量指标、检验方法等技术要求,是我国药包材生产企业、药包材使用单位、药品监督管理部门和药包材检验部门共同遵循的法定依据。目前我国药包材标准由国家颁布的药包材标准(YBB 标准)和产品注册标准组成,最新版从 2015 年 12 月 1 日起正式执行。YBB 标准分为方法标准和产品标准,药包材产品可使用国家颁布的 YBB 标准,如需制定产品注册标准的,其项目设定和技术要求不得低于同类产品的 YBB 标准。

《中国药典》(2015 年版)首次将"药包材通用要求指导原则"和"药用玻璃材料和容器指导原则"独立归入第四部,是实现药品生产全面控制的重要举措之一,保障药品整个生命周期符合标准要求,必将对药品质量提升产生深远影响。执行好药包材标准,对指导我国药包材生产企业以质量求发展,保证人民群众用药安全、有效、方便有重要意义。

(二)药品包装材料的分类与分析特点

1. 药品包装材料的分类　《中国药典》(2020 年版)第四部在"药包材通用要求指导原则"中,将药包材按材质、形制和用途进行分类。

（1）按材质：塑料类、金属类、玻璃类、陶瓷类、橡胶类和其他类（如纸、干燥剂）等，也可以由两种或两种以上的材料复合或组合而成（如复合膜、铝塑组合盖等）。

常用的塑料类药包材，如药用低密度聚乙烯滴眼剂瓶、口服固体药用高密度聚乙烯瓶、聚丙烯输液瓶等；常用的玻璃类药包材有钠钙玻璃输液瓶、低硼硅玻璃安瓿、中硼硅管制注射剂瓶等；常用的橡胶类药包材有注射液用氯化丁基橡胶塞、药用合成聚异戊二烯垫片、口服液体药用硅橡胶垫片等；常用的金属类药包材如药用铝箔、铁制的清凉油盒等。

（2）按用途和形制：输液瓶（袋、膜及配件）、安瓿、药用（注射剂、口服或者外用剂型）瓶（管、盖）、药用胶塞、药用预灌封注射器、药用滴眼（鼻、耳）剂瓶、药用硬片（膜）、药用铝箔、药用软膏管（盒）、药用喷（气）雾剂泵（阀门、罐、筒）、药用干燥剂等。

2.药品包装材料的分析特点

（1）药包材质量标准的内容

①物理性能：主要考察产品的物理参数、机械性能及功能性指标，如橡胶类产品的穿刺力、穿刺落屑，塑料瓶类产品的密封性及复合膜类产品的阻隔性能等，物理性能的检测项目应根据标准中规定的检验规则确定抽样方案，并对检测结果进行判断。

②化学性能：考察影响产品质量的化学指标，如溶出物试验、溶剂残留量等。

③生物性能：考察项目应根据所包装药物制剂的要求制定，如注射剂类药包材的检验项目包括细胞毒性、急性全身毒性试验和溶血试验等；滴眼剂瓶应考察异常毒性、眼刺激试验等。

（2）药包材与药物相容性试验。药包材作为药品的一部分，其配方组成、所选择的原辅料及生产工艺的不同，会导致不同成分的迁移、吸附甚至发生化学反应，使药物失效，有的还会产生严重的不良反应，因此必须考察药包材与药物相容性试验。药包材与药物的相容性研究是选择药包材的基础，药物制剂在选择药包材时必须进行药包材与药物的相容性研究。

（3）常用药包材进行相容性试验应重点考察的项目

①玻璃：常用于注射剂、片剂、口服溶液剂等剂型包装。玻璃按材质可分为低硼硅玻璃、中性硼硅玻璃、高硼硅玻璃和钠钙玻璃。不同成分的材质其性能有很大差别，应重点考察玻璃中碱性离子的释放对药液 pH 值的影响；有害金属元素的释放；不同温度（尤其冷冻干燥时）、不同酸碱度条件下玻璃的脱片；含有着色剂的避光玻璃被某些波长的光线透过，使药物分解；玻璃对药物的吸附以及玻璃容器的针孔、瓶口歪斜等问题。

②金属：常用于软膏剂、气雾剂、片剂等的包装。应重点考察药物对金属的腐蚀；金属离子对药物稳定性的影响；金属涂层在试验前后的完整性等。

③塑料：常用于片剂、胶囊剂、注射剂、滴眼剂等剂型的包装。按材质可分为高密度聚乙烯、低密度聚乙烯、聚丙烯、聚对苯二甲酸乙二醇酯、聚氯乙烯等。应重点考察水蒸气的透过、氧气的渗入；水分、挥发性药物的透出；脂溶性药物、抑菌剂向塑料的转移；塑料对药物的吸附；溶剂与塑料的作用；塑料中添加剂、加工时分解产物对药物的影响以及微粒、密封性等问题。

④橡胶：通常作为容器的塞、垫圈。按材质可分为异戊二烯橡胶、卤化丁基橡胶、硅橡胶。鉴于橡胶配方的复杂性，应重点考察其中各种添加物的溶出对药物的作用；橡胶对药物的吸附以及填充材料在溶液中的脱落。在进行注射剂、口服液体制剂等试验时，应倒置、侧

放,使药物能充分与橡胶塞接触。

3.药包材质量标准制定要求

①药包材的质量标准应建立在经主管部门确认的生产条件、生产工艺以及原材料牌号、来源等基础上,按照所用材料的性质、产品结构特性,所包装药物的要求和临床使用要求制定试验方法和设置技术指标。上述因素如发生变化,均应重新制定药包材质量标准,并确认药包材质量标准的适用性,以确保药包材质量的可控性。

②制定药包材标准应满足对药品的安全性、适应性、稳定性、功能性、保护性和便利性的要求。

③不同给药途径的药包材,其规格和质量标准要求亦不相同,应根据实际情况在制剂规格范围内确定药包材的规格,并根据制剂要求、使用方式制定相应的质量控制项目。

④在制定药包材质量标准时既要考虑药包材自身的安全性,也要考虑药包材的配合性和影响药物的贮藏、运输、质量、安全性和有效性的要求。

（三）药品包装材料的分析方法

此处以"聚丙烯输液瓶"（YBB 00022002—2020）质量标准为例介绍药品包装材料的分析方法。

本标准适用于 50 mL 及 50 mL 以上聚丙烯输液用瓶。

1.鉴别试验项目

（1）外观:根据塑料制品的质量要求,结合实样描述,应能充分体现产品的质量。

取输液瓶适量,在自然光线明亮处目测,应透明、光洁、内外应无肉眼可见的异物。

（2）鉴别:为有效控制产品的质量,加强对配方的监控而设置。应选择专属性强、灵敏度高、重现性好、操作简便快速的方法。主要是红外光谱鉴别和密度测定试验。

①红外光谱为分子光谱,既能区分官能团的差异,也能根据指纹区的不同提高鉴别的专属性,是一种常用的鉴别方法。

取样品适量,照包装材料红外光谱测定法（YBB 00262004—2020）测定,应与对照图谱基本一致（图 5-1）。

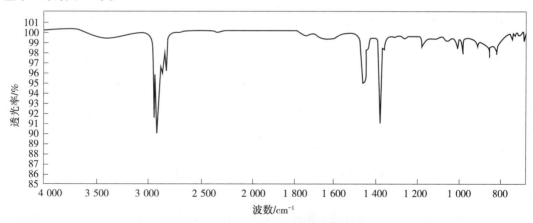

图 5-1 聚丙烯输液瓶材料红外光谱图

②密度:为材料物理特性的鉴别,测定材料的密度,专属性强,对配方的控制有一定作用。

取输液瓶 2 g,加水 100 mL,回流 2 h,放冷,80 ℃ 干燥 2 h 后,依法测定(YBB 00132003—2015)应为 0.900~0.915 g/cm³。

2. 一般检查项目

(1)适应性试验:由于聚丙烯材料制成的输液瓶,根据使用的要求,应经灭菌处理,所以应进行该项检查。

取输液瓶数个,用经 0.45 μm 孔径滤膜过滤的注射用水进行灌装并封口。采用湿热灭菌后(标准灭菌 F_0 值≥8,如湿热灭菌 115 ℃,30 min),进行以下试验。

①温度适应性:输液产品在贮存、使用时,应能耐受不同温度,不同气候带的影响。本实验是一种模拟试验,它对产品的性能情况,提供一种预测。

取输液瓶数个,于(-25±2)℃ 条件下,放置 24 h,然后在(50±2)℃ 条件下,继续放置 24 h,再在(23±2)℃ 下,将本品置于两平行平板之间,承受 67 kPa 的内压,维持 10 min,应无液体漏出。

②抗跌落:输液产品应能承受在不同气候带条件下的运输、贮存、使用过程中可能发生坠落破坏,故进行该项检查。

取输液瓶数个,于(-25±2)℃ 条件下,放置 24 h,然后在(50±2)℃ 下,继续放置 24 h,再在(23±2)℃ 下,按表 5-12 的跌落高度,分别跌落至水平硬质刚性的光滑表面上,不得有破裂和泄漏。

表 5-12　跌落高度

公称容量	跌落高度/m
50~749	1.00
750~1 000	0.75

③透明度:输液产品的使用、生产过程中都需进行透明度检查,该项目是确认在经过湿热灭菌后,包装材料是否会影响到透明度。

取输液瓶数个,另取未装液输液瓶 1 个,装入级号为 4 级的浊度标准液作为对照液,在黑色背景下,以光照度 2 000~3 000 lx 照射(避免照射实验人员的眼睛),观察,应能与对照液区分。

④不溶性微粒:《中国药典》(2020 年版)对输液产品设立了不溶性微粒检查项,为了防止包装材料污染药液,监控包材生产过程污染程度和材料本身微粒的脱落,应进行该项目检查。

取上述样品数个,照不溶性微粒检查法测定(YBB 00272004—2020),每 1 mL 中含 5 μm 及 5 μm 以上的微粒数不得过 100 粒;每 1 mL 中含 10 μm 及 10 μm 以上的微粒数不得过 10 粒;每 1 mL 中含 25 μm 及 25 μm 以上的微粒数不得过 1 粒。

(2)穿刺力:进行本试验的目的是模拟护士使用输液装置的过程中,防止因阻力太大不易刺穿或有可能导致注射针断裂,导致意外事件的发生。

取本品数个,用符合图 5-2 和图 5-3 的穿刺器,在(200±50)mm/min 的速度下穿刺输液瓶上的穿刺部位,塑料穿刺器穿刺力不得过 100 N,金属穿刺器穿刺力不得过 80 N。

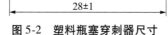

尺寸:mm

图 5-2　塑料瓶塞穿刺器尺寸

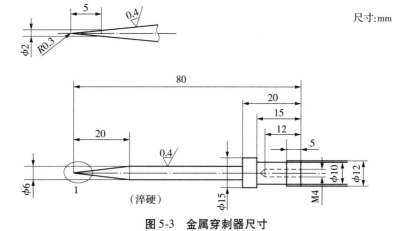

尺寸:mm

图 5-3　金属穿刺器尺寸

(3)穿刺部位不渗透性:模拟使用输液装置的过程中,防止因注射器穿刺后,导致穿刺部位药液的渗漏,故应检查橡胶的密封性。

取装液输液瓶数个,先用符合图 5-2 和图 5-3 的穿刺器穿刺输液瓶上的穿刺部位,然后将容器与穿刺器置于两个平行板之间,施加 20 kPa 内压,维持 15 s,穿刺部位不得有液体泄漏;压力试验完成后,从穿刺部位以(200±50)mm/min 的速度拔下穿刺器,塑料穿刺器分离力不得低于 5.0 N,金属穿刺器力不得低于 1.0 N。拔出穿刺器后,再将容器置于两个平行平板之间,施加 20 kPa 内压,维持 15 s,穿刺部位不得有液体泄漏。

(4)悬挂:模拟使用输液装置过程中,防止使用时输液瓶因悬挂不牢而断裂跌落,应检查悬挂装置的牢固性。

除另有规定外,取输液瓶数个,按表 5-13 对吊环施加拉力,60 min 内不得断裂。

表 5-13　悬挂力

公称容量/mL	悬挂力/N
≤250	7
>250	15

(5)水蒸气渗透:鉴于药品的贮存期一般为 2 年,以 14 d 失水 0.2% 计算,据此推算。(730 d/14 d)×0.2% =10.4% 的失水率。符合大部分药品含量一般为标示量 90% ~110%

的规定。

取装液本品数个,照水蒸气透过量测定法[YBB 00092003—2020,第三法(3)],在温度(20±5)℃,相对湿度65%±5%的条件下,放置14 d,每个输液瓶减少的重量不得过0.2%。

(6)透光率:为了控制瓶体透明度并适时量化,同时检测瓶体厚薄均匀性,以控制瓶子中透光剂的量。塑料输液瓶应完全透明,便于临床应用时"三查七对"保证用药的安全性。

取输液瓶平整部位,切成5个0.9 cm×4 cm的切片,分别沿与入射光垂直的方向放入比色池中,加满水并以水作为空白,照紫外-可见分光光度法(通则0401),在450 nm波长处测定透光率,均不得低于55.0%。

(7)炽灼残渣:在聚丙烯制粒的生产工艺中,常添加润滑剂、抗氧剂、光亮剂、透亮剂等,其毒性未知。为严格控制上述物质的加入量,故要进行该项检查。

取本品5.0 g,剪碎,置于已恒重的坩埚中,先在100 ℃干燥1 h,再在550 ℃灼烧至恒重,遗留残渣不得过0.05%。

(8)金属元素:为了控制聚丙烯聚合中催化剂及生产管道及设备中的混入金属元素,需对有毒、有害金属进行针对性检查。本标准中的试验方法不同于重金属检查,首先是数量级不同,表现在6种金属元素的指标控制均在百万分之三以下,总量为百万分之十八;其次是针对某一特定元素试验,不是对重金属的集合。

取炽灼残渣项下的残渣,加盐酸(1→2)25 mL溶解后,照原子吸收分光光度法(通则0406)测定,应符合以下规定。

铜　在324.8 nm的波长处测定,不得过百万分之三;

镉　在228.8 nm的波长处测定,不得过百万分之三;

铬　在357.9 nm的波长处测定,不得过百万分之三;

铅　在217.0 nm的波长处测定,不得过百万分之三;

锡　在286.3 nm的波长处测定,不得过百万分之三;

钡　在553.6 nm的波长处测定,不得过百万分之三。

(9)溶出物试验:为了控制材料中某些物质被水溶出,模拟输出液瓶的实际使用状况,监控溶出物的量,以确保药液的安全、有效。

取输液瓶平整部分内表面积600 cm²,切成5 cm×0.5 cm的小块,水洗,室温干燥后放于300 mL的玻璃瓶中,加水200 mL,密塞,置于高压蒸汽灭菌器中,(121±2)℃维持30 min[若加热至121 ℃导致材料被破坏,则采用(100±2)℃维持2 h],放冷至室温,作为供试液;另取水同法操作,作为空白液,进行以下试验。

①澄清度与颜色:输液产品的质量控制中也有该项检测,为了防止输液瓶对药液的影响,故进行该项检查。

取供试液,照澄清度检查法(通则0902)测定,溶液应澄清;如显浑浊,与2号浊度标准液比较,不得更浓。

取供试液,依法检查(通则0901),溶液应无色。

②pH值:由于人体血液为弱酸性,而通常输液的pH值为5～7,为了防止包装物对药液的影响,故进行该项检查。

取供试液 20 mL,加入氯化钾溶液(1→1 000)1 mL,依法测定(通则 0631),应为 5.0 ~ 7.0。

③吸光度:为了控制产品中含有的水溶性浸出物,尤其是添加物的杂质量,故进行该项检查。

取供试品溶液适量,用孔径 0.45 μm 的滤膜过滤,照紫外-可见分光光度法(通则 0401)测定。在 220 ~ 350 nm 的波长范围内进行扫描。220 ~ 240 nm 的最大吸光度不得过 0.08;241 ~ 350 nm 的最大吸光度不得过 0.05。

④易氧化物:为控制产品水溶性浸出物中容易氧化的,可能会影响药液安全有效的杂质,采用剩余滴定法进行易氧化物限量检查。

精密量取供试液 20 mL,精密加入高锰酸钾滴定液(0.002 mol/L)10 mL 和 2 mol/L 硫酸 10 mL,加热微沸 3 min,冷却至室温。加 0.1 g 碘化钾至供试液中,用硫代硫酸钠滴定液(0.01 mol/L)滴定至浅棕色,再加入 5 滴淀粉指示液后滴定至无色。同时做空白试验。供试液与空白液所消耗滴定液,两者之差不得过 1.5 mL。

⑤不挥发物:为控制产品中含有水溶性浸出物不易挥发杂质的总量,进行该项检查。

量取供试液与空白液各 250 mL,分别置于已恒重的蒸发皿中,水浴蒸干,105 ℃ 干燥至恒重,不挥发物残渣与其空白液残渣之差不得过 12.5 mg。

⑥重金属:一是用以检查生产过程中,是否有重金属污染,二是输液产品的质量控制中也有该检查项目,因此本品中应检查重金属项目。

精密量取供试液 20 mL,加醋酸盐缓冲液(pH 值 3.5)2 mL,依法检查(通则 0821,第一法)测定,含重金属不得过百万分之一。

⑦铵离子:输液产品的质量控制中也有该项目的检查,同时为了防止输液瓶对药液的影响,故进行该项目检查。

精密量取供试液 50 mL,加碱性碘化汞钾试液 2 mL,放置 15 min;如显色,与氯化铵溶液(取氯化铵 31.5 mg 加无氨水适量使溶解并稀释至 1 000 mL)4.0 mL,加空白液 46 mL 与碱性碘化汞钾试液 2 mL 制成的对照液比较,不得更深(0.000 08%)。

⑧钡离子:取供试液适量,可通过蒸发供试液,使其浓缩来提高检测范围,照金属元素项下测定,不得过百万分之一。

⑨铜离子:取供试液适量,可通过蒸发供试液,使其浓缩来提高检测范围,照金属元素项下测定,不得过百万分之一。

⑩镉离子:取供试液适量,可通过蒸发供试液,使其浓缩来提高检测范围,照金属元素项下测定,不得过百万分之一。

⑪铅离子:取供试液适量,可通过蒸发供试液,使其浓缩来提高检测范围,照金属元素项下测定,不得过百万分之一。

⑫锡离子:取供试液适量,可通过蒸发供试液,使其浓缩来提高检测范围,照金属元素项下测定,不得过百万分之一。

⑬铬离子:取供试液适量,可通过蒸发供试液,使其浓缩来提高检测范围,照金属元素项下测定,不得过百分之一。

⑭铝离子:取供试液适量,可通过蒸发供试液,使其浓缩来提高检测范围,照原子吸收分

光光度法(通则0406),在309.3 nm波长处测定,不得过百万分之零点零五。

3.安全性检查项

(1)细菌内毒素:输液产品中也有该项目的检测,为了对制瓶期间生物污染程度的控制,避免聚丙烯输液瓶对药液的影响,故进行该项检验。

取输液容器剪成0.5 cm×3 cm小条,按内表面积(cm^2)与水(体积比6:1)混合,经60 min,(121±2)℃灭菌,放冷,备用,作为供试液,并用同批水作为空白液,依法检查(通则1143),本品含细菌内毒素的量应不得过0.25 EU/mL。

(2)细胞毒性:输液产品是一种安全性要求极高的药品品种,从安全的角度出发应对聚丙烯输液瓶进行安全性评价。

本法适用于聚合物材料细胞毒性的测定。采用生理温度或非生理温度及各种不同时间进行提取,适用于高密度材料及剂量-反应程度评价。

照细胞毒性检查法(YBB 00012003—2020)第四法测定,应符合规定。

(3)皮肤过敏:考察输液瓶浸提液对皮肤的反应。

本法系将一定量的供试液与豚鼠皮肤接触,以检测供试品是否具有引起接触性皮肤变态反应的可能性。

取本品适量,照皮肤致敏检查法(YBB 00052003—2020)测定,致敏反应不得过Ⅰ°。

(4)皮内刺激:考察供试品浸提液注入皮肤后,对人体可能产生的刺激性。

本法系将一定量的供试液注入家兔皮内,通过对局部皮肤反应的观察,评价供试品对接触组织的潜在刺激性。

取本品适量,照皮内刺激检查法(YBB 00062003—2020)测定,应无刺激反应。

(5)急性全身毒性:在无菌条件下制备供试品浸提液,考察全身急性毒性。

本法系将一定剂量的供试液由静脉注入小鼠体内,在规定时间内观察小鼠有无毒性反应和死亡情况,以决定供试品是否符合规定的一种方法。

取本品适量,样品表面积与浸提介质的比例为6 cm^2/mL,浸提温度为(37±1)℃,浸提时间为(24±2)h,照急性全身毒性检查法(YBB 00042003—2015)测定,应无急性全身毒性反应。

(6)溶血:考察供试品的溶血率。

本法系通过供试品与血液直接接触,测定红细胞释放的血红蛋白量以检测供试品体外溶血程序的一种方法。

取本品适量,照溶血检查法(YBB 00032003—2020)测定,溶血率应符合规定。

4.内包装　用药用低密度聚乙烯袋密封,保持于清洁、通风处。

5.检验规则　检验项目、接收质量限(AOL)及检验水平见表5-14。

表5-14　聚丙烯输液瓶检验项目、检验水平及接收质量限检验项目

检验项目	检验水平	接收质量限(AOL)
外观	一般检验水平1	4.0
温度适应性	特殊检验水平S-2	2.5

检验项目	检验水平	接收质量限(AOL)
抗跌落	特殊检验水平 S-4	2.5
透明度	特殊检验水平 S-4	2.5
不溶性微粒	特殊检验水平 S-1	1.5
穿刺力	特殊检验水平 S-2	2.5
穿刺部位不渗透性	特殊检验水平 S-2	2.5
悬挂力	特殊检验水平 S-2	2.5
水蒸气透过量	特殊检验水平 S-1	1.5

第四节 药物稳定性试验

稳定性试验的目的是考察原料药或药物制剂在温度、湿度、光线的影响下随时间变化的规律,为药品的生产、包装、贮存、运输条件提供科学依据,同时通过试验建立药品的有效期。

一、药品的留样考察

药品的留样考察是药品质量控制的重要环节之一,原辅料、半成品及成品均需做留样考察。

(一)留样室管理办法

1.留样室采用专人管理,非经专管人同意,其余人员不得入内。

2.留样室建立温、湿度检查制度,每天登记1次。

3.进入留样室的样品应建立台账。

4.除正常留样观察需动用的样品外,其余的留样样品的动用需经质检部负责人或其指定的人员批准,过期留样样品的处置要经质检部同意。

5.留样室应采取避光措施,防止阳光直晒,应阴凉、干燥、通风,并经常保持室内清洁卫生。

6.低温留样室出入注意关门,保持室内温度,同时也要注意制冷设备是否正常运行,以免造成不制冷或制冷过度的现象。

(二)留样管理办法

1.留样包装应与市售品一致,贮存场所的环境温度、湿度与产品标签所述一致。

2.每盒(瓶)留样均应贴上留样证,注明品名、规格、留样日期和抽样人等。

3.各种留样均应保存至规定的留样期限。一般药品留样保存期限为有效期后1年,自生产之日起开始计算;中间产品为3个月;原辅料为半年;中药材等特殊药品为半年。

4. 留样由质检部专人保管，并建立留样台账，定期登记清理。

5. 留样应按品种、批号、年份分类存放，留样室的温、湿度应予以记录。

6. 当接到用户投诉产品质量问题，需对检验结果作仲裁分析，或生产出现异常等情况需动用留样进行分析时，应随时能够调用留样。

7. 期满后的留样作废弃处理。

（三）产品留样考察规定

1. 化验完毕，仓库质量监督员收到质量控制（QC）发放的检验报告单，在仓库进行留样，按照规定的留样量留取样品，留样样品应有代表性。

2. 产品留样考察分一般留样与稳定性留样两种。一般留样样品只留样，无特殊情况基本上不考察，只有当质量管理部认为有必要时，以书面下达考察命令。稳定性考察留样按规定进行考察检测。

3. 所有产品均应留样。稳定性考察品种于每季分别抽取正常生产 3 个连续批号（新药品种抽取 5 个连续批号）作为稳定性考察样品。

4. 稳定性考察一般以贮藏条件观察为主，新的样品进行留样考察，质量管理部认为有必要时可选择高温、高湿条件进行加速试验。加速试验通常以 37～40 ℃ 恒温、75% 相对湿度考察 3 个月。于 4～8 ℃ 保存的产品，可在温度（25±2）℃、相对湿度 60%±10% 的条件下进行，时间为 6 个月。药品留样期限为有效期后 1 年。

5. 稳定性考察测试间隔时间为第一年每隔 3 个月考察 1 次，1 年后每隔半年考察 1 次，至考察期满为止；新药留样考察品种在 1、3 和 6 个月各考察 1 次，以后每隔半年考察 1 次，至考察期满为止。考察测试项目除按质量标准全部检验外可另增内控项目，加速试验的考察方案另行制订。

6. 产品稳定性考察方案由质量管理部会同生产技术部制订，报副总经理批准后，由质量部负责实施。

7. 留样考察室应及时填写留样考察记录，每季度对每一品种的留样考察情况进行汇总，并做文字小结，经质量部负责人审核后分别报送副总经理、生产部、销售部及有关车间。

8. 留样考察期间，若发现样品在有效期内质量发生变化，应立即填写留样贮存期间质量变化通知单，通知部门负责人并报告总经理、副总经理、生产技术部、销售部和有关车间，同时对变质产品留样进行复查。对查出的变质产品，应按照成品销售记录和产品批号查明销售去向，主动予以回收处理。

9. 留样考察期间，要认真研究产品质量情况及影响产品质量的原因，提出改进产品质量的意见和建议，对暂时不能解决的问题可作为下一步质量攻关课题。同时，要负责研究产品质量标准的指标设置和检测方法技术，为修订产品质量标准和检验方法提供依据。

10. 用于留样考察的留样数量，一般留样考察品种应不少于 1 次全部检验用量的 3 倍；质量不稳定的产品、新产品等重点留样考察品种按不少于全部检验数量的 5 倍。

11. 在每个样品的规定复测日之前 3 天通知相关化验员，并给予足够的留样样品，做好测试前的准备。

12. 化验员复测完毕,应去管理员处在台账上登记、签名,保存测试原始记录归档。多余样品归还管理员,管理员再放入留样室内。

13. 留样管理员应对留样室的留样程序、清洁及留样样品的使用与收回负责。

(四)原辅料、半成品及成品的留样观察办法

1. 经 QC 中心化验室检验的原辅料、半成品在检验结束后应将规定数量的样品送留样室留样。

2. 原辅料、半成品与成品质量出现异常,或质检部、生产部认为有必要时抽留样检测。

3. 工艺用水不留样。

4. 留样数量应为检验量的 3 倍。

二、药物稳定性试验

(一)稳定性试验的基本要求

1. 包括影响因素试验、加速试验与长期试验。影响因素试验适用于原料药的考察,用 1 批原料药进行。加速试验与长期试验适用于原料药与药物制剂,要求用 3 批供试品进行。

2. 原料药供试品应是一定规模生产的,供试品量相当于制剂稳定性试验所要求的批量,原料药合成工艺路线、方法、步骤应与大生产一致。药物制剂的供试品应是放大试验的产品(如片剂或胶囊剂在 10 000 片左右或 10 000 粒左右,特殊剂型、特殊品种所需数量根据具体情况灵活掌握),其处方和生产工艺应与大生产一致。

3. 供试品的质量标准应与各项基础研究及临床验证所使用的供试品质量标准一致。

4. 加速试验与长期试验所用供试品的容器和包装材料及包装方式应与上市产品一致。

5. 研究药物稳定性要采用专属性强、准确、精密、灵敏的药物分析方法与有关物质(含降解产物及其他变化所生成的产物)的检查方法,并对方法进行验证,以保证药物稳定性结果的可靠性。

(二)原料药的稳定性试验

1. 影响因素试验　此项试验是在比加速试验更激烈的条件下进行。其目的是探讨药物的固有稳定性,了解影响其稳定性的因素及可能的降解途径与降解产物,为制剂生产工艺、包装、贮存条件与建立降解产物的分析方法提供科学依据。供试品可以用 1 批原料药进行,将供试品置适宜的容器中(如称量瓶或培养皿),摊成小于或等于 5 mm 厚的薄层,疏松原料药摊成小于或等于 10 mm 厚的薄层,进行以下试验:

(1)高温试验:供试品开口置适宜的密封洁净容器中,60 ℃温度下放置 10 d,于第 5 d 和第 10 d 取样,按稳定性重点考察项目进行检测。若供试品含量低于规定限度则在 40 ℃条件下同法进行试验。若 60 ℃无明显变化,不再进行 40 ℃试验。

(2)高湿度试验:供试品开口置恒湿密闭容器中,在 25 ℃分别于相对湿度 90% ±5% 条件下放置 10 d,于第 5 d 和第 10 d 取样,按稳定性重点考察项目要求检测,同时准确称量试

验前后供试品的重量,以考察供试品的吸湿潮解性能。若吸湿增重 5% 以上,则在相对湿度 75%±5% 的条件下同法进行试验;若吸湿增重 5% 以下,且其他考察项目符合要求,则不再进行此项试验。恒湿条件可在密闭容器如干燥器下部放置饱和盐溶液,根据不同相对湿度的要求,选择 NaCl 饱和溶液(15.5~60 ℃,相对湿度 75%±1%)、KNO₃ 饱和溶液(25 ℃,相对湿度 92.5%)。

(3)强光照射试验:供试品开口放在装有日光灯的光照箱或其他适宜的光照装置内,于照度为(4 500±500)lx 的条件下放置 10 d,于第 5 和第 10 d 取样,按稳定性重点考察项目进行检测,特别要注意供试品的外观变化。

2.加速试验 此项试验是在超常的条件下进行的。其目的是通过加速药物的化学或物理变化,探讨药物的稳定性,为制剂设计、包装、运输及贮存提供必要的资料。供试品要求 3 批,按市售包装,在温度(40±2)℃、相对湿度 75%±5% 的条件下放置 6 个月。所用设备应能控制温度±2 ℃、相对湿度±5%,并能对真实温度与湿度进行监测。在试验期间第 1、2、3 个月和 6 个月末分别取样 1 次,按稳定性重点考察项目检测。在上述条件下,如 6 个月内供试品经检测不符合制订的质量标准,则应在中间条件下,即在温度(30±2)℃、相对湿度 60%±5% 的情况下(可用 Na₂CrO₄ 饱和溶液,30 ℃相对湿度 64.8%)进行加速试验,时间仍为 6 个月。

3.长期试验 长期试验是在接近药物的实际贮存条件下进行,其目的是为控制药物的有效期提供依据。供试品 3 批,市售包装,在温度(25±2)℃、相对湿度 60%±10% 的情况下放置 12 个月,每 3 个月取样 1 次,分别于 0、3、6、9 和 12 个月取样按稳定性重点考察项目进行检测。12 个月以后仍需继续考察,分别于 18、24 和 36 月取样进行检测。将结果与 0 个月时比较,以确定药物的有效期。由于试验数据的分散性,一般应按 95% 可信限进行统计分析,得出合理的有效期。如 3 批统计分析结果差别较小,则取其平均值为有效期;若差别较大,则取其最短的为有效期。如果数据表明测定结果变化很小,说明药物是很稳定的,则不作统计分析。对温度特别敏感的药物,长期试验可在温度(6±2)℃的条件下放置 12 个月,按上述时间要求进行检测。12 个月以后仍需按规定继续考察,制订在低温贮存条件下的有效期。

(三)制剂的稳定性试验

药物制剂的稳定性研究首先应检查原料药的稳定性有关资料,特别了解温度、湿度、光线对原料药稳定性的影响,并在处方筛选与工艺设计过程中,根据主药与辅料的性质,参考原料药的试验方法,进行必要的稳定性影响因素试验,同时考察包装条件,在此基础上进行以下试验。

1.加速试验 试验方法、要求及设备与原料药相同。注意乳剂、混悬剂、软膏剂、乳膏剂、糊剂、凝胶剂、眼膏剂、栓剂、气雾剂、泡腾片及泡腾颗粒宜直接采用温度(30±2)℃、相对湿度 65%±5% 的条件下进行试验,其他要求与上述相同。对于包装在半透性容器中的药物制剂,则应在温度(40±2)℃、相对湿度 20%±2% 的条件下进行试验。

2.长期试验 试验方法、要求及设备与原料药相同。注意有些药物制剂还应考察临用时配制和使用过程中的稳定性。原料药及主要剂型的重点考察项目见表 5-15。

表 5-15 原料药及主要剂型的重点考察项目

剂型	稳定性重点考察项目	剂型	稳定性重点考察项目
原料药	性状、熔点、含量、有关物质、吸湿性及根据品种性质选择的考察项目	口服混悬剂	性状、含量、沉降体积比、有关物质、再分散性
片剂	性状、含量、有关物质、崩解时限或溶出度或释放度	散剂	性状、含量、粒度、有关物质、外观均匀度
胶囊剂	性状、含量、有关物质、崩解时限或溶出度或释放度、水分，软胶囊要检查内容物有无沉淀	气雾剂	泄漏率、每瓶主药含量、有关物质、每瓶总揿次、每揿主药含量、雾滴分布
注射剂	性状、含量、pH 值、可见异物、有关物质,应考察无菌	粉雾剂	排空率、每瓶总吸次、每吸主药含量、有关物质、麦粒分布
栓剂	性状、含量、融变时限、有关物质	喷雾剂	每瓶总吸次、每吸喷量、每吸主药含量、有关物质、雾滴分布
软膏剂	性状、均匀性、含量:粒度、有关物质	颗粒剂	性状、含量、粒度、有关物质、溶化性或溶出度或释放度
乳膏剂	性状、均匀性、含量、粒度、有关物质、分层现象	贴剂(透皮贴剂)	性状、含量、释放度、有关物质、黏附力
糊剂	性状、均匀性、含量、粒度、有关物质	冲洗剂、洗剂、灌肠剂	性状、含量、有关物质、分层现象(乳状型)、分散性(混悬型),冲剂应考察无菌
凝胶剂	性状、均匀性、含量、粒度、有关物质、粒度,乳胶剂应检查分层现象	擦剂、涂剂、涂膜剂	性状、含量、有关物质、分层现象(乳状型)、分散性(混悬型),涂膜剂还应考察成膜性
眼用制剂	如为溶液,应考察性状、澄明度、含量、pH 值、有关物质;如为混悬液,还应考察粒度、再分散性;洗眼剂还应考察无菌度;眼丸剂应考察粒度与无菌度	耳用制剂	性状、含量、有关物质,耳用散剂、喷雾剂与半固体制剂分别按相关剂型要求检查
丸剂	性状、含量、有关物质、溶散时限	鼻用制剂	性状、含量、pH 值、有关物质,鼻用散剂、喷雾剂与与半固体制剂分别按相关剂型要求检查
糖浆剂	性状、含量、澄清度、有关物质、相对密度、pH 值	口服乳剂	性状、含量、分层现象、有关物质
口服液溶剂	性状、含量、澄清度、有关物质要求检查		

【习题】

一、单项选择题

1. 含量均匀度检查判别式($A+2.2S\leq15.0$)中 A 表示（　　）。
  A. 初试中以 100 表示的标示量与测定均值之差
  B. 初试中以 100 表示的标示量与测定均值之差的绝对值
  C. 复试中以 100 表示的标示量与测定均值之差
  D. 复试中以 100 表示的标示量与测定均值之差的绝对值

2. 糖类辅料对（　　）可产生干扰。
  A. 酸碱滴定法　　　　　　　　B. 非水溶液滴定法
  C. 氧化还原滴定法　　　　　　D. 配位滴定

3. 下列物质中对离子交换法产生干扰的是（　　）。
  A. 葡萄糖　　B. 滑石粉　　C. 糊精　　D. 氯化钠

4. 为了消除注射液中抗氧剂焦亚硫酸钠对测定的干扰，可在测定前加入（　　），使焦亚硫酸钠分解。
  A. 丙酮　　　B. 中性乙醇　　C. 甲醛　　D. 盐酸

5. 含量测定时受水分影响的方法是（　　）。
  A. 紫外分光光度法　　　　　　B. 非水溶液滴定法
  C. 配位滴定法　　　　　　　　D. 氧化还原滴定法

6. 平均装样量在 1.0 g 以上至 1.5 g 的单剂量包装的颗粒剂，装量差异限度为（　　）。
  A. +10%　　B. +8%　　C. +7%　　D. +6%

7. 稳定性考察第 1 年每隔（　　）个月考察 1 次。
  A. 1　　B. 2　　C. 3　　D. 4

8. 新药稳定性考察测试间隔时间为（　　）。
  A. 1 个月、3 个月、6 个月、1 年　　B. 3 个月、6 个月、1 年
  C. 1 个月、6 个月、1 年　　D. 1 个月、6 个月、2 年

9. 一般品种留样考察数量应不少于一次全检量的（　　）。
  A. 1 倍　　B. 2 倍　　C. 3 倍　　D. 4 倍

10. 注射用水与纯化水质量检查相比较，增加的检查项目是（　　）。
  A. 亚硝酸盐　　B. 氨　　C. 微生物限度　　D. 细菌内毒素

11. 片重在 0.3 g 或 0.3 g 以上的片剂的重量差异限度为（　　）。
  A. ±7.5%　　B. ±5.0%　　C. ±6.0%　　D. ±7.0

12. 片剂的含量均匀度检查，初试结果符合规定的是（　　）。
  A. $A+2.2S\leq15.0$　　　　　　B. $A+2.2S>15.0$

C. $A+1.45S>15.0$ D. $A+1.45S\leq 15.0$

13. 单剂量固体制剂含量均匀度检查的目的是( )。

　　A. 控制小剂量固体制剂、单剂中含药量的均匀度

　　B. 避免辅料造成的影响

　　C. 严格含量测定的可信度

　　D. 避免制剂工艺的影响

14. 药物制剂的崩解时限测定可被( )代替。

　　A. 重量差异检查　　　　　　B. 含量均匀度检查

　　C. 溶出度测定　　　　　　　D. 含量测定

15. 下列剂型中,必须进行无菌检查的是( )。

　　A. 片剂　　　B. 胶囊剂　　　C. 注射剂　　　D. 栓剂

16. 崩解时限检查法中,除另有规定外,供试品6片均应在( )分钟内全部崩解。如有( )片不符合规定,可另取6片复试。

　　A. 10　　　　B. 15　　　　C. 20　　　　D. 25　　　　E. 1

　　F. 2　　　　G. 3

17. 硫酸亚铁片含量测定中,为排除辅料糖类的干扰,所用检查法为( )。

　　A. 铈量法　　　B. 溴量法　　　C. 碘量法　　　D. 高锰酸钾法

18. 下列剂型中,必须检查不溶性微粒的是( )。

　　A. 片剂　　　B. 胶囊剂　　　C. 注射剂　　　D. 栓剂

19. 在维生素C注射剂的含量测定中,为消除抗氧剂的干扰,常加入的掩蔽剂是( )。

　　A. 甲醛　　　B. 丙酮　　　C. 甲醇　　　D. 吡啶

20. 下列物质中不属于抗氧剂的是( )。

　　A. 硫酸钠　　　B. 亚硫酸氢钠　　　C. 硫代硫酸钠　　　D. 焦亚硫酸钠

21. 糖类辅料对( )可产生干扰。

　　A. 酸碱滴定法　　　　　　　B. 非水溶液滴定液

　　C. 氧化还原滴定法　　　　　D. 配位滴定法

22. 下列物质中对配位滴定法产生干扰的是( )。

　　A. 硫代硫酸钠　　　B. 硬脂酸镁　　　C. 滑石粉　　　D. 乳糖

23. 维生素C注射液碘量法定量时,常先加入丙酮,这是因为( )。

　　A. 丙酮可以加快反应速度

　　B. 丙酮与抗氧剂结合,消除抗氧剂的干扰

　　C. 丙酮可以使淀粉变色敏锐

　　D. 丙酮可以增大去氢维生素C的溶解度

24. 片剂溶出度的检查操作中,溶出液的温度应恒定在( )。

　　A. $(30\pm0.5)℃$　B. $(36\pm0.5)℃$　C. $(37\pm0.5)℃$　D. $(39\pm0.5)℃$

25.《中国药典》(2020年版)规定,凡检查含量均匀度的制剂可不进行( )。

　　A. 崩解时限检查　　　　　　B. 溶出度检出

B. 重量差异检查　　　　　　　D. 脆碎度检查

26. 对滑石粉的干扰排除方法为,可利用其不溶于水和有机溶剂的特点,用(　　　　)方法排除。

　　　A. 过滤　　　　B. 挥发

27. 下列物质中对配位滴定法产生干扰的是(　　　　)。

　　　A. 硫代硫酸钠　B. 硬脂酸镁　　C. 滑石粉　　　D. 乳糖

二、多项选择题

1. 注射用水与纯化水质量检查相比较,(　　　　)要求更严格。

　　　A. 亚硝酸盐　B. 酸碱度　　　C. 重金属　　　D. 氨　　　　E. 微生物限度

2. 在纯化水杂质检查方法中,用比色法检查的有(　　　　)。

　　　A. 硝酸盐　　B. 氯化物　　　C. 重金属　　　D. 氨　　　　E. 不挥发物

3. 药物制剂分析中,下列说法中不正确的有(　　　　)。

　　　A. 杂质检查项目与原料药物的检查项目相同

　　　B. 杂质检查项目与附加剂的检查项目相同

　　　C. 杂质检查主要是检查制剂生产、贮藏过程中引入的杂质

　　　D. 不再进行杂质检查

4. 片剂中应检查的项目有(　　　　)。

　　　A. 重量差异　B. 装量差异　　C. 崩解时限　　D. 不溶性微粒

5. 关于含量均匀度的检查,下列说法中正确的是(　　　　)。

　　　A. 对于小剂量的制剂,需要进行含量均匀度检查

　　　B. 含量均匀度是指制剂每片(个)含量偏离标示量的程度

　　　C. 凡是测定含量均匀度制剂可不再进行重量差异检查

　　　D. 含量均匀度检查所用方法和含量测定方法必须相同

　　　E. 除片剂和注射剂外,其他不需要进行含量均匀度检查

6. 用氧化还原法测定主药含量时,会使测定结果偏高的是(　　　　)。

　　　A. 糊精　　　B. 蔗糖　　　　C. 麦芽糖　　　D. 硬脂酸镁　　E. 滑石粉

7. 药物制剂中含有的硬脂酸镁,主要干扰的含量测定方法有(　　　　)。

　　　A. 亚硝酸钠法　　　　　　　B. 非水溶液滴定法

　　　C. 配位滴定法　　　　　　　D. 氧化还原滴定法

　　　E. 酸碱滴定法

8. 下列测定方法中,主要受滑石粉、硫酸钙、淀粉等水中不易溶解的附加剂影响的是(　　　　)。

　　　A. 分光光度法　B. 气相色谱法　C. 纸色谱法　　D. 比旋度法　　E. 比浊法

9.《中国药典》(2020 年版)规定注射液的检查项目包括(　　　　)。

　　　A. 热原　　　B. 无菌　　　　C. 不溶性微粒　D. 可见异物　　E. 装量

10. 排除注射剂分析中抗氧剂的干扰,可以采用的方法有(　　　)。

　　A. 加入甲醛或丙酮为掩蔽剂　　　B. 有机溶剂稀释法

　　C. 加碱后加热水解　　　　　　　D. 加酸后加热

　　E. 加弱氧化剂

11. 胶囊剂常规检查的项目有(　　　)。

　　A. 粒度　　　　　B. 装量差异　　　C. 崩解时限　　　D. 溶出度　　　　E. 微生物限度

12. 原料药物稳定性考察试验项目包括(　　　)。

　　A. 影响因素试验　　　　　　　　B. 加速试验

　　C. 长期试验　　　　　　　　　　D. 高温试验

　　E. 高湿度试验

【实训情景】　药物制剂检测技术

一、片剂重量差异检查及崩解时限检查

【实训目的】

1. 掌握片剂重量差异检查与崩解时限检查的方法和判断标准。

2. 熟悉升降式崩解仪的使用方法。

3. 了解升降式崩解仪的构造。

【实训用品】

1. 仪器　称量瓶、分析天平、崩解仪、手术镊。

2 试剂　维生素 B_1 片、纯化水。

【方法和步骤】

1. 维生素 B_1 片重量差异检查　取空称量瓶,精密称定重量;再取供试品 20 片,置此称量瓶中,精密称定。两次称量值之差即为 20 片供试品的总重量。从已称定总重量的 20 片供试品中,依次用镊子取出 1 片,所减少的重量即为每片的重量。

2. 维生素 B_1 片崩解时限检查　采用升降式崩解仪检查。将吊篮通过上端的不锈钢轴悬挂于金属支架上,浸入 1 000 mL 烧杯中,并调节吊篮位置使其下降时筛网距烧杯底部 25 mm,烧杯内盛有温度为 (37 ± 1) ℃ 的水,调节水位高度使吊篮上升时筛网在水面下 15 mm 处。除另有规定外,取供试品 6 片,分别置上述吊篮的玻璃管中,每管各加 1 片,立即启动崩解仪进行检查,升降的金属支架上下移动距离为 (55 ± 2) mm,往返频率为 30 ~ 32 次/min。各片均应在 15 min 内全部崩解。如有 1 片不能完全崩解,应另取 6 片复试,均应符合规定。

【注意事项】

1. 平均片重 0.30 g 以下的片剂,用精度 0.1 mg 的分析天平;平均片重 0.30 g 或 0.30 g 以上的片剂可用精度 1 mg 的分析天平。

2.在重量差异检查称量前后,均应仔细查对药片数。称量过程中,勿用手直接接触供试品,用平头镊子拿取药片剂。已取出的药品,不得再放回供试品原包装容器内。

3.遇有检出超出重量差异限度的药片,宜另器保存,供必要时复核用。

4.平均片重保留3位有效数字,修约至两位有效数字,选择相应的重量差异限度。

5.在崩解时限检查过程中,烧杯内的水温应保持在(37±1)℃。

6.每次崩解时限检查后,应清洗吊篮的玻璃内壁及筛网、挡板等,并重新更换水或规定的介质。

【实训检测】

1.进行片剂重量差异检查和崩解时限检查有何意义?

2.崩解时限测定时应注意哪些问题?

二、装量差异检查

【实训目的】

1.掌握注射用无菌粉末及胶囊剂装量差异检查的步骤、结果计算和判断标准。

2.熟练使用分析天平。

【实训用品】

1.仪器　分析天平、干燥器、称量瓶、小毛刷、剪刀或刀片、手术镊。

2.试剂　注射用青霉素钠、诺氟沙星胶囊、维生素E胶丸、乙醚、纯化水、乙醇。

【方法和步骤】

1.注射用无菌粉末装量差异检查　取注射用青霉素钠5瓶,除去标签(若为纸标签,用水润湿后除去纸屑;若为直接在玻璃上印字标签,用适当有机溶剂擦除字迹),容器外壁用乙醇擦净,置干燥器内放置1~2 h。干燥后,除去铝盖,分别编号,依次放于固定位置。

轻叩橡皮塞或安瓿颈,使其上附着的粉末全部落下,开启容器(注意避免玻璃屑等异物落入容器中),分别迅速精密称定每瓶的重量,倾出内容物,容器用水、乙醇洗净,依次放回原固定位置,在适宜条件干燥后,再分别精密称定每一容器的重量,即可求出每一瓶的装量和平均装量。

2.胶囊剂装量差异检查

(1)硬胶囊:取诺氟沙星胶囊20粒,分别精密称定每粒重量后,取开囊帽,倾出内容物(不得损失囊壳),用小毛刷或其他适宜用具将囊壳(包括囊体和囊帽)内外拭净,并依次精密称定每一囊壳的重量,即可求出每粒内容物的装量和平均装量。

(2)软胶囊:取维生素E胶丸20粒,分别精密称定每粒重量后,依次放置于固定位置:分别用剪刀或刀片划破囊壳,倾出内容物(不得损失囊壳),用乙醚等易挥发性溶剂洗净,置通风处使溶剂自然挥尽,再依次精密称定每一囊壳的重量,即可求出每粒内容物的装量和平均装量。

【注意事项】

1.平均装量0.15 g及其以下的粉针剂用精度0.1 mg的分析天平;平均装量0.15 g以上的粉针剂用精度1 mg的分析天平;平均装量0.3 g以下的胶囊剂用精度0.1 mg的分析天

平;平均装量0.3 g或0.3 g以上的胶囊剂用精度1 mg的分析天平。

2.开启安瓿装粉针时,应避免玻璃屑落入或溅失;开启橡皮塞铝盖玻璃瓶装粉针时,应先稍稍打开橡皮内塞使瓶内外的气压平衡,再盖紧后称重。

3.用水、乙醇洗涤倾去内容物后的容器时,慎勿将瓶外编号的字迹擦掉,以免影响称量结果;并将空容器与原橡皮塞或安瓿颈部配对放于原固定位置。

4.空容器的干燥一般可用60~70 ℃加热1~2 h,也可在干燥器内干燥较长时间。

5.称量空容器时,应注意瓶身与瓶塞(或折断的瓶颈部分)的配对。

6.每粒胶囊的两次称量中,应注意编号顺序以及囊体和囊帽的号码是否相符,不得混淆。

7.洗涤软胶囊壳应用与水不混溶又易挥发的有机溶剂,其中以乙醚最好。挥散溶剂时,应在通风处使自然挥散,不得加热或长时间置于干燥处,以免囊壳失水。

8.在称量前后,均应仔细查对胶囊数。称量过程中应避免用手直接接触供试品。已取出的胶囊不得再放回供试品原包装容器内。

【实训检测】

在注射用无菌粉末及胶囊剂装量差异检查时应注意哪些问题?

三、溶出度检查

【实训目的】

1.掌握用篮法测定片剂溶出度的操作步骤,结果计算和判断标准。

2.熟悉溶出度测定仪的使用方法。

3.巩固紫外-可见分光光度计的正确使用。

【实训用品】

1.仪器 溶出度测定仪、紫外-可见分光光度计、超声波清洗机、烧杯、量筒(1 000 mL)。

2.试剂 阿莫西林胶囊、纯化水。

【方法和步骤】

1.仪器的调试

(1)溶出度测定仪每次使用前应检查仪器是否水平,转动轴是否垂直;检查转篮旋转时与溶出杯的垂直轴在任一点的偏离均不得大于2 mm,检查转篮旋转时摆动幅度不得偏离轴心的±1.0 mm;检查篮轴运转时整套装置应保持平稳,均不能产生明显的晃动或振动(包括仪器装置所放置的环境);检测仪器的实际转速与其仪器电子显示的数据是否一致,稳速误差不得超过±4%。

(2)调节水浴的温度应能使溶出杯中溶出介质的温度保持在(37.0±0.5)℃。

(3)调节使转篮底部距溶出杯的内底部(25±2)mm。

2.阿莫西林胶囊溶出度的测定 取本品,照溶出度与释放度测定法[《中国药典》(2020年版)四部通则0931第一法],分别量取水900 mL为溶出介质,注入到每个溶出杯内,加温使溶剂温度保持在(37.0±0.5)℃。取供试品6粒,分别投入6个转篮内,将转篮降入容器内,转篮速度为100 r/min,开始计时。经45 min时,取溶液适量,滤过,精密量取续滤液适量,用水定量稀释制成每 1 mL 中约含阿莫西林 130 μg 的溶液,照紫外-可见分光光度法[《中国药典》(2020 年版)四部通则 0401],在 272 nm 的波长处测定吸收度;另取装量差异项下的内容物,混合均匀,精密称取适量(约相当于平均装量),按标示量加水溶解并定量稀释制成每 1 mL 中约含 130 μg 的溶液,滤过,取续滤液,同法测定,计算每粒的溶出量,限度为标示量的 80%。

【注意事项】

1. 溶出介质必须经脱气处理。气体的存在对测定可产生干扰。

2. 应保持水浴箱中水位略高于溶出杯内液面高度,否则将影响试验结果。

3. 在达到该品种规定的溶出时间时,应在仪器开动的情况下取样。自 6 杯中完成取样,时间应在 1 min 以内。取样位置应在转篮的顶端至液面的中点,并距溶出杯内壁不小于 10 mm 处。

4. 测定时,除另有规定外,每个溶出杯中只允许投入供试品 1 粒,不得多投。

5. 实验结束后,应用水冲洗篮轴、篮体,转篮必要时可用水或其他溶剂超声处理、洗净。

6. 计算公式

$$\frac{c_X}{c_R} = \frac{A_X}{A_R} \qquad (5\text{-}15)$$

式中　c_X——阿莫西林胶囊供试品的浓度,μg/mL;

　　　c_R——阿莫西林对照品的浓度,μg/mL;

　　　A_X——阿莫西林胶囊供试品的吸光度;

　　　A_R——阿莫西林对照品的吸光度。

【实训检测】

1. 溶出度的测定主要针对哪些药物和制剂?

2. 测定溶出度时必须严格控制哪些实验条件?

3. 测定用的溶剂为什么需要脱气?在测定中转篮底部、顶部为什么不得附有气泡?

四、马来酸氯苯那敏片含量均匀度检查

【实训目的】

1. 掌握片剂含量均匀度的测定方法、结果计算和判断标准。

2. 熟悉高效液相色谱仪的使用方法。

【实训用品】

1. 仪器　量瓶(50 mL)、漏斗、滤纸、烧杯(50 mL)、高效液相色谱仪。

2. 试剂　马来酸氯苯那敏片、乙腈、磷酸盐缓冲液。

【方法和步骤】

色谱条件与系统适用性试验　用十八烷基硅烷键合硅胶为填充剂;以磷酸盐缓冲液(取磷酸二氢铵 11.5 g,加水适量使溶解,加磷酸 1 mL,用水稀释至 1 000):乙腈(80:20)为流动相;柱温为 30 ℃,检测波长为 262 nm。出峰顺序依次为马来酸与氯苯那敏,理论板数按氯

苯那敏峰计算,应不低4 000,氯苯那敏峰与相邻杂质峰的分离度应符合要求。精密称取马来酸氯苯那敏对照品约16 mg(对照品由中国药品生物制品检定所提供)置200 mL量瓶中,加流动相溶解并稀释至刻度,摇匀,精密量取10 μL注入液相色谱仪,记录色谱图。

任取本品1片,置50 mL(4 mg规格)量瓶中,加流动相约20 mL,振摇崩散并使马来酸氯苯那敏溶解,用流动相稀释至刻度,摇匀,滤过,取续滤液10 μL,照上述色谱条件测定含量,应符合规定。照上述方法分别测定另外9片的含量。照含量均匀度测定法(通则0941)。

【注意事项】

1.供试品的主药必须溶解完全,必要时可用超声处理,促使溶解。

2 测定时溶液必须澄清,如滤过不清,可离心后取澄清液测定。

3.用高效液相色谱法测定含量均匀度时,所用溶剂需一次配够,当用量较大时,即使是同批号的溶剂,也应混合均匀后使用。

【实训检测】

1.一般哪些药物需要测定含量均匀度?

2.测定药物含量均匀度有什么意义?

五、葡萄糖注射液中可见异物的检查

【实训目的】

1.掌握可见异物检查中灯检法的操作步骤及判断标准。

2.了解灯检法所用仪器装置。

【实训用品】

1.仪器　澄明度检测仪。

2.试剂　葡萄糖注射液。

【方法和步骤】

取葡萄糖注射液20瓶,除去容器标签,擦净容器外壁。手持容器颈部轻轻旋转和翻转容器,使药液中存在的可见异物悬浮(注意不使药液产生气泡),然后置容器于遮光板边缘处,在明视距离(指供试品至人眼的距离,通常为25 cm)分别在黑色和白色背景下目视检查,重复3次,总时限为20 s。20瓶供试品中,均不得检出明显可见异物。如未检出微细可见异物,判为符合规定;如检出微细可见异物的供试品仅有1瓶,另取20瓶同法复试。均未检出可见异物,判为符合规定;如仍有1瓶或以上供试品检出可见异物,判为不符合规定。

【注意事项】

1.本实验采用可见异物检查法中灯检法　灯检法应在暗室中进行,检查时的光照度应为1 000～1 500 lx;若用透明塑料容器包装,光照度应为2 000～3 000 lx。

2.环境　实验室检测时应避免引入可见异物,供试品溶液的容器(如不透明、不规则形状容器等)不适于检测,需转移至适宜容器中时,均应在100级的洁净环境(如层流净化台)中操作。

3.检查人员条件　远距离和近距离视力测验均应为4.9或4.9以上(矫正后视力应为

5.0 或 5.0 以上),应无色盲。

4. 检视距离　检查人员调节位置,使供试品位于眼部的明视距离处(指供试品至人眼的清晰观测距离,通常为 25 cm)。

【实训检测】

1. 在可见异物检查时,为什么旋转和翻转容器时应不得使药物产生气泡?

2. 无色注射液、有色溶液注射液、混悬型注射液照灯检法检查可见异物所需的光照度各为多少?

六、阿莫西林分散片中水分的测定

【实训目的】

1. 掌握费休氏法测定药物中水分的步骤、方法和计算。

2. 熟悉水分测定仪的使用方法和步骤。

3. 了解费休氏试液保管的方法。

【实训用品】

1. 仪器　分析天平、水分测定仪、称量瓶。

2. 试剂　纯化水、费休氏试液、阿莫西林分散片、甲醇。

【方法和步骤】

1. 费休氏试液的标定　精密称取纯化水 10 ~ 30 mg,用水分测定仪直接标定费休氏试液。标定应取 3 份以上,3 次连续标定的结果应在 ±1% 以内,以平均值作为费休氏试液的滴定度。

2. 阿莫西林分散片中水分的测定　精密称取阿莫西林分散片细粉适量(消耗费休氏试液 1 ~ 5 mL),以无水甲醇为溶剂,用水分测定仪照水分测定法[《中国药典》(2020 年版)四部通则 0832]测定,含水分不得超过 12.0% 。

【注意事项】

1. 本实验采用水分测定法中的费休氏法。

2. 费休氏试液是毒性试剂,若接触到皮肤或眼睛应立即用大量水冲洗并视受损情况决定是否接受医生治疗。

3. 标定及测定中所用仪器均应洁净干燥(玻璃仪器须在 120 ℃ 至少干烤 2 h,于干燥器内备用)。

4. 试液的标定、贮存及水分测定操作均应在避光、干燥环境处进行。

5. 测定完毕后,将费休氏试液移入贮存瓶中密闭保存,需用甲醇清洗滴定管、滴定池和电极,且将甲醇浸没滴定电极的滴头,以防滴头被析出结晶所堵塞。

【实训检测】

1. 阿莫西林分散片为什么需进行水分的检查?

2. 用费休氏试液可以测定哪些类型药物中所含的水分?

七、释放度检查（盐酸吗啡缓释片）

【实训目的】

1. 掌握用篮法测定片剂释放度的操作步骤,结果计算和判断标准。

2. 熟悉溶出度测定仪的使用方法。

3. 巩固高效液相色谱法的正确使用。

【实训用品】

1. 仪器 溶出度测定仪、高效液相色谱仪、超声波清洗机、烧杯、量筒（1 000 mL）。

2. 试剂 盐酸吗啡缓释片、纯化水。

【方法和步骤】

1. 仪器的调试

（1）溶出度测定仪每次使用前应检查仪器是否水平,转动轴是否垂直;检查转篮旋转时与溶出杯的垂直轴在任一点的偏离均不得大于 2 mm,检查转篮旋转时摆动幅度不得偏离轴心的±1.0 mm;检查篮轴运转时整套装置应保持平稳,均不能产生明显的晃动或振动（包括仪器装置所放置的环境）;检测仪器的实际转速与其仪器电子显示的数据是否一致,稳速误差不得超过±4%。

（2）调节水浴的温度应能使溶出杯中溶出介质的温度保持在（37.0±0.5）℃。

（3）调节使转篮底部距溶出杯的内底部（25±2）mm。

2. 盐酸吗啡缓释片释放度的测定 取本品,照释放度测定法[《中国药典》（2020 年版）四部通则 0931 第一法],采用溶出度测定法第一法装置,以水 500 mL 为溶剂,转速为 50 r/min,依法操作,经 1、2、3、4、5、6 h,分别取溶液 2 mL,用 0.45 μm 滤膜滤过,并即时在溶出杯中补充相同的水 2 mL,取续滤液作为供试品溶液。照盐酸吗啡缓释片含量测定项下色谱条件依法操作,记录色谱图。高效液相色谱法（通则 0512）。

【注意事项】

1. 溶出介质必须经脱气处理。气体的存在对测定可产生干扰。

2. 应保持水浴箱中水位略高于溶出杯内液面高度,否则将影响试验结果。

3. 在达到该品种规定的溶出时间时,应在仪器开动的情况下取样。自 6 杯中完成取样,时间应在 1 min 以内。取样位置应在转篮的顶端至液面的中点,并距溶出杯内壁不小于 10 mm 处。

4. 测定时,除另有规定外,每个溶出杯中只允许投入供试品 1 片,不得多投。

5. 实验结束后,应用水冲洗篮轴、篮体,转篮必要时可用水或其他溶剂超声处理、洗净。

6. 计算公式

$$\frac{c_X}{c_R} = \frac{A_X}{A_R} \tag{5-16}$$

式中 c_X——盐酸吗啡缓释片供试品的浓度,μg/mL;

c_R——盐酸吗啡对照品的浓度，$\mu g/mL$；

A_X——盐酸吗啡缓释片供试品的吸光度；

A_R——盐酸吗啡对照品的吸光度。

【实训检测】

1. 溶出度的测定主要针对哪些药物和制剂？

2. 测定溶出度时必须严格控制哪些实验条件？

3. 测定用的溶剂为什么需要脱气？在测定中转篮底部、顶部为什么不得附有气泡？

《中国药典》2020 年版
制剂常规检查项目检验记录模板举例

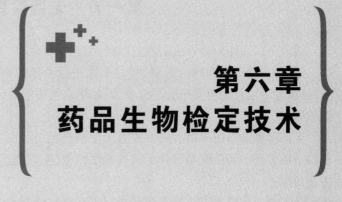

第六章
药品生物检定技术

药品生物检定技术是指利用生物体(微生物、细胞、离体组织或动物)对药物的特定药理、毒理作用,来测定生物药品的效价,检查药品中的有害物质以及对制剂进行微生物限度或无菌检查的技术方法。

本章重点简介药物的无菌检查、微生物计数法及控制菌检查法、抗生素微生物检定法、生物活性测定法及药品的安全性检查法等生物检定技术。

第一节　无菌检查

活菌进入人体内会导致剧烈的反应,引起并发症,严重时甚至危及生命。在药品制备或加工过程中,受药物性质的限制,有时不能进行可靠的高压、热压灭菌处理,而采取间歇灭菌、除菌过滤以及无菌操作法等技术,因此法定无菌制剂必须进行严格的无菌检查后才能用于临床。

无菌检查法系用于检查药典要求无菌的药品、医疗器具、原料、辅料及其他品种是否无菌的一种方法。若供试品符合无菌检查法的规定,仅表明供试品在该检验条件下未发现微生物污染。

常用的无菌检查方法是将药品或材料在严格的无菌操作条件下,接种于适合各种微生物生长的不同培养基中,置于不同的适宜温度下培养一定的时间,逐日观察微生物的生长情况,并结合阳性和阴性对照试验的结果,判断供试品是否无菌。无菌检查法包括薄膜过滤法和直接接种法两种方法。

一、常规技术要求

1. 应在环境洁净度 B 级以下的局部洁净度 A 级的单向流空气区域内或隔离系统中进行检查。

2. 全过程应严格遵守无菌操作,防止微生物污染。

3. 单向流空气区、工作台面及环境应定期按《医药工业洁净室(区)悬浮粒子、浮游菌和沉降菌的测试方法》的现行国家标准进行洁净度验证。

二、培养基

无菌检查需按照药典规定选择适合需氧菌、厌氧菌或真菌生长的培养基,按规定处方(也可使用商品脱水培养基)制备及灭菌,制备好的培养基应保存在 2 ~ 25 ℃、避光的环境。试验前需做适用性检查。

(一)培养基的种类

《中国药典》(2020 年版)无菌检查法规定的培养基有 8 种,包括硫乙醇酸盐流体培养基(需氧菌、厌氧菌培养基)、胰酪大豆胨液体培养基(真菌培养基、需氧菌培养基)、胰酪大豆胨琼脂培养基、0.5%葡萄糖肉汤培养基(用于硫酸链霉素等抗生素的无菌检查)、沙氏葡萄糖液体培养基、沙氏葡萄糖琼脂培养基、马铃薯葡萄糖琼脂培养基、中和或灭活用培养基。

(二)培养基的适用性检查

硫乙醇酸盐流体培养基及胰酪大豆胨液体培养基等在供试品的无菌检查进行前或检查的同时应做适用性检查,包括无菌性检查及灵敏度检查,检查合格后方可进行无菌检查方法验证试验和供试品的无菌检查。

1. 无菌性检查 每批培养基随机取不少于5支(瓶),培养14 d,应无菌生长。

2. 灵敏度检查 用以证明在做药物的无菌检查时,所加的菌种能够在培养基中生长良好。适用性检查的菌种有金黄色葡萄球菌、铜绿假单胞菌、枯草芽孢杆菌、生孢梭菌、白色念珠菌和黑曲霉菌。

方法:取适宜装量的硫乙醇酸盐流体培养基7支,分别接种小于100 cfu的金黄色葡萄球菌、铜绿假单胞菌、生孢梭菌各2支,另1支不接种作为空白对照,培养3 d;取适宜装量的胰酪大豆胨液体培养基7支,分别接种小于100 cfu的枯草芽孢杆菌、白色念珠菌、黑曲霉各2支,另1支不接种作为空白对照,培养5 d。逐日观察结果。

结果判断:空白对照管无菌生长,加菌培养基管均生长良好,判定该培养基的灵敏度检查符合规定。

三、方法验证试验

在建立产品的无菌检查法时,应进行方法的验证,以证明所采用的方法适合于该产品的无菌检查,即需要先排除供试品是否具有抑细菌和抑真菌作用,避免假阴性结果。验证时,按供试品的"无菌检查"的规定及要求进行操作,操作方法包括薄膜过滤法和直接接种法。方法验证试验也可与供试品的无菌检查同时进行。

薄膜过滤法:取每种培养基规定接种的供试品总量按薄膜过滤法过滤,冲洗,在最后一次的冲洗液中加入小于100 cfu的试验菌,过滤,取滤膜接种至硫乙醇酸盐流体培养基或胰酪大豆胨液体培养基中,或将培养基加至滤筒内。另取一装有同体积培养基的容器,加入等量试验菌作为对照。置规定温度培养,培养时间不得超过5 d。各试验菌同法操作。

直接接种法:取符合直接接种法培养基用量要求的硫乙醇酸盐流体培养基6管,分别接入小于100 cfu的金黄色葡萄球菌、大肠埃希菌、生孢梭菌各2管;取符合直接接种法培养基用量要求的胰酪大豆胨液体培养基6管,分别接入小于100 cfu的枯草芽孢杆菌、白色念珠菌、黑曲霉各2管;其中1管接入每支培养基规定的供试品接种量,另1管作为对照,置规定的温度培养,培养时间不得超过5 d。

结果判断:与对照管比较,如含供试品各容器中的试验菌均生长良好,则说明供试品的该检验量在该检验条件下无抑菌作用或其抑菌作用可以忽略不计,可照此检查方法和检查条件进行供试品的无菌检查。如含供试品的任一容器中的试验菌生长微弱、缓慢或不生长,则说明供试品的该检验量在该检验条件下有抑菌作用,应采用增加冲洗量、增加培养基的用量、使用中和剂或灭活剂、更换滤膜品种等方法消除供试品的抑菌作用,并重新进行方法验证。

四、无菌检查法

（一）检验数量及检验量

检验数量是指 1 次试验所用供试品最小包装容器的数量。检验量是指 1 次试验所用供试品总量（g 或 mL）。《中国药典》（2020 年版）四部列出"批出厂产品最小检验数量表""液体制剂最小检验量及上市抽验样品的最少检验数量表"和"固体制剂最少检验量及上市抽验样品的最少检验数量表"，可按表中的规定取量检验。

（二）对照试验

供试品在做无菌检查的同时还需作对照试验，包括阳性对照和阴性对照。

1. 阳性对照　应根据供试品特性选择阳性对照菌。无抑菌作用和抗革兰阳性菌为主的供试品，以金黄色葡萄球菌为对照菌；抗革兰阴性菌为主的供试品，以大肠埃希菌为对照菌；抗厌氧菌的供试品，以生孢梭菌为对照菌；抗真菌的供试品，以白色念珠菌为对照菌。阳性对照管培养不超过 5 d，应生长良好。阳性对照试验用以证明微生物确实可在应用的试验条件下生长。

2. 阴性对照　取试验所用的相应溶剂和稀释液、冲洗液同法操作，作为阴性对照。阴性对照不得有菌生长。阴性对照用以检查试验过程中使用的溶剂、稀释液、冲洗液等对微生物生长及存活无影响。

如试验中需使用表面活性剂、灭活剂、中和剂等试剂，还应证明其有效性，且对微生物无毒性。

（三）检查方法

无菌检查法包括薄膜过滤法和直接接种法。只要供试品性状允许，应采用薄膜过滤法。检验方法和检验条件应与验证的方法相同。

1. 薄膜过滤法　适用性广，准确性强，适合于任何类型的药品，尤其适用于具有抑菌作用的供试品。该法通过滤膜过滤，将供试品中可能存在的微生物富集于滤膜上，再冲洗掉滤膜上的抑菌成分后，在薄膜过滤器滤筒内加入培养基，在所需温度下培养，观察是否有菌生长。

视频 3

优先采用封闭式薄膜过滤器，也可使用一般的薄膜过滤器。滤膜孔径应不大于 0.45 μm，直径约 50 mm。不同类型的供试品，过滤操作的方法有所不同。《中国药典》（2020 年版）四部（通则 1101）"无菌检查法"分别介绍了水溶液供试品、水溶性固体供试品、可溶于十四烷基异丙醇的膏剂和黏性油剂供试品、无菌气（喷）雾剂供试品、装有药物的注射器供试品、具有导管的医疗器具（输血、输液袋等）供试品的薄膜过滤操作方法。

2. 直接接种法　操作简便，适宜无抑菌作用的供试品无菌检查。该法系将规定量的供试品分别接种至各含硫乙醇酸盐流体培养基和胰酪大豆胨液体培养基的容器中，按照规定培养 14 d，观察是否有菌生长。

不同类型的供试品,样品的处理和接种方式也有所区别。《中国药典》(2020年版)分别介绍了混悬液等非澄清水溶液供试品、固体供试品、非水溶性供试品、敷料供试品、肠线、缝合线等供试品、灭菌医用器具供试品、放射性药品等的取样量、处理及接种方法。

3. 培养及观察 将含培养基的容器在规定的温度培养14 d,逐日观察并记录是否有菌生长。如在加入供试品后或在培养过程中培养基出现浑浊,培养14 d后,不能从外观上判断有无微生物生长,可取该培养液适量转种至同种新鲜培养基中,培养3 d,观察接种的同种新鲜培养基是否再出现浑浊;或取培养液涂片,染色,镜检,判断是否有菌。

五、无菌检查结果判断

1. 阳性对照管应生长良好,阴性对照管不得有菌生长。否则,试验无效。

2. 若供试品管显澄清,或虽显浑浊但经确证无菌生长,判定供试品符合规定。

3. 若供试品管中任何一管显浑浊并确证有菌生长,判定供试品不符合规定,除非能充分证明试验结果无效,即生长的微生物非供试品所含。

4. 试验若经确认无效,需依法重试。

第二节 微生物计数法及控制菌检查法

药品中的微生物数量对判断药品被污染的程度有积极意义。细菌数越多,表明药品受到致病菌污染的可能性越大,安全性越差。多数中西药剂型属非密封品,不能做到绝对无菌,因此微生物限度检查成为非灭菌制剂保证药品质量的重要检查内容,也是综合评价药品生产各环节卫生状况的一个依据。

视频4

微生物限度检查法系检查非规定灭菌制剂及其原料、辅料受到微生物污染程度的方法,检查项目包括需氧菌数、霉菌和酵母菌数及控制菌检查。

视频5

《中国药典》(2020年版)四部制剂通则中规定需做微生物限度检查的制剂类型有片剂、栓剂、软膏剂、糖浆剂、气雾剂、口服溶液剂、洗剂、涂膜剂、凝胶剂、贴剂、丸剂、散剂、颗粒剂、煎膏剂、贴膏剂、滴丸剂、胶囊剂、搽剂等。

一、常规技术要求及检验量

(一)技术要求

1. 检查应在环境洁净度C级下的局部洁净度A级的单向流空气区域内进行。检验全过程必须严格遵守无菌操作,防止再污染。

2. 单向流空气区域、工作台面及环境应定期按《医药工业洁净室(区)悬浮粒子、浮游菌和沉降菌的测试方法》的现行国家标准进行洁净度验证。

3, 供试品检查时,如果使用了表面活性剂、中和剂或灭活剂,应证明其有效性及对微生物无毒性。

4. 需氧菌培养温度为 30 ~ 35 ℃;霉菌、酵母菌培养温度为 20 ~ 25 ℃。

5. 检验结果以 1 g、1 mL、10 g、10 mL 或 10 cm^2 为单位报告,特殊品种可以最小包装单位报告。

(二)检验量

检验量即 1 次试验所用的供试品量(g、mL 或 cm^2)。除另有规定外,一般供试品的检验量为 10 g 或 10 mL;膜剂为 100 cm^2;贵重药品、微量包装药品的检验量可以酌减。要求检查沙门菌的供试品,其检验量应增加至 20 g 或 20 mL。

检验时,应从 2 个以上最小包装单位中抽取供试品,膜剂还不得少于 4 片。一般应随机抽取不少于检验用量(两个以上最小包装单位)的 3 倍量供试品。

二、样品供试液的制备

需要根据供试品的理化特性和生物学特性,采用适宜的方法制备供试液。《中国药典》(2020 年版)四部(通则 1105)"微生物计数法"提供了水溶性供试品、水不溶性油脂类供试品、油脂类供试品以及需用特殊方法制备供试液的供试品制备方法,其中需用特殊方法制备供试液的供试品有膜剂供试品、肠溶剂及结肠溶制剂供试品、气雾剂、喷雾剂供试品、贴膏剂供试品。

三、菌种及培养基

(一)菌种

微生物(需氧菌、霉菌和酵母菌)计数检查的对照试验菌种为铜绿假单胞菌、金黄色葡萄球菌、枯草芽孢杆菌、白色念珠菌、黑曲霉,适用于计数培养基的适用性检查和计数方法的验证试验;控制菌检查的对照菌种为大肠埃希菌、金黄色葡萄球菌、沙门菌、铜绿假单胞菌、梭菌,适用于控制菌检查用培养基的适用性检查(促生长能力、抑制能力及指标能力检查)和方法的验证试验。试验用菌株传代次数不得超过 5 代,并采用适宜的菌种保藏技术,以保证试验菌株的生物学特性。

(二)培养基

微生物计数检查常用的培养基有胰酪大豆胨液体培养基、胰酪大豆胨琼脂培养基、沙氏葡萄糖液体培养基、沙氏葡萄糖琼脂培养基。

试验时需根据药典规定的方法使用。如金黄色葡萄球菌,做培养基适用性检查和计数方法适用性试验中需氧菌总数计数时所用培养基为胰酪大豆胨液体培养基、胰酪大豆胨琼脂培养基;白色念珠菌,做培养基适用性检查和计数方法适用性试验中霉菌、酵母菌总数计数时所用培养基为沙氏葡萄糖液体培养基、沙氏葡萄糖琼脂培养基。

四、方法的验证试验

建立微生物限度检查法时,应先进行方法验证,以确认所采用的方法适合于该药品的需氧菌、霉菌和酵母菌的菌落计数测定或控制菌的检查。方法验证时需选择法定试验菌按照规定的方法及要求进行。

五、药品的微生物计数法检验方法

微生物计数法的检查项目有需氧菌数、霉菌和酵母菌数检查。

需氧菌数、霉菌和酵母菌数计数,检测的是药物在单位质量或体积内所存在的活菌数量,可评价生产过程中原辅料、设备、器具、工艺、环境及操作者的卫生状况。法定检查方法包括平皿法、薄膜过滤法和 MPN 法。

1. 计数方法的验证　需氧菌数、霉菌和酵母菌数计数方法的验证试验用以保证方法中供试液没有抗菌活性,培养条件适宜需氧菌、霉菌和酵母菌生长,制备过程中稀释剂未受微生物干扰、供试液稀释级选择适宜。验证试验包括试验组、菌液组、供试品对照组,各需进行 3 次独立的平行试验,通过各试验菌每次试验的菌数回收率来判断该试验方法是否适宜。

$$试验组的菌数回收率 \% = \frac{试验组的平均菌数 - 供试品对照的平均菌落数}{菌液组的平均菌落数} \times 100\%$$

$$(6-1)$$

3 次试验中,当试验组的菌数回收率均为 0.5 ~ 2 时,该供试液制备方法及计数法适合于测定其需氧菌、霉菌和酵母菌数。

2. 供试品检查方法

(1)平皿法:根据菌数报告规则取相应稀释级的供试液 1 mL,置直径 90 mm 的无菌平皿中,注入 15 ~ 20 mL 温度不超过 45 ℃的溶化的胰酪大豆胨琼脂培养基(需氧菌)或沙氏葡萄糖琼脂培养基(霉菌和酵母菌),混匀,凝固,倒置培养。每稀释级每种培养基至少制备 2 个平板。平皿法以培养后需氧菌、霉菌和酵母菌在琼脂平板上形成的独立可见的菌落为计数依据,按照菌数报告规则进行报告。

同时取试验用的稀释液 1 mL,同法操作,作为阴性对照试验。每种计数用的培养基各制备 2 个平板,均不得有菌生长。

(2)薄膜过滤法:所用滤膜孔径不大于 0.45 μm,直径一般为 50 mm。取相当于每张滤膜含 1 g、1 mL 或 10 cm² 供试品的供试液(或适宜稀释级的供试液 1 mL),加至适量的稀释剂中,混匀,过滤。用 pH 值 7.0 的无菌冲洗液冲洗滤膜后,取出滤膜,菌面朝上贴于胰酪大豆胨琼脂培养基或沙氏葡萄糖琼脂培养基平板上培养,培养条件和计数方法同平皿法。

每种培养基至少制备 1 张滤膜。根据菌数报告规定计数,如超过规定限量即可认定不合格。

同时取试验用的稀释液 1 mL 同法操作,作为阴性对照,阴性对照不得有菌生长。

《中国药典》(2020 年版)对不同类型的非灭菌制剂规定了相应的微生物限度标准,如计数超过规定限量即可认定不合格。

(3)MPN 法:标准项下培养基管中,分别加入 1∶10、1∶100、1∶1 000 的供试液 1 mL,用稀释剂 1 mL 作为阴性对照,均培养 18~24 h,观察结果。根据观察的结果,查最大可能数表,得到样品中微生物数量。必要时进行确认试验。

六、控制菌检查

控制菌检查旨在检查非规定灭菌制剂中是否存在有可疑的致病菌。《中国药典》(2020 年版)(通则 1106)"控制菌检查法"项目包括耐胆盐革兰阴性菌、大肠埃希菌、沙门菌、铜绿假单胞菌、金黄色葡萄球菌、梭菌、白色念珠菌。

1.适用性检查　控制菌检查用培养基的适用性检查项目包括促生长能力、抑制能力及指示能力的检查。促生长能力检查用以保证在相应控制菌检查规定的培养温度及最短培养时间内,试验菌生长良好(液体培养基),菌落大小、形态特征与对照菌一致(固体培养基);抑制能力检查以保证其他试验菌无法生长;指示剂能力检查用以保证培养基上试用菌的生长情况(液体培养基)、菌落大小、形态特征(固体培养基)、指示剂反应情况等与对照培养基一致。

2.方法验证试验　控制菌检查方法的验证试验用以保证方法中供试液没有抗菌活性、所采用方法适合于该产品的控制菌检查。验证方法系取规定量供试液及 10~100 cfu 试验菌加入增菌培养液中(薄膜过滤法试验菌加在最后一次冲洗液中,过滤后,注入增菌培养基或取出滤膜接入增菌培养基中),依相应控制菌检查法进行检查。要求试验组应检出试验菌。若未检出试验菌,应采用培养基稀释法、离心沉淀法、薄膜过滤法、中和法等方法消除供试品的抑菌活性,并重新进行方法验证。

3.阳性对照试验和阴性对照试验　方法验证后,进行供试品控制菌检查时,还需进行试验菌的阳性对照试验和稀释液的阴性对照试验,阳性对照试验应检出相应的控制菌,阴性对照试验应无菌生长。

4.控制菌检查法

(1)大肠埃希菌。大肠埃希菌即大肠杆菌,属肠杆菌科埃希菌属,是人和温血动物肠道内的栖居菌,可随粪便排出体外,是粪便污染的指示菌。致病性大肠埃希菌可引起婴幼儿、成人暴发性腹泻、化脓或败血症,口服药品必须检查大肠埃希菌。

检查法　取供试液接种至适量胰酪大豆胨液体培养基的试管内,30~35 ℃,培养 18~24 h;取培养物 1 mL 接种至 100 mL 麦康凯液体培养基中,42~44 ℃,培养 24~48 h;取培养物划线接种于麦康凯琼脂培养基平板 30~35 ℃,18~72 h 培养;如有菌落生长,并经分离、纯化,鉴定试验,确认为大肠埃希菌,则报告检出大肠埃希菌。

（2）沙门菌。沙门菌属肠杆菌科沙门菌属，是人畜共患的肠道病原菌，可引起伤寒、肠炎、肠热病和食物中毒。《中国药典》（2020 年版）规定，含动物组织（包括提取物）的口服给药制剂，每 10 g 或 10 mL 不得检出沙门菌。

检查法　取 10 g 供试品或 10 mL 供试液至适宜体积的胰酪大豆胨液体培养基混匀，30～35 ℃，培养 18～24 h；取上述培养物 0.1 mL 至 10 mL RV 沙门增菌液体培养基，30～35 ℃，培养 18～24 h；取液体培养物划线接种于木糖赖氨酸脱氧胆酸盐琼脂培养基平板，30～35 ℃，18～48 h；沙门菌在该平板上生长良好，呈菌落为淡红色或无色，菌落中心有或无黑色；用接种针挑取疑似菌落于三糖铁琼脂培养基高层斜面进行斜面和高层穿刺接种，培养 18～24 h，或采用其他方法进一步鉴定。

（3）铜绿假单胞菌。铜绿假单胞菌是常见的化脓性感染菌，在烧伤、烫伤、眼科及其他外科疾患中常引起继发感染，且对许多抗菌药物具有天然的耐药性。《中国药典》（2020 年版）规定，耳、鼻及呼吸道吸入给药制剂，阴道、尿道给药制剂，直肠给药制剂及其他局部给药制剂，均不得检出铜绿假单胞菌。

检查法　取供试液接种至适量胰酪大豆胨液体培养基的试管内，30～35 ℃，培养 18～24 h；取上述培养物，划线接种于溴化十六烷基三甲铵琼脂培养基平板上，30～35 ℃，培养 18～72 h；取上述平皿上生长的菌落进行氧化酶试验，并进行其他鉴别试验，以判断是否检出铜绿假单胞菌。

（4）金黄色葡萄球菌。金黄色葡萄球菌是化脓性感染重要的病原菌，分布广泛，可产生多种毒素及酶，引起局部及全身化脓性炎症，严重时可导致败血症和脓毒血症。《中国药典》（2020 年版）规定，耳、鼻及呼吸道吸入给药制剂，阴道、尿道给药制剂，直肠给药制剂及其他局部给药制剂，均不得检出金黄色葡萄球菌。

检查法　取供试液接种至适量胰酪大豆胨液体培养基的试管内，30～35 ℃，培养 18～24 h；取上述培养物，划线接种于甘露醇氯化钠琼脂培养基平板上，30～35 ℃，培养 18～72 h；根据培养后平板上有无菌落生长、或生长的菌落形态特征，判断是否检出金黄色葡萄球菌。金黄色葡萄球菌菌落特点为：黄色菌落，或外周有黄色环的白色菌落。如菌落形态特征相符或疑似，应做分离、纯化、鉴定试验，确认为金黄色葡萄球菌。

（5）梭菌。梭菌的主要病原菌有产气荚膜梭菌、破伤风梭菌、肉毒梭菌、艰难梭菌和气性坏疽病原梭菌，可产生强烈的外毒素和侵袭性酶类使人和动物致病。对某些用于阴道、创伤、溃疡的药品，必须控制梭菌。

检查法　取供试液 2 份，其中 1 份置 80 ℃保温 10 min 后迅速冷却；将上述 2 份供试液接种至适量梭菌增菌培养基中，30～35 ℃，培养 48 h；取上述每一培养物分别涂抹接种于哥伦比亚琼脂培养基平板上，厌氧条件下，30～35 ℃，培养 48～72 h；若平板培养后无菌落生长，判定供试品未检出梭菌；如有菌落生长，应挑选 2～3 个菌落，分别进行革兰染色和过氧化氢酶试验做进一步判断。

（6）白色念珠菌。白色念珠菌（也称白假丝酵母菌）是内源性真菌，是医学全身性真菌感染病的重要组成之一。通常存在于健康人的口腔、上呼吸道、肠道及阴道，一般在正常机体中数量少，不引起疾病；当机体免疫功能或防御力下降或正常菌群相互制约作用失调时，则大量繁殖并改变生长形式(芽生菌丝相)侵入细胞引起疾病。白色念珠菌可侵犯人体许多部位,引起皮肤念珠菌病、黏膜念珠菌病、内脏及中枢神经念珠菌病。《中国药典》(2020年版)规定,阴道、尿道给药制剂需进行白色念珠菌检查。

检查法 供试液制备和增菌培养,取供试品,照"非无菌产品微生物限度检查:微生物计数法(通则1105)"制成1∶10供试液。取相当于1 g或1mL供试品的供试液,接种至适宜体积(经方法适用性试验确定)的沙氏葡萄糖液体培养基中,混匀,30～35 ℃培养3～5 d。选择和分离取上述预培养物划线接种于沙氏葡萄糖琼脂培养基平板上,30～35 ℃培养24～48 h。白色念珠菌在沙氏葡萄糖琼脂培养基上生长的菌落呈乳白色,偶见淡黄色,表面光滑有浓酵母气味,培养时间稍久则菌落增大、颜色变深、质地变硬或有皱褶。挑取疑似菌落接种至念珠菌显色培养基平板上,培养24～48 h(必要时延长至72 h),或采用其他适宜方法进一步鉴定。结果判断:若沙氏葡萄糖琼脂培养基平板上有疑似菌落生长,且疑似菌在念珠菌显色培养基平板上生长的菌落呈阳性反应,应进一步进行适宜的鉴定试验,确证是否为白色念珠菌;若沙氏葡萄糖琼脂培养基平板上没有菌落生长,或虽有菌落生长但鉴定结果为阴性,或疑似菌在念珠菌显色培养基平板上生长的菌落呈阴性反应,判供试品未检出白色念珠菌。

(7)耐胆盐革兰阴性菌。耐胆盐革兰阴性菌是指在胆汁酸中可以存活并繁殖的革兰阳性菌。供试液制备和预培养:取供试品,用胰酪大豆胨液体培养基作为稀释剂照"非无菌产品微生物限度检查:微生物计数法(通则1105)"制成1∶10供试液,混匀,在20～25 ℃培养,培养时间应使供试品中的细菌充分恢复但不增殖(约2 h)。

定性试验 除另有规定外,取相当于1 g或1 mL供试品的上述预培养物接种至适宜体积(经方法适用性试验确定)肠道菌增菌液体培养基中,30～35 ℃培养24～48 h后,划线接种于紫红胆盐葡萄糖琼脂培养基平板上,30～35 ℃培养18～24 h。如果平板上无菌落生长,判供试品未检出耐胆盐革兰阴性菌。

定量试验 选择和分离培养取相当于0.1 g、0.01 g和0.001 g(或0.1 mL、0.01 mL和0.001 mL)供试品的预培养物或其稀释液分别接种至适宜体积(经方法适用性试验确定)肠道菌增菌液体培养基中,30～35 ℃培养24～48 h。上述每一培养物分别划线接种于紫红胆盐葡萄糖琼眼培养基平板上,30～35 ℃培养18～24 h。

结果判断 若紫红胆盐葡萄糖琼脂培养基平板上有菌落生长,则对应培养管为阳性,否则为阴性。根据各培养管检查结果,计算1 g或1 mL供试品中含有耐胆盐革兰阴性菌的可能菌数。

七、《中国药典》(2020年版)四部微生物限度标准

非无菌药品的微生物限度标准是基于药品的给药途径及对患者健康潜在的危害而制订的。药品的生产、贮存、销售过程中的检验,原料及辅料的检验,新药标准制订、进口药品标准复核、考察药品质量及仲裁等,除另有规定外,其微生物限度依据见表6-1。

表 6-1　《中国药典》(2020 年版)四部(通则 1107)

非无菌化学药品制剂、生物制品制剂、不含药材原粉的中药制剂的微生物限度标准

给药途径	需氧菌总数 (cfu/g、cfu/mL 或 cfu/10 cm²)	霉菌和酵母菌总数 (cfu/g、cfu/mL 或 cfu/10 cm²)	控制菌
口服给药 　固体制剂 　液体及半固体制剂	10^3 10^2	10^2 10^1	不得检出大肠埃希菌(1 g 或 1 mL);含脏器提取物的制剂还不得检出沙门菌(10 g 或 10 mL)
口腔黏膜给药制剂 齿龈给药制剂 鼻用制剂	10^2	10^1	不得检出大肠埃希菌、金黄色葡萄球菌、铜绿假单胞菌(1 g、1 mL 或 10 cm²)
耳用制剂 　皮肤给药制剂	10^2	10^1	不得检出金黄色葡萄球菌、铜绿假单胞菌(1 g、1 mL 或 10 cm²)
呼吸道吸入给药制剂	10^2	10^1	不得检出大肠埃希菌、金黄色葡萄球菌、铜绿假单胞菌、耐胆盐革兰阴性菌(1 g、1 mL)
阴道、尿道给药制剂	10^2	10^1	不得检出金黄色葡萄球菌、铜绿假单胞菌、白色念珠菌(1 g、1 mL 或 10 cm²);中药制剂还不得检出梭菌(1 g、1 mL 或 10 cm²)
直肠给药 　固体及半固体制剂 　液体制剂	10^3 10^2	10^2 10^2	不得检出金黄色葡萄球菌、铜绿假单胞菌(1 g、1 mL)
其他局部给药制剂	10^2	10^2	不得检出金黄色葡萄球菌、铜绿假单胞菌(1 g、1 mL 或 10 cm²)

第三节　抗生素微生物检定法

　　抗生素类药物的含量测定方法有理化方法和微生物检定法两种。抗生素微生物检定法是在适宜条件下,根据量反应平行线原理设计,通过检测抗生素对微生物的抑制作用,计算抗生素活性(效价)的方法。

　　该法以抗生素的抗菌活性为指标,测定原理与临床应用一致,直接反映抗生素的医疗价值,试验灵敏度较高,供试品用量较小,对产品纯度限度要求较宽。目前一些组分复杂的全生物合成的抗生素类药物仍旧沿用此法检测效价,该法也为新发现的抗生素类药物效价测定的首选方法。

《中国药典》(2020年版)收载的抗生素微生物检定包括两种方法,即管碟法和浊度法。

一、检定原理

因标准品和供试品为同种抗生素,在相同试验条件下,标准品溶液和供试品溶液对试验菌所得的量反应曲线在一定剂量范围内互相平行,此为量反应平行线原理。利用此原理,检定方法可设计为二剂量法、三剂量法(管碟法和浊度法)和标准曲线法(浊度法)等。

二、试验菌

抗生素效价测定用的试验菌须与同品种国际通用药典所用的试验菌一致,应易于培养、保存,无致病性,对抗生素主要成分敏感,产生的抑菌圈应边缘清晰、测定误差小。

管碟法的试验菌有枯草芽孢杆菌、短小芽孢杆菌、金黄色葡萄球菌、藤黄微球菌、大肠埃希菌、啤酒酵母菌、肺炎克雷伯菌、支气管炎博德特菌。浊度法的试验菌有金黄色葡萄球菌、大肠埃希菌、白色念珠菌。标准菌种由中国食品药品检定研究院提供,均为冷冻干燥菌种,试验前需制备成菌悬液备用。不同类别的抗生素需按照《中国药典》(2020年版)四部中"抗生素微生物检定试验设计表"选择相应的试验菌。

三、管碟法

管碟法是利用抗生素在琼脂培养基内的扩散作用,比较标准品与供试品两者对接种的试验菌产生抑菌圈的大小,以测定供试品效价的一种方法。该法是国际上抗生素药品检定的经典方法。

《中国药典》(2020年版)法定方法为二剂量法和三剂量法。通过测量和比较已知效价的标准品溶液与未知效价的供试品溶液对接种的试验菌产生抑菌圈的直径(或面积),按照生物检定统计法计算供试品效价。

(一)双碟的制备

管碟法的"碟"即双碟,其制备过程包括底层及菌层的制备,应在半无菌室或洁净室内进行,避免微生物污染。不同类别的抗生素也需按照"抗生素微生物检定试验设计表"选择试验培养基及培养条件。

1.底层的制备　取直径约90 mm、高16~17 mm的平底双碟,分别注入加热融化的培养基20 mL,使在碟底内均匀摊布,放置水平台上使凝固。

2.菌层的制备　取培养基适量加热融化后,放冷至48~50 ℃(芽孢可至60 ℃),加入规定的试验菌悬液适量(以能得清晰的抑菌圈为度。二剂量法标准品溶液的高浓度所致的抑菌圈直径在18~22 mm,三剂量法标准品溶液的中心浓度所致的抑菌圈直径在15~

18 mm),摇匀,在每一双碟中分别加入 5 mL,使在底层上均匀摊布,作为菌层。

双碟放置水平台上冷却后,在每一双碟中以等距离均匀安置不锈钢小管[内径(6.0±0.1)mm,高(10.0±0.1)mm,外径(7.8±0.1)mm],二剂量法需安置 4 个,三剂量法需安置 6 个,用陶瓦圆盖覆盖备用。

(二)检定法

1. 二剂量法　取双碟不得少于 4 个,在每一双碟中对角的 2 个不锈钢小管中分别滴装高浓度及低浓度的标准品溶液,其余 2 个小管中分别滴装相应的高、低两种浓度的供试品溶液;高、低浓度的剂距为 2∶1 或 4∶1。在规定条件下培养后,测量各个抑菌圈的直径(或面积),照生物检定统计法进行可靠性测验及效价计算。

2. 三剂量法　取双碟不得少于 6 个,在每一双碟中间隔的 3 个不锈钢小管中分别滴装高浓度(S_3)、中浓度(S_2)及低浓度(S_1)的标准品溶液,其余 3 个小管分别滴装相应的高、中、低 3 种浓度的供试品溶液;高、低浓度的剂距为 1∶0.8。在规定条件下培养后,测量各个抑菌圈的直径(或面积),照生物检定统计法进行可靠性测验及效价计算。

四、浊度法

浊度法系利用抗生素在液体培养基中对试验菌生长的抑制作用,通过测定培养后细菌浊度值的大小,比较标准品与供试品对试验菌生长抑制的程度,以测定供试品效价的一种方法。

《中国药典》(2020 年版)法定方法为标准曲线法、二剂量法和三剂量法。细菌生长过程中,液体培养基中的细菌浊度与细菌数、细菌群体及细菌细胞容积的增加间存在着相关性,在一定范围内符合比尔定律。抗生素对试验菌生长的抑制作用,可直接影响液体培养基中细菌浊度值的大小。通过测量加入不同浓度标准品溶液与供试品溶液的含试验菌液体培养基的浊度值(吸光度),可计算供试品效价。

管碟法易受不锈钢小管放置位置、溶液滴装速度、液面高低、菌层厚度等因素影响造成结果差异或试验失败。而浊度法在液体中进行,影响因素少,结果比较准确。

(一)含试验菌液体培养基的制备

取规定的试验菌悬液适量(35 ~ 37 ℃培养 3 ~ 4 h 后测定的吸光度在 0.3 ~ 0.7,且剂距为 2 的相邻剂量间的吸光度差值不小于 0.1),加入各规定的液体培养基中,混合,使在试验条件下能得到满意的剂量-反应关系和适宜的测定浊度。已接种试验菌的液体培养基应立即使用。

(二)检定法

1. 标准曲线法　取适宜的已灭菌试管,精密加入含试验菌的液体培养基 9.0 mL,各浓度的标准品或供试品溶液 1.0 mL,混匀后在规定条件下培养至适宜测量的浊度值(通常约为 4 h),在线测定或取出立即加入甲醛溶液(1→3)0.5 mL 以终止微生物生长,在 530 nm 或 580 nm 波长处测定各管的吸光度。另用药品稀释剂 1.0 mL、含试验菌的液体培养基 9.0 mL

及甲醛溶液 0.5 mL,制备空白液。照标准曲线法进行可靠性检验和效价计算。

标准品溶液选择 5 个剂量(剂距 1∶1.25 或更小),供试品溶液根据估计效价或标示量选择中间剂量,均在各品种项下规定的剂量-反应线性范围内,每一剂量不少于 3 个试管。

2. 二剂量法或三剂量法　取适宜的已灭菌试管,在各品种项下规定的剂量-反应线性范围内,选择适宜的高、中、低浓度,分别精密加入各浓度的标准品和供试品溶液各 1.0 mL,二剂量的剂距为 2∶1 或 4∶1,三剂量的剂距为 1∶0.8。同标准曲线法操作,每一组浓度不少于 4 个试管,按随机区组分配,在规定条件下培养。照生物统计法进行可靠性测验及效价计算。

实例 6-1　微生物检定方法测定氨基苷类抗生素的含量

《中国药典》(2020 年版)硫酸庆大霉素含量测定方法:精密称取本品适量,加灭菌水定量制成每 1 mL 中约含 1 000 U 的溶液,照抗生素微生物检定法测定,可信限率不得大于 7%。1 000 U 庆大霉素单位相当于 1 mg 庆大霉素。

解析:按照"抗生素微生物检定管碟法试验设计表"规定,庆大霉素的试验菌为短小芽孢杆菌,培养条件为 I 号培养基、pH 值 7.8～8.0、35～37 ℃、培养 14～16 h,选择硫酸庆大霉素标准品。

第四节　生物活性测定法

生化药品是指采用生物化学方法,从生物材料中分离、纯化、精制而成的用以治疗、预防和诊断疾病的药品,如氨基酸、肽、蛋白质、酶类。此类物质结构复杂,质量控制方法和检验项目与化学药物相比有很多不同。为反映此类药物的临床生物活性,生化药物多采用生物检定技术测定效价。

生化药物效价的生物测定法系通过比较相应的标准品与供试品两者所引起效价检定指标的变化程度,以测定供试品效价的方法。本节仅简介《中国药典》(2020 年版)四部所收载的生化药物效价测定方法,所列品种有升压素、肝素、绒促性素、缩宫素、胰岛素、精蛋白锌胰岛素、硫酸鱼精蛋白、尿促性素(卵泡刺激素)、黄体生成素、降钙素、生长激素等。各品种的检定方法见表 6-2。

表 6-2　一些生化药物效价的生物测定法

名称	药物来源	效价检定指标	标准品	检定用生物体
升压素		血压升高的程度	赖氨酸升压素标准品	成年雄性大鼠
肝素	猪或牛的肠黏膜	延长新鲜兔血或兔、猪血浆凝固时间的作用	肝素标准品	新鲜兔血或兔、猪血浆

续表

名称	药物来源	效价检定指标	标准品	检定用生物体
绒促性素	孕妇尿	对幼小鼠子宫增重的作用	绒促性素标准品	雌性幼小鼠的子宫
缩宫素	猪或牛的脑神经垂体;化学合成	引起离体大鼠子宫收缩的作用	缩宫素标准品	成年雌性大鼠的子宫
胰岛素	猪或牛的胰脏	引起小鼠血糖下降的作用	胰岛素标准晶	成年小鼠血
精蛋白锌胰岛素注射液	含有鱼精蛋白和气化锌的胰岛素(猪、牛)	降低家兔血糖的作用	胰岛素标准品	健康家兔血
硫酸鱼精蛋白	鱼类新鲜成熟精子	延长新鲜兔血或猪、兔血浆凝结时间的程度	肝素标准品	新鲜兔血或兔、猪血浆
卵泡刺激素	—	对幼大鼠卵巢增重的作用	尿促性素标准品	雌性幼大鼠的卵巢
黄体生成素	—	对幼大鼠精囊增重的作用	尿促性素标准品	雄性幼大鼠的精囊
降钙素	—	对大鼠血钙降低的影响	降钙素标准品	大鼠血
生长激素	—	使幼龄去垂体大鼠体重和胫骨骨器板宽度增加的程度	生长激素标准品	幼龄去垂体大鼠

第五节 药品的安全性检查

生物来源的药品常含有危害患者身体健康甚至影响生命安全的特殊杂质,如热原、细菌内毒素等。为保证用药的安全有效,这些药物除进行必要的理化、微生物检验外,还需进行安全性检查。由于这些有害杂质的结构和作用机制不清,目前安全性检查多采用实验动物学方法,常规检验的项目有异常毒性、热原、细菌内毒素、升压和降压物质、过敏反应及溶血与凝聚。方法收载于《中国药典》(2020 年版)四部中,简述如下。

一、异常毒性检查

异常毒性检查法是给予小鼠一定剂量的供试品溶液,在规定时间内观察小鼠出现的死亡情况,以判定供试品是否符合规定的一种方法。

除另有规定外,《中国药典》(2020 年版)以小鼠在给药后 48 h 内不得有死亡为异常毒性检查合格。常规给药途径包括静脉注射、腹腔注射、皮下注射和口服给药。

二、热原检查

热原检查法是将一定剂量的供试品静脉注入家兔体内,在规定时间内观察家兔体温升高的情况,以判定供试品中所含热原的限度是否符合规定的方法。

热原系指药品中含有的能引起体温升高的杂质,目前多认为是指细菌内毒素的脂多糖。严格地讲,不是每一种热原都具有脂多糖的结构,而且一些药品因存在干扰因素并不适合使用内毒素检查。相比而言,热原检查能直接反映产品致热物质在体内变化过程,直观、代表性好,较细菌内毒素更有实际意义。

热原检查需选取健康合格的家兔 3 只,测定正常体温后,自耳静脉缓缓注入供试品溶液,再每隔 30 min 测量体温 1 次,共测 6 次,以 6 次体温中最高的一次减去正常体温为家兔体温的升高温度(℃)。必要时,需另取 5 只家兔复试。在初试的 3 只家兔中,体温升高均低于 0.6 ℃,并且 3 只家兔体温升高总和低于 1.3 ℃;或在复试的 5 只家兔中,体温升高 0.6 ℃或高于 0.6 ℃的家兔不超过 1 只,并且初试、复试合并 8 只家兔的体温升高总和为 3.5 ℃或低于 3.5 ℃,均判定供试品的热原检查符合规定。

测量家兔体温应使用精密度为±0.1 ℃的测温装置,测温探头或肛温计插入肛门的深度和时间各兔应相同。

三、细菌内毒素检查

细菌内毒素检查系利用鲎试剂来检测或量化由革兰阴性菌产生的细菌内毒素,以判断供试品中细菌内毒素的限量是否符合规定的一种方法。

细菌内毒素是革兰阴性菌细胞壁的构成成分,其主要化学成分为脂多糖的类脂 A 成分。可激活中性粒细胞,造成内源性热原质释放,作用于体温调节中枢引起机体发热。细菌在生活状态时并不释放内毒素,只有当细菌死亡自溶或黏附在其他细胞时,其毒性才表现。细菌内毒素的生物活性主要有致热性、致死性、白细胞减少、降血压、休克、激活凝血系统、鲎细胞溶解物(鲎试剂)凝集、刺激淋巴细胞有丝分裂、肿瘤细胞坏死作用等。

内毒素是药品热原检查不合格的主要原因,在 GMP 条件下,药品生产的质量控制一般认为无内毒素即无热原,控制内毒素就是控制热原。细菌内毒素检查法因其方法灵敏、准确、快速和经济的优点,越来越多地被用于控制药品注射剂质量,成为静脉、鞘内给药药物以及放射性药物等质量检查的一个重要方面。

《中国药典》(2020 年版)中细菌内毒素检查方法包括凝胶法和光度测定法。凝胶法系通过试剂与内毒素产生凝集反应的原理来检测或半定量内毒素的方法,分为限度试验和半定量试验。光度法分为浊度法和显色基质法,浊度法系利用检测鲎试剂与内毒素反应过程中的浊度变化而测定内毒素含量的方法;显色基质法系利用检测鲎试剂与内毒素反应过程中产生的凝固酶使特定底物释放出呈色团的多少而测定内毒素含量的方法。可使用任何一种方法进行试验,当测定结果有争议时,一般以凝胶法结果为准。

四、升压及降压物质检查

药物中的特殊杂质可引起患者血压升高或降低,《中国药典》(2020 年版)四部分别收载了升压物质检查法和降压物质检查法。

1. 升压物质检查法　是比较赖氨酸升压素标准品与供试品升高大鼠血压的程度,以判定供试品中所含升压物质的限度是否符合规定的方法。

2. 降压物质检查法　是比较组胺对照品与供试品引起麻醉猫血压下降的程度,以判定供试品中所含降压物质的限度是否符合规定的方法。

试验时选择健康合格的成年雄性大鼠(升压物质检查法)或猫(降压物质检查法),麻醉后手术安装供注射药液用的静脉插管,并通过颈动脉与血压测定装置相连。选定赖氨酸升压素标准品或组胺标准品稀释液的剂量(d_S)以及供试品溶液品种项下规定的剂量(d_T),按照 d_S、d_T、d_T、d_S 顺序注射,分别记录血压。比较第一与第三、第二与第四次的反应,以 d_T 所致的反应值均不大于 d_S 所致反应值的一半为供试品的升压物质或降压物质检查符合规定。

五、过敏反应检查

药物中一些生物来源的杂质,如蛋白或聚合物等,可能会作为抗原或半抗原导致机体的过敏反应,轻则不适,严重时会导致血压下降、窒息、血管神经性水肿,甚至休克、死亡。

过敏反应检查法是将一定量的供试品溶液注入豚鼠体内,间隔一定时间后静脉注射供试品进行激发,观察动物出现过敏反应的情况,以判定供试品是否引起动物全身过敏反应。

检查时选取健康合格的豚鼠 6 只,隔日腹腔注射供试品 0.5 mL,共 3 次,进行致敏。然后均分为 2 组,分别在首次注射后第 14 d 和第 21 d,由静脉注射供试品 1 mL 进行激发。规定静脉注射供试品后 30 min 内不得出现过敏反应。如在同一只动物上出现竖毛、发抖、干呕、连续喷嚏 3 声、连续咳嗽 3 声、紫癜和呼吸困难等现象中的 2 种或 2 种以上,或出现大小便失禁、步态不稳或倒地、抽搐、休克、死亡现象之一者,判定供试品不符合规定。

【习题】

一、单项选择题

1. 药品监督管理部门对无菌产品进行质量监督,判断产品是否被微生物污染的指标是(　)。

    A. 无菌检查　　　　　　　　B. 微生物限度检查

    C. 控制菌检查　　　　　　　　D. 内毒素检查

2. 无菌检查需要的环境洁净度级别是(　　　　)。

　　A. 10 级　　　　　B. 100 级以下　　C. 1 000 级以下　D. 10 000 级以下

3. 无菌检查时适用于需氧菌、厌氧菌检查的培养基是(　　　　)。

　　A. 硫乙醇酸盐流体培养基　　　　　B. 胰酪大豆胨液体培养基

　　C. 选择性培养基　　　　　　　　　D. 营养肉汤培养基

4. 在做药物的无菌检查时,用以证明所加的菌种能够在培养基中生长良好的试验是培养基的(　　　　)。

　　A. 无菌性检查　　B. 灵敏度检查　　C. 阳性试验　　　D. 阴性试验

5. 药品微生物计数法检查中,常用的需氧菌、霉菌及酵母菌计数方法是(　　　　)。

　　A. 直接过滤法　　B. 平皿法　　　　C. 薄膜过滤法　　D. 菌数回收率试验

6. 控制菌检查项目中被列为粪便污染指示菌的是(　　　　)。

　　A. 大肠埃希菌　　B. 大肠菌群　　　C. 沙门菌　　　　D. 金黄色葡萄球菌

7. 抗生素效价微生物测定法管碟法中,三剂量法需在双碟中以等距离均匀安置不锈钢小管(　　　　)。

　　A. 2 个　　　　　B. 3 个　　　　　C. 4 个　　　　　D. 6 个

8. 以是否引起小鼠血糖下降的作用为效价检定指标的药物是(　　　　)。

　　A. 肝素　　　　　B. 绒促性素　　　C. 缩宫素　　　　D. 胰岛素

9. 鲎试剂是一种安全性检查项目的试验试剂,这种检查项目是(　　　　)。

　　A. 异常毒性　　　B. 热原　　　　　C. 细菌内毒素　　D. 升压和降压物质

10. 热原检查使用的实验动物是(　　　　)。

　　A. 小鼠　　　　　B. 大鼠　　　　　C. 家兔　　　　　D. 猫

二、多项选择题

1. 药品生物检定技术所用的生物体包括(　　　　)。

　　A. 微生物　　　　B. 细胞　　　　　C. 离体组织　　　D. 动物　　　　　E. 人

2. 微生物计数法系检查非规定灭菌制剂及其原料、辅料受到微生物污染程度的方法,检查项目包括(　　　　)。

　　A. 无菌检查　　B. 需氧菌数　　　C. 霉菌数　　　　D. 酵母菌数　　　E. 控制菌检查

3. 下列属于微生物控制菌检查项目的是(　　　　)。

　　A. 大肠埃希菌　　　　　　　　　B. 金黄色葡萄球菌

　　C. 枯草芽孢杆菌　　　　　　　　D. 白色念珠菌

　　E. 沙门菌

4.《中国药典》(2020 年版)抗生素效价微生物检定浊度法的检定法有(　　　　)。

　　A. 标准曲线法　　B. 二剂量法　　　C. 三剂量法　　　D. 管碟法

5. 药品安全性检查的常规检验的项目有(　　　　)。

　　A. 异常毒性　　　　　　　　　　B. 热原

　　C. 细菌内毒素　　　　　　　　　D. 升压和降压物质

E. 过敏反应

6. 控制菌检查用培养基的适用性检查项目有(　　　　)。

  A. 促生长能力   B. 抑制能力

  C. 指示特征   D. 生长能力

7. 阴道、尿道给药制剂需检查的控制菌有(　　　　)。

  A. 大肠埃希菌   B. 金黄色葡萄球菌

  C. 沙门菌   D. 白色念珠菌

  E. 铜绿假单胞菌

《中国药典》2020 年版
生物检定记录模板举例

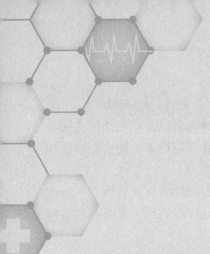

第七章
体内药物分析

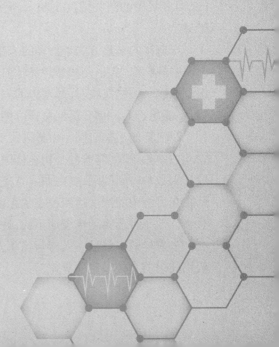

体内药物分析是通过分析人或动物体液及各组织器官中的药物及其代谢物浓度,了解药物在体内数量和质量的变化,以此获得药物代谢动力学的各种参数以及药物在体内的吸收、分布、代谢及排泄等信息,从而对药物研究、药品生产、临床合理应用等方面作出估计和评价。

体内药物分析具有的特点:被测药物和代谢物的浓度低;样品复杂,存在各种各样直接或间接影响测定结果的物质,大多需要分离和净化;仅有少量样品可供分析,尤其是在连续测定过程中,很难再度获得完全相同的样品。

第一节　样品的采集

一、样品的种类

体内药物分析用的生物样品为生物的体液、组织和排泄物等,包括血液、尿液、唾液、乳汁、精液、脑脊液、泪液、胆汁、胃液、胰液、淋巴液、毛发、脏器组织、粪便等。其中,常用且易于获得的分析样品主要有血液、尿液和唾液3种。只有在某些特定情况下,其他体液或组织才会被选用。本节简要介绍血样、尿液、唾液的采集方法。

二、样品的采集

(一)血样的采集

血样包括血浆、血清和全血,是体内药物分析中最常采用的样品。血药浓度的测定通常指测定血浆或血清中的药物浓度,而不是全血中的药物浓度,特殊要求除外。一般认为,当药物浓度在体内达到稳定状态时,其在血浆中的浓度与在药物作用点的浓度是密切相关的,即血浆中的药物浓度反映了药物在体内的状况,可以作为药物在作用部位浓度的可靠指标。

1. 血样的采集方法　血样的采集方法一般是用注射器直接采集人体的静脉血(成人从肘正中静脉取血,小儿从颈外静脉取血),有时根据血药浓度和分析方法的灵敏度,也可从毛细管取血。动物实验时,最理想的方法是直接抽取动脉血或从心脏取血,但此法只能用于动物,不能用于人。供分析的血样应能代表整个人体的血药浓度。

2. 血样的采集时间　血样采集时间间隔与次数应根据测定目的来决定。例如,测定药物动力学参数时,需绘测药物在体内的药物-时间曲线,应根据动力学模型、给药方式来确定取样次数与时间间隔,要在曲线首尾及峰值附近或浓度较大处取样;测定血药浓度时,需待药物在血液中的浓度达到稳定状态后(一般为连续给药,经过4~5个半衰期)采集血样才有意义。但每种药物的半衰期不同,达到稳态的时间也不同,取样时间也随之不同。

3. 血样的采集量　人体药代动力学研究需要在多个时间点(一般为12~20点)取样,一般用注射器直接采集静脉血,每次1~5 mL,随着分析方法灵敏度的增高,取样量可以更少。

动物实验时,采血量不宜超过动物总血量的十分之一。

4.血样的制备 血浆或血清由采集的全血制备。

(1)血浆的制备:将采集的静脉血液置含有抗凝剂的试管中,缓缓转动试管使其充分混合后,离心(2 500 ~ 3 000 r/min)5 ~ 10 min,促进血红细胞沉降,所得淡黄色上清液即为血浆。其量约为全血量的一半。

常用的抗凝剂有肝素、EDTA、枸橼酸盐、草酸盐等。其中肝素最为常用,它是体内正常的生理成分,因而不会改变血样的化学组成,也不会引起药物的变化,一般不干扰测定。通常 1 mL 全血需加 0.1 ~ 0.2 mg 肝素。

(2)血清的制备:采集的静脉血液置试管中,于 37 ℃或室温放置 30 min ~ 1 h。待血液凝固后,用细竹棒或玻璃棒轻轻剥去试管壁上的血饼,再离心(2 500 ~ 3 000 r/min)5 ~ 10 min,促进血红细胞沉降分离,上层淡黄色液体即为血清。其量为全血量的 30% ~ 50%。

血清与血浆基本成分相同,只比血浆少一种纤维蛋白原。因为药物与血浆纤维蛋白原几乎不结合,所以,血清与血浆中药物浓度通常相同。血浆比血清分离速度快,而且制取量多,因而多数情况下用血浆进行分析。当血浆中含有的抗凝剂对药物能发生作用并对浓度测定有影响时,才使用血清样品。

(3)全血的制备:将采集的血液置含有抗凝剂试管中,轻轻摇匀,防止凝血,但不经离心操作,保持血浆和血细胞均相状态,即为全血。全血的净化较血浆与血清麻烦,尤其是溶血后,血色素等可能会给测定带来影响。当某些药物可与红细胞结合,或药物在血浆和血球的分配比率不是一个常数的情况下,则宜采用全血。

血样采集后应及时分离血浆和血清,并最好立即进行分析。如不能立即测定时,应妥善贮藏,一般是置具塞硬质玻璃试管或聚塑料管中完全密塞后保存。不宜将全血未经分离直接冷冻保存,以免因冷冻引起细胞溶解,妨碍血浆和血清的分离,或因溶血导致药物浓度发生变化。

(二)尿液的采集

在所有体液样品中,尿样最容易获得。体内药物的清除主要是通过尿液以原型、代谢物或结合物等多种形式排出。健康人的尿液中不含蛋白质,所以常用作药物体内代谢研究。通过测定尿液可以对药物剂量回收、药物肾清除率、生物利用度以及代谢物类型等进行研究。尿液中的药物浓度与血药浓度相关性差,不能直接反映血药浓度。

1.尿液的采集 尿样的采集应该是自然排尿。尿液包括随时尿、晨尿、白天尿、夜间尿及时间尿等。测定尿液中药物浓度时一般采集时间尿。因尿药浓度高,随时间变化较大,所以应测定一定时间内尿中的药物总量(如 8 h、12 h、24 h 内的累计量),这就需同时测定在规定时间内的尿量(体积)及尿药浓度。

尿液主要成分是水、尿素及盐类,放置时间长会因细菌繁殖而变浑浊,因此取样后应立即测定。若不能立即测定,而保存时间为 24 ~ 36 h,可置冰箱(4 ℃)中保存,若时间再长则需冰冻保存。如果在室温下保存,收集尿样后应立即加入防腐剂,或改变尿液的酸碱性以抑制微生物的生长繁殖。

常用的防腐剂包括有机溶剂和无机溶剂。甲苯、二甲苯、三氯甲烷等有机溶剂,可以使尿液的表面形成一层保护膜;而醋酸、浓盐酸等无机溶剂,可以改变尿液的酸碱性,抑制细菌的繁殖。

2.尿液的制备 尿液中的药物大多呈缀合状态,首先需将缀合物水解,释放出缀合的药物或其代谢物后,再作进一步的处理和测定。常用的水解方法有酸水解法和酶水解法。酸水解通常使用无机酸,如盐酸或磷酸溶液等;酶水解法通常用葡萄糖醛酸苷酶或硫酸酯酶,或二者的混合物。

(三)唾液的采集

唾液中的药物浓度通常与血浆浓度相关,可用唾液中的药物浓度来反映血浆中的药物浓度。唾液作为样品,容易获得,取样对人体无损害,患者容易接受,并且取样不受时间、地点的限制。

1.唾液的采集 唾液的采集一般是于漱口后 15 min、在安静状态下采集口腔内自然流出的唾液或舌在口腔内搅动后流出的混合唾液。也可通过物理和化学刺激,在短时间内得到大量唾液,但此法采集可能影响唾液中的药物浓度。常用的物理方法主要是口嚼石蜡片、小块聚四氟乙烯块或玻璃大理石等;化学方法是将柠檬酸或维生素 C 等置于舌尖,弃去初始部分后采集。以化学法应用较广泛。

唾液采集后,应在 4 ℃以下保存,阻止黏蛋白的生成。若对分析无影响,可用碱处理,使唾液中的黏蛋白溶解而降低其黏度。冷冻保存唾液时,解冻后应将容器内的唾液充分搅匀后再用,以避免因浓度不均匀而产生误差。

2.唾液的制备 唾液样品采集后,应立即测量其除去泡沫部分的体积,离心(2 000 ~ 3 000 r/min)15 min,吸取上清作为药物浓度测定的样品。

三、样品的储存与稳定性

(一)样品的储存

生物样品取样后最好立即进行分析,以免药物产生分解或发生其他化学变化。但由于实验设计的要求,需在一定的时间内采集大量的样品,而往往又受分析速度的限制,不能做到边采集边分析,这就需要将部分样品适当储藏。冷冻(-20 ℃)保存是最常用的方法之一。若取样后不能立即进行分析测定,为防止药物发生变化,短期保存置冰箱(4 ℃)中,长期保存置冷柜(-20 ℃)或低温冷柜(-80 ℃)中,冷冻样品应按测定时需要的体积分装贮存,每次按计划取一定数量进行测定,防止反复冻融导致药物含量下降。

如果待测药物在生物样本中易受酶或酸碱等作用发生进一步的变化,则须根据其自身性质选择合适的方法进行处置。通常的处置方法包括低温冷冻、调节酸碱度、加酶抑制剂(如氟化钠)或抗氧剂(如维生素 C)等,防止药物发生变化,延长保存时间。

(二)稳定性

生物样品的稳定性通常包括短期稳定性和长期稳定性。短期稳定性是考察模拟生物样品在室温、4 ℃、-20 ℃以及冻、融循环条件下的稳定性;长期稳定性是考察实际生物样品经长期冷冻(-20 ℃或-80 ℃)后的稳定性。考察内容包括分析生物样品中待测药物或特定代谢物的降解情况。

为防止含酶样品中的被测组分进一步代谢,采样后必须立即终止酶的活性。常采用的方法有液氮中快速冷冻、微波照射、匀浆及沉淀、加入酶活性阻断剂(通常加入氟化钠)等。另外,某些生物样品中的药物易被空气氧化,如儿茶酚类的阿扑吗啡易被空气氧化产生醌类物质,因此,收集的血浆样品应加入抗坏血酸,增加稳定性。又如卡托普利,由于采血后该药仍会被血浆中的酶继续氧化,使血药浓度大大降低,因而必须低温下立即分离出血浆并加入抗氧剂和稳定剂。对于见光易分解的药物(如硝苯地平等),在采集生物样品时还需注意避光。

第二节　样品的预处理

体内药物分析时,仅在少数情况下可取样品直接测定,大多数情况下,样品分析前都需要进行预处理,即将样品中的药物经过分离、纯化和浓集后再供测定。对纯化程度的要求,取决于使用的分析方法及样品所含杂质的情况。

样品的预处理是体内药物分析的一个重要环节,往往也是分析中最难、最繁琐的步骤。因为生物样品中的药物常以多种形式(如游离型药物、与蛋白质结合药物、代谢物等)存在,需要分离后测定。再者,生物样品中存在大量内源性物质(如蛋白质、多肽、内脂及色素等)对检测有很大干扰,需净化、浓集后测定。

生物样品的类型众多,性质各异,很难用一个固定的程式和方法处理样品,必须结合实际要求和情况灵活运用各种手段和方法解决问题。

一、方法的选择

选择样品预处理的方法应从样品的类型、药物的理化性质以及测定的目的几个方面来考虑。

(一)根据样品的类型选择

1. 血浆和血清　血浆和血清中所含的蛋白质能与药物结合而影响分析测定。因此,需去除蛋白质后,再用适宜的方法提取分离待测成分。

2. 唾液　唾液中含有黏蛋白,若对分析无影响,可用碱处理,使黏蛋白溶解而降低其黏度;若对分析有影响,可用离心法去除黏蛋白。

3. 尿液　一般健康人的尿液中不含蛋白质,不需要除蛋白处理但尿液中的药物大多以配合物的形式存在,常用酸碱水解后使药物从配合物中游离后提取。若药物以原型排泄,则可简单用水稀释后测定。

(二)根据药物的理化性质选择

1. 药物的理化性质　样品的分离和净化依赖于待测药物及其代谢物的理化性质。例如,药物的酸碱性和溶解度关系到药物的提取分离手段,应根据药物酸碱性的不同,通过调节样品溶液的 pH 值,使待测药物以非电离的形式存在,降低其在水相中的溶解度,再选用适宜的有机溶剂提取。另外,药物的化学稳定性关系到样品制备时条件的选择,药物的光谱性及官能团性质关系到分析仪器的选择。

2. 药物的浓度　不同药物在生物样品中的浓度相差很大,药物浓度大的样品制备要求较低;反之,则较高。

(三)根据药物测定的目的选择

药物测定的目的不同,要求也就不同。如对急性中毒的病例,要求快速提供中毒物及其浓度的情况,对样品制备的要求也就可适当放宽;测定药物及其代谢物,要求药物及其代谢物从其结合物或配合物中释放出来,并加以分离后测定,这对样品的制备就要全面考虑了。

此外,样品分离、净化的程度与所用分析方法的专属性、分析能力、检测系统对不纯样品玷污的耐受程度以及测定效率等密切相关。

二、蛋白质的去除

生物样品如血浆、血清中含有大量的蛋白质,能与药物结合。因此,在测定血样及组织匀浆等样品中的药物时,应首先去除蛋白质,使与蛋白结合的药物游离,以便测定药物的总浓度。去除蛋白质,一方面能预防其在提取过程中的干扰,另一方面还能保护仪器性能和延长仪器使用。去除蛋白质的方法有蛋白沉淀法和蛋白酶解法两类方法。

(一)蛋白沉淀法

1. 加入水溶性有机溶剂　该法可使蛋白质分子内及分子间的氢键发生变化而使蛋白质凝聚,使与蛋白质结合的药物释放出来。

常用的水溶性有机溶剂有:乙腈、甲醇、乙醇、丙醇、丙酮、四氢呋喃等。例如,血样与 1～3 倍体积的有机溶剂混合(若仅用小比例溶剂,则仅有少量蛋白质沉淀),离心(1 000 r/min) 1～2 min 后,可使 90% 以上的蛋白质沉淀析出。

2. 加入中性无机盐　该法能使溶液的离子强度发生变化、把与蛋白质水合的水置换出来,从而使蛋白质脱水而沉淀。

常用的无机盐有硫酸铵、硫酸钠、氯化钠等。例如,含药物的血清与饱和硫酸铵按 1:2 的比例混合后,离心(1 000 r/min)1～2 min,可去除 90% 以上的蛋白质。

3. 加入强酸　当 pH 值低于蛋白质的等电点时,蛋白质以阳离子形式存在。此时加入强酸,可与蛋白质阳离子形成不溶性盐而沉淀。

常用的强酸有 10% 三氯醋酸、6% 高氯酸、硫酸-钨酸混合液及 5% 偏磷酸等。例如,含有药物的血清与 10% 的三氯醋酸按 1:0.6 的比例混合后,离心(1 000 r/min)1～2 min,可去除 90% 以上的蛋白质。

4. 加入重金属沉淀剂　当溶液的 pH 值高于蛋白质的等电点时,蛋白质分子中带负电荷的羧基与重金属阳离子形成不溶性盐而沉淀。

常用的沉淀剂有 $CuSO_4$-$NaWO_4$、$ZnSO_4$-$NaOH$ 等。例如,含药物血清与沉淀剂按 1:2 的比例混合后,离心(1 000 r/min)1～2 min,除去蛋白质后所得的上清液 pH 值分别为 5.7～

7.3 和 6.5～7.5。

应当注意的是,上述 4 种蛋白质沉淀方法对于与蛋白质结合力强的药物回收率较差。

(二)蛋白酶解法

在测定某些与蛋白结合牢固且对酸不稳定的药物时,特别是测定组织中的药物时,常用酶解法。该法是先将待测组织中加入氨基丁三醇缓冲液(pH 值 10.5)及蛋白水解酶,在 60 ℃培育 1 h 后,用玻璃棉滤过,所得的澄清液即可供药物提取用。

常用的蛋白水解酶是枯草菌溶素。该水解酶在 50～60 ℃时活力最强,可在较宽 pH 值范围(7.0～11.0)内使蛋白质的肽链降解,并释放出药物。

因酶解法是在温和、平稳条件下进行的,其优点在于可避免某些药物在酸中水解或在较高温度时降解;对与蛋白结合率强的药物,可显著提高回收率;可用有机溶剂直接提取消化液而无乳化生成;在用 HPLC 时,不需要再进行过多的净化操作。其缺点是不适用于一些在碱性条件下易水解的药物。

三、样品的分离、纯化与浓集

(一)样品总浓度测定的处理方法

药物或其代谢物(包括游离型和结合型)总浓度测定前,样品的分离、纯化与浓集一般用液-液提取法和液-固提取法两种方法。

1. 液-液提取法 液-液提取法是体内药物分析中应用最多的分离、纯化方法。样品在去除(或不去)蛋白质后,在适当的 pH 条件下,用有机溶剂提取其中的药物或代谢物。其目的是从大量的共存物(干扰物)中分离出所需要的微量成分,并通过溶剂的蒸发使样品得到浓集,以供测定。溶剂提取的效果受溶液的 pH、提取溶剂和提取技术等多种因素的影响。现讨论如下:

(1)溶剂的选择:合适的溶剂可以减少提取和净化操作。溶剂的选择应该根据溶剂的极性、被测定成分及共存的其他物质的性质来决定,同时应考虑溶剂使用是否安全、是否便于浓缩等问题。

体内药物分析中的大多数药物为脂溶性,在有机溶剂中的溶解度大于在水中的溶解度,而大多数内源性杂质是强极性的水溶性物质。因此,提取中多采用极性小的有机溶剂,既可得到合适的提取回收率,又能尽量减少干扰物的提取,且极性小的有机溶剂沸点低、易于挥发浓缩。若在极性小的溶剂中加入少量醇类,可克服其提取能力弱的缺点,并能减少药物被容器表面吸附而造成的损失。在许多情况下,采用单一溶剂不能有效的提取待测成分,需采用不同极性的混合溶剂。

(2)溶剂的 pH 调节:溶剂提取时,水相最佳 pH 值的选择与药物的 pK_a 值有关。当 pH 值与 pK_a 值相当时,50% 的药物以非电离形式存在。若碱性药物最佳 pH 值高于 pK_a 值 1～2 个单位,酸性药物最佳 pH 值低于 pK_a 值 1～2 个单位,可以分别抑制碱性或酸性药物的解离,使 90% 的药物以非电离的形式存在,而易被有机溶剂提取。

生物样品在碱性或近中性的情况下大多提取效果较好。因为生物样品中内源性物质多为酸性,而多数药物是亲脂性的碱性药物,在碱性条件下提取时,酸性干扰物不会被有机溶剂提取出来。一般规则是碱性药物在碱性条件下用有机溶剂提取,酸性药物在酸性条件下用有机溶剂提取,中性药物在近中性条件下用有机溶剂提取。而对于碱性很强的药物,如季铵类药物,即使控制 pH 值也不能抑制它们的电离,所以不能用有机溶剂从体液中提取出来,往往采用"离子对"技术进行提取。

(3)溶剂的用量:提取时所用的有机溶剂要适量,一般有机相与水相的容积比为 1∶1 或 1∶2。但具体用量要根据被测药物的性质和分析测定方法来确定。

(4)提取技术:在体内药物分析中,由于样品量少、药物含量低,且一次分析测定的样品数量较多,提取时通常不采用像常量分析那样反复提取的方法,一般只提取一次(至多两次),在改变 pH 值后,从有机相回提至水相也只进行一次,一般并不考虑"提尽药物"。但提取前要先加入定量内标物,再依法提取,且测定含量时应精确加入提取溶剂,提取液也要定量分出,以待测组分峰高(或峰面积)与内标峰高(或峰面积)之比值与浓度作标准曲线。这样,即使在一系列操作过程中有微量损失,虽可影响被测组分与内标物的绝对值,但并不影响二者的比值,可以消除误差。

提取时将体液样品、缓冲液和萃取溶剂置具塞试管内,再将试管在旋涡混合器上旋涡混合进行提取。振荡时间与强度视情况而定。

提取液往往不能直接供气相色谱或高效液相色谱测定,需挥去溶剂使被测组分浓集后再进行测定。但应避免直火加热浓缩以免破坏被测组分或引起被测组分挥发损失,常吹入氮气流使溶剂挥散;对于易随气流挥发或遇热不稳定的药物可采用减压法挥去溶剂。溶剂蒸发所用的试管,底部为尖锥形,这样可使最后的数毫升溶剂集中在管尖,便于量取。若已发生严重的乳化现象,可将试管置于冰箱中冷冻破乳,融化后再离心。

溶剂提取法的优点在于它的选择性好,在使用非专属性的光谱分析时,药物也能与多数内源性物质分离,避免杂质的干扰;缺点在于乳化现象的产生,会引起药物的损失。通常在提取前于水中加入适量固体氯化钠,可减轻乳化程度。已发生轻微乳化时,可经适当转速离心,使水相和有机相完全分开。

2.液-固提取法　液-固提取法是将不同填料作为固定相装入微型小柱,将含有药物的生物样品溶液通过小柱,利用药物或干扰物在固定相和液相中吸附、分配、离子交换或其他亲和力作用的差异,使药物或干扰物被保留在固定相上而达到分离。该法能显著减少所需样品量、避免乳化现象、简化样品预处理过程,在样品前处理中应用广泛。

较常用的方法是使药物被保留在固定相上,选用适当溶剂洗除干扰物质,然后再用适当溶剂洗脱药物。也可使干扰物被保留在固定相上,而让药物流出,或同时吸附杂质和药物,再使用合适的溶剂选择性地洗脱药物,而杂质留在固定相上。

(1)固定相的选择:固定相是固相分离柱中最重要的部分,它的选择将取决于分析物质和样品溶剂的性质。分析物的极性与固定相极性非常相似时,可得到分析物的最佳保留,两者极性越相似保留越好,所以要尽量选择极性相似的固定相。固定相的选择还受样品溶剂强度的制约,弱溶剂会增强分析物在吸附剂上的保留,样品溶剂强度相对该固定相应该较弱。

常用于填充柱的担体大致分为 3 类:第一类是亲脂性(疏水性)担体,如药用炭、聚苯乙

烯或 C_{18} 化学键合硅胶等,样品中的亲脂性药物被吸附在担体上,然后用有机溶剂分离药物;第二类是亲水性担体,如硅胶、硅藻土、棉纤维等,样品中的全部药物与干扰物均被吸附在担体颗粒表面,然后用有机溶剂冲洗药物使其与干扰物分离;第三类是离子交换树脂。其中亲脂型应用最多。

（2）操作步骤：

①活化：除去柱子内的杂质并创造一定的溶剂环境。通常需要两种溶剂来完成上述任务,第一个溶剂（初溶剂）用于净化固定相,另一个溶剂（终溶剂）用于建立一个合适的固定相环境使样品分析物得到适当的保留。

②上样：将样品用一定的溶剂溶解,转移入柱,这时药物和干扰物质保留在固定相上。

③淋洗：通常需要淋洗固定相以便最大程度地除去干扰物质。

④洗脱：选择适当的溶剂将被测物质洗脱下来,收集洗脱液。洗脱剂用量一般为每 100 mg 固定相用 0.5~0.8 mL。

固相分离的优点在于样品用量少,可富集痕量分析物,回收率高,重现性好,引入杂质少,也可消除乳化现象,易于自动化。其缺点在于价格高、技术要求高、柱子易阻塞。

（二）血浆中游离药物测定的处理方法

测定血浆或血清中游离药物浓度时,可利用游离型和结合型药物分子大小的差异进行分离。常用的方法有超速离心、平衡透析、超滤以及凝胶过滤方法等。

1. 超速离心法　样品以每分钟数万转的速度进行离心,得到不含蛋白质的上清液,测定上清液中的药物浓度即为游离型药物浓度。

2. 平衡透析　将半透膜制成软袋,样品放于袋中,袋外为缓冲液。待放置平衡后,游离药物透过半透膜进入到缓冲液中,从而将游离药物分离出来。也可将玻璃槽用半透膜隔开,一半放样品,一半放缓冲液,进行透析。

3. 超滤法　超滤法又称限外过滤法。是将样品放于半透膜制成的软袋中,采用离心的方法分离游离型药物。

4. 凝胶过滤法　凝胶过滤法以具有分子筛作用的交联葡聚糖颗粒装柱,样品过柱,用缓冲液洗脱,分取游离型药物。

第三节　样品的玷污与损失

生物样品在采集、贮存与分析测定过程中由于所用的试剂和溶剂不纯、接触的器皿有杂质等可能造成样品的污染或损失,使分析测定的结果出现偏差。

一、样品的玷污

（一）增塑剂造成的污染

血样采集过程中使用的塑料血样采集管含有增塑剂。增塑剂是脂溶性成分,易从塑料中溶出造成血样的污染。

（二）溶剂带入的杂质

一些溶剂由于种种原因总是含有杂质，在生物样品制备的过程中，由于使用溶剂体积较大，即使原来杂质浓度较低，但当浓缩时或通过色谱柱时，杂质浓度显著增大而干扰测定。

（三）衍生化产生的杂质

由于衍生化试剂未经纯化使色谱分析中往往呈现额外的杂质峰，干扰药物的检测。

（四）环境和器皿造成的污染

由于实验室不够清洁，或者因通风不当可能造成污染，使用的玻璃器皿不够洁净，蒸馏水和试剂的纯度不够等，也可能造成污染。

二、待测药物的损失

（一）吸附与共沉淀导致损失

1. 吸附　样品制备过程中使用的玻璃容器或橡胶塞对某些药物产生吸附是不可忽略的，特别是脂肪胺类及含硫化合物。对所使用的玻璃器具采用硅烷化处理，或在提取溶剂中加入异戊醇或二乙胺，能减少玻璃壁的吸附性。

2. 共沉淀　在全血样品测定中，红细胞和纤维蛋白原凝块的形成，常能引起待测物的共沉淀。所以，应将全血样品加入缓冲液后再用有机溶剂提取。由于溶剂能使血细胞散开，药物易从细胞表面解吸，从而减少了共沉淀引起的药物损失。同时，缓冲液的一定离子强度，也可使蛋白质变性时形成疏松的絮状物，减少了药物因物理性滞留造成的损失。

（二）化学降解导致损失

在样品制备过程中，加入强酸、强碱等试剂会使一些遇酸及受热不稳定的药物发生分解、开环等情况。因此，应尽量采用条件温和的方法制备样品。对光化学不稳定的药物尚需避光操作。

（三）衍生化导致损失

某些药物需制成衍生物后再进行测定。药物在衍生化过程中，由于反应不完全，待测药物仅部分转化为所需的产物或部分生成副产物而造成损失。有时在蒸发去除过量衍生化试剂时，也会使衍生物与溶剂形成共沸混合物而导致损失。

（四）络合导致损失

某些药物能与重金属离子络合，或与内源性大分子相互作用，此种情况虽较少遇到，但往往是制备某些样品时药物损失的一个因素。此时，可加入适当的金属离子配位剂（如EDTA）进行掩蔽，可减少由于络合而导致的损失。

（五）蒸发导致损失

挥发性的药物在挥去溶剂时易造成损失；不挥发的药物为使组分富集，需将提取液蒸发后再加少量溶剂溶解，但有时残渣中的药物未能完全溶于所加的小体积溶剂中而造成损失。在吹氮过程中药物可以气溶胶形式逸出而造成损失。

第四节 常用的分析方法

体内药物分析是指借助于现代化的仪器与技术来分析药物在体内数量与质量的变化，以获得药物在体内的各种药代动力学参数、代谢方式、代谢途径等信息。目前,用于体内药物分析的方法有很多,常用的体内药物分析方法的检测限量和专一性见表7-1。

表7-1 常见的体内药物分析方法及其检测限量和专一性

分析方法		检测限量/ng	专一性
分光光度法	紫外-可见分光光度法	100	-
	原子吸收分光光度法	1	+
	荧光分析法	1	+-
薄层扫描法	紫外扫描	10	++
	荧光扫描	1	++
高效液相色谱法	紫外检测器	1	++
	荧光检测器	0.1	+++
	电化学检测器	0.001~0.01	+++
气相色谱法	氢焰检测器	1~10	++
	氮磷检测器	0.01~0.1	+++
	电子捕获检测器	0.01	+++
	质量碎片选择离子检测器	0.01	++++
免疫法	放射免疫法	0.01	++
	酶免疫法	0.01	++
	荧光免疫法	0.01~0.1	++
	游离基免疫法	0.001	++

下面简要介绍紫外-可见分光光度法、荧光分析法、高效液相色谱法、气相色谱法、电泳法及免疫分析法在体内药物分析中的应用。

(一)紫外-可见分光光度法

在体内药物分析中,紫外-可见分光光度法灵敏度低、分离能力差,由于生物样品中内源性物质的干扰较大,往往使测得结果偏高,不适用于药物动力学参数的测定。但在实际应用中,该法操作简便、测试费用较低,早期的许多血药浓度测定大多采用该法。目前,该法在体内药物分析的应用日趋减少,逐步被色谱分析法所取代,仅用于少数浓度高、干扰成分少的生物样品测定。

(二)荧光分析法

荧光分析法灵敏度高、专属性强,适用于体液中痕量药物及其代谢物的浓度测定,被广泛应用于药物的吸收、分布、代谢及排泄的速度与机理的研究中。由于生物体内的许多化合物都有荧光,对样品的测定存在干扰,常需预先分离待测组分。

生物样品中常采用的荧光分析法有直接荧光分析法和间接荧光分析法。直接荧光分析法主要适用于自身具有荧光特性的待测药物的测定,如含有芳环或高度共轭的脂肪族基团的药物及其代谢物。间接荧光分析法主要适用于自身不具有荧光或荧光较弱的待测药物的测定,该法是选用适当化学反应将待测物转变为有荧光的物质,或利用待测药物的特性增强或减弱某种荧光染料的荧光强度,然后进行测定。间接荧光分析法拓宽了荧光分析法在体内药物分析中的应用范围,但存在专属性差、易受官能团和类似化合物干扰的缺点。

实例 7-1 体液中氨苄西林的测定,常采用间接荧光分光光度法

测定方法 精密取待测血清样品 1.0 mL,加 10% 三氯醋酸溶液 1.0 mL,超声振荡 30 s,离心(5 000 r/min)5 min,精密取上清液 1 mL,置内含 0.1 mol/L 盐酸溶液 1.0 mL 的试管中,超声振荡 30 s,置沸水浴中加热 90 min,加入乙二醇单甲醚 2 mL,在 360 nm 和 430 nm 波长处测定。以空白血清为空白对照,内加氨苄西林标准品的血清为标准对照,同法操作。

解析:氨苄西林在酸性溶液中加热水解得到荧光产物,最大激发波长和荧光波长分别为 360 nm 和 430 nm。反应液加入乙二醇单甲醚可增加荧光强度。该法对血清中氨苄西林浓度在 $0.5 \sim 10$ μg/mL 范围内线性关系好,最低检测浓度为 0.016 μg/mL(当信噪比 $S/N=3$ 时),方法平均回收率为 90.5%,批内相对标准偏差为 3.7%($n=10$)。

体液中氨苄西林的测定除了可采用上述荧光分光光度法外,还可采用紫外-可见分光光度法、微生物法、薄层色谱法、高效液相色谱法等进行测定。

(三)高效液相色谱法

在体内药物分析中,高效液相色谱法占有主导地位。它具有分离效能好、灵敏度高、快速、流动相选择范围广、样品不受气化条件限制等特点。与紫外-可见分光光度法相比,该法分离、分析可同时进行,且与药物具有相同吸收的杂质不干扰测定;与气相色谱法相比,该法对强极性药物、药物代谢物及高分子药物等的处理比较容易,同时从体液中净化待测药物的操作也比较容易;与免疫法比较,该法对多组分药物及其代谢物可同时分别定量;与微生物法相比较,该法分离操作简便、快速、结果重现性好。

实例 7-2 血清中对乙酰氨基酚浓度的测定,可采用反相高效液相色谱法

该法可用于测定危急情况下的中毒患者的血药浓度,也可测定服用治疗量药物后血清中药物的浓度。其测定方法如下:

色谱条件 色谱柱为 25 cm×4.6 mm,内填 Partisil-10 ODS;以乙腈磷酸钾溶液(乙腈 50 mL,加 0.1 mol/L pH 值为 2.7 的磷酸钾溶液)为流动相,流速为 1.0 mL/min;柱温 40 ℃;

紫外检测器,检测波长 250 nm;内标溶液为 N-丙酰基-p-氨基苯酚(取 N-丙酰基-p-氨基苯酚 20 mg,溶于甲醇 10 mL 中,吸取 0.25 mL,加乙醇 100 mL,即得)。

解析:取血清样品或标准溶液(10 g/L 对乙酰氨基酚甲醇液,再用不含药物的血浆稀释至一定浓度)0.5 mL 于 15 mL 的具塞试管中,加固体氯化钠 0.25~0.5 g 和内标液 5 mL,用手振摇 50~100 次进行提取,离心分层,将醚液转移入尖底的离心管中,室温下在空气流中蒸发除去乙醚,将残渣溶于 50 mL 的甲醇,每次进样 5 μL,注入液相色谱仪,按内标法计算含量。

(四)气相色谱法

气相色谱法适用于具有挥发性和热稳定性或与采取裂解、酯化、硅烷化等衍生化处理方法后具有挥发性的药物及代谢物的测定。该法具有分离和分析的双重功能,同时具有灵敏度高、专属性强、分析速度快等特点,适合组分比较复杂的生物样品中微量有机药物及代谢产物的分离测定。在最佳的测定条件下,可分离检测化学结构类似的药物及其代谢产物和血样中的内源性杂质。

(五)电泳法

《中国药典》(2020 年版)附录中电泳法收载了 5 种方法,其中的醋酸纤维素膜电泳法和琼脂糖凝胶电泳法适用于体内药物的分析。醋酸纤维素膜电泳法是以醋酸纤维素膜作为支持介质的电泳法,多用于血清蛋白、脂蛋白的分离和定量测定。琼脂糖凝胶电泳法是以琼脂糖凝胶作为支持介质的电泳法,多用于血清蛋白的分离和定量测定。

(六)免疫分析法

免疫分析法是利用半抗原药物与标记药物竞争抗体结合的原理来检测各种物质(药物、激素、蛋白质、微生物等)的分析方法。根据标记物种类的不同,可分为放射免疫分析、酶免疫分析、化学发光免疫分析、荧光免疫分析等,测定其放射性、酶反应后的紫外吸收和荧光强度。具有灵敏度高、选择性强、操作简便快速、样品用量少,且一般不需预处理即可直接测定等特点。

免疫分析法建立时,需针对每一种药物制备特异性的抗体和标记药物,在一般实验室中难以办到。目前通常采用试剂盒,因此,免疫分析法的适用在很大程度上受到试剂盒种类的限制。

免疫分析法的应用主要集中在以下几方面:

(1)在实验药物动力学和临床药物学中测定生物利用度和药物代谢动力学参数等生物药剂学中的重要数据,以便了解药物在体内的吸收、分解、代谢及排泄情况。

(2)在药物的临床检测中,对治疗指数小、超过安全剂量易发生严重不良反应或最佳治疗浓度和毒性反应浓度有交叉的药物进行血液浓度监测。

(3)在药物生产中从发酵液或细胞培养液中快速测定有效组分的含量,以实现对生产过程的在线监测。

(4)对药品中是否存在特定的微量有害杂质进行评价。

【习题】

一、选择题

（一）单项选择题

1. 唾液的 pH 值为（　　　　）。

  A. 6.9±0.5　　　B. 6.0±0.5　　　C. 6.9±0.1　　　D. 4.0±0.5

2. 进行体内药物分析血样采集时，一般取血量为（　　　　）。

  A. 1 mL　　　　B. 1~2 mL　　　C. 1~3 mL　　　D. 2 mL

3. 体内药物分析中最烦琐，也是极其重要的一个环节是（　　　　）。

  A. 样品的采集　　B. 样品的贮存　　C. 样品的制备　　D. 样品的分析

4. 溶剂提取药物及其代谢物时，碱性药物在（　　　　）。

  A. 酸性 pH 中提取　　　　　　　B. 近中性 pH 中提取

  C. 弱碱性 pH 中提取　　　　　　D. 碱性 pH 中提取

5. 提取溶剂的一般选择原则是在满足提取需要的前提下（　　　　）。

  A. 尽可能选用极性大的溶剂　　　B. 选用极性适中的溶剂

  C. 选用极性溶剂　　　　　　　　D. 尽可能选用极性小的溶剂

6. 溶剂提取时，水相的最佳 pH 选择从理论上讲对于碱性药物的最佳 pH 应是（　　　　）。

  A. 高于药物的 pKa 值 1~2 个 pH 单位

  B. 低于药物的 pKa 值 1~2 个单位

  C. 等于药物的 pKa

  D. 与药物的 pKa 无关

7. 在治疗药物监测中，应用较为广泛的一种分析方法是（　　　　）。

  A. 放射免疫法（RIA）　　　　　　B. 酶免疫法（EIA）

  C. 荧光免疫法（FIA）　　　　　　D. 游离基免疫法（FRAT）

8. 用高效液相色谱法测定体内样本描述错误的是（　　　　）。

  A. 快速、灵敏度高、分离效能好

  B. 对多组分药物及其代谢物可同时分别定量

  C. 对高沸点及对热不稳定的化合物均可分离

  D. 结果重现性不好

（二）多项选择题

9. 蛋白质的去除常采用的方法有（　　　　）。

  A. 加入沉淀剂和变性试剂　　　B. 加入可与水混溶的有机溶剂

  C. 酶消化法　　　　　　　　　D. 加入水

  E. 增加样品的取量

10. 体内药物分析的发展趋势是(　　)。

    A. 仪器化　　　　B. 自动化　　　　C. 微机化　　　　D. 网络化　　　　E. 优先化

二、问答题

1. 体内药物分析的对象是什么?

2. 体内药物分析样品的种类有哪些? 其中较为常用的有哪些样品?

附　录
《中国药典》(2020 年版)二部凡例

总 则

一、《中华人民共和国药典》简称《中国药典》,依据《中华人民共和国药品管理法》组织制定和颁布实施。《中国药典》一经颁布实施,其所载同品种或相关内容的上版药典标准或原国家药品标准即停止使用。《中国药典》由一部、二部、三部、四部及其增补本组成。一部收载中药,二部收载化学药品,三部收载生物制品,四部收载通用技术要求和药用辅料。除特别注明版次外,《中国药典》均指现行版。

本部为《中国药典》二部。

二、《中国药典》主要由凡例、通用技术要求和品种正文构成。

凡例是为正确使用《中国药典》,对品种正文、通用技术要求以及药品质量检验和检定中有关共性问题的统一规定和基本要求。

通用技术要求包括《中国药典》收载的通则、指导原则以及生物制品通则和相关总论等。《中国药典》各品种项下收载的内容为品种正文。

三、药品标准由品种正文及其引用的凡例、通用技术要求共同构成。

本版药典收载的凡例、通则/生物制品通则,总论的要求对未载入本版药典的其他药品标准具同等效力。

四、凡例和通用技术要求中采用"除另有规定外"这一用语,表示存在与凡例或通用技术要求有关规定不一致的情况时,则在品种正文中另作规定,并据此执行。

五、正文所设各项规定是针对符合《药品生产质量管理规范》(Good Manufacturing Practices, GMP)的产品而言。任何违反 GMP 或有未经批准添加物质所生产的药品,即使符合《中国药典》或按照《中国药典》没有检出其添加物质或相关杂质,也不能认为其符合规定。

六、《中国药典》的英文简称为 Chinese Pharmacopoeia;英文缩写为 ChP。

通用技术要求

七、通则主要包括制剂通则、其他通则、通用检测方法。制剂通则系为按照药物制型分类,针对剂型特点所规定的基本技术要求。通用检测方法系为各品种进行相同项目检验时所应采用的统一规定的设备、程序、方法及限度等。

指导原则系为规范药典执行,指导药品标准制定和修订,提高药品质量控制水平所规定的非强制性、推荐性技术要求。

生物制品通则是对生物制品生产和质量控制的基本要求,总论是对某一类生物制品生产和质量控制的相关技术要求。

品种正文

八、品种正文系根据药物自身的理化与生物学特性,校照批准的处方来源、生产工艺、贮藏运输条件等所制定的、用以检测药品质量是否达到用药要求并衡量其质量是否稳定均一的技术规定。

九、品种正文内容根据品种和剂型的不同。按顺序可分别列有：①品名（包括中文名、汉语拼音与英文名）；②有机药物的结构式；③分子式、分子量；④来源或有机药物的化学名称；⑤含量或效价规定；⑥处方；⑦制法；⑧性状；⑨鉴别；⑩检查；⑪含量或效价测定；⑫类别；⑬规格；⑭贮藏；⑮制剂；⑯标注；⑰杂质信息等。

原料药与制剂中已知杂质的名称与结构式等信息一般均在原料药正文中列出，相应制剂正文直接引用。复方制剂中活性成分相互作用产生的杂质，一般列在该品种正文项下。

十、品种正文中引用的药品系指本版药典收载的品种，其质量应符合相应的规定。

名称及编排

十一、品种正文收载的药品中文名称通常按照《中国药品通用名称》收载的名称及其命名原则命名，《中国药典》收载的药品中文名称均为法定名称；本版药典收载的原料药英文名除另有规定外，均采用国际非专利药名（International Nonproprietary Names，INN）。

有机药物的化学名称系根据中国化学会编撰的《有机化学命名原则》命名，母体的选定与国际纯粹与应用化学联合会（International Union of Pure and Applied Chemistry，IUPAC）的命名系统一致。

十二、药品化学结构式按照世界卫生组织（World Health Organization，WHO）推荐的"药品化学结构式书写指南"书写。

十三、品种正文按药品中文名称笔画顺序排列，同笔画数的字按起笔笔形一丨丿、乛的顺序排列；单方制剂排在其原料药后面；放射性药品集中编排；索引按汉语拼音顺序排序的中文索引、英文名和中文名对照索引排列。

项目与要求

十四、制法项下主要记载药品的重要工艺要求和质量管理要求。

（1）所有药品的生产工艺应经验证，并经国务院药品监督管理部门批准，生产过程均应符合《药品生产质量管理规范》的要求。

（2）来源于动物组织提取的药品，其所用动物种属要明确，所用脏器均应来自经检疫的健康动物，涉及牛源的应取自无牛海绵状脑病地区的健康牛群；来源于人尿提取的药品，均应取自健康人群。上述药品均应有明确的病毒灭活工艺要求以及质量管理要求。

（3）直接用于生产的菌种、毒种、来自人和动物的细胞、DNA重组工程菌及工程细胞，来源途径应经国务院药品监督管理部门批准并应符合国家有关的管理规范。

十五、性状项下记载药品的外观、臭、味、溶解度以及物理常数等。

（1）外观性状是对药品的色泽和外表感观的规定，其中臭与味指药品本身所固有的，可供制剂开发时参考。

（2）溶解度是药品的一种物理性质。各品种项下选用的部分溶剂及其在该溶剂中的溶解性能，可供精制或制备溶液时参考。对在特定溶剂中的溶解性需作质量控制时，在该品种检查项下另作具体规定。药品的近似溶解度以下列名词术语表示：

极易溶解　是指溶质 1 g(mL)能在溶剂不到 1 mL 中溶解；

易溶　是指溶质 1 g(mL)能在溶剂 1～不到 10 mL 中溶解；

溶解　是指溶质 1 g(mL)能在溶剂 10～不到 30 mL 中溶解；

略溶　是指溶质 1 g(mL)能在溶剂 30～不到 100 mL 中溶解；

微溶　是指溶质 1 g(mL)能在溶剂 100～不到 1 000 mL 中溶解；

极微溶解　系指溶质 1 g(mL)能在溶剂 1 000～不到 10 000 mL 中溶解；

几乎不溶或不溶　系指溶质 1 g(mL)在溶剂 10 000 mL 中不能完全溶解。

试验法：除另有规定外，称取研成细粉的供试品或量取液体供试品，置于(25±2)℃一定容量的溶剂中，每隔 5 min 强力振摇 30 min；观察 30 min 内的溶解情况，如无目视可见的溶质颗粒或液滴时，即视为完全溶解。

（3）物理常数包括相对密度、馏程、熔点、凝点、比旋度、折光率、黏度、吸收系数、碘值、皂化值和酸值等；其测定结果不仅对药品具有鉴别意义，也可反映药品的纯度，是评价药品质量的主要指标之一。

十六、鉴别项下规定的试验方法，是根据反映该药品某些物理、化学或生物学等特性所进行的药物鉴别试验，不完全代表对该药品化学结构的确证。

十七、检查项下包括反映药品的安全性与有效性的试验方法和限度、均一性与纯度等制备工艺要求等内容；对于规定中的各种杂质检查项目，是指该药品在按既定工艺进行生产和正常贮藏过程中可能含有或产生并需要控制的杂质（如残留溶剂、有关物质等）；改变生产工艺时需另考虑增修订有关项目。

对于生产过程中引入的有机溶剂，应在后续的生产环节予以有效去除。除正文已明确列有"残留溶剂"检查的品种必须对生产过程中引入的有机溶剂依法进行该项检查外，其他未在"残留溶剂"项下明确列出的有机溶剂或未在正文中列有此项检查的各品种，如生产过程中引入或产品中残留有机溶剂，均应按通则"残留溶剂测定法"检查并应符合相应溶剂的限度规定。

供直接分装成注射用无菌粉末的原料药，应按照注射剂项下相应的要求进行检查，并应符合规定。

各类制剂，除另有规定外，均应符合各制剂通则项下有关的各项规定。

十八、含量测定项下规定的试验方法，用于测定原料及制剂中有效成分的含量，一般可采用化学、仪器或生物测定方法。

十九、类别是按药品的主要作用与主要用途或学科的归属划分，不排除在临床实践的基础上作其他类别药物使用。

二十、制剂的规格，是指每一支、片或其他每一个单位制剂中含有主药的重量（或效价）或含量（％）或装量。注射液项下，如为"1 mL：10 mg"，是指 1 mL 中含有主药 10 mg；对于列有处方或标有浓度的制剂，也可同时规定装量规格。

二十一、贮藏项下的规定系为避免污染和降解,面对药品贮存与保管的基本要求,以下列名词术语表示:

遮光 是指用不透光的容器包装,如棕色容器或黑色包装材料包裹的无色透明、半透明容器;

避光 是指避免日光直射;

密闭 是指将容器密闭,以防止尘土及异物进入;

密封 是指将容器密封,以防止风化、吸潮、挥发或异物进入;

熔封或严封 是指将容器熔封或用适宜的材料严封,以防止空气与水分的侵入并防止污染;

阴凉处 是指不超过20℃;

凉暗处 是指避光并不超过20℃;

冷处 是指2~10℃;

常温(室温) 是指10~30℃。

除另有规定外,〔贮藏〕项未规定贮存温度的一般系指常温。

由于注射剂与眼用制剂等的包装容器均直接接触药品,可视为该制剂的组成部分,因而可写为"密闭保存"。

二十二、标注项下的规定,是指开展检定工作等所需的信息,应采取适宜的方式(如药品说明书等)注明。

二十三、制剂中使用的原料药和辅料,均应符合本版药典的规定;本版药典未收载者,必须制定符合药用要求的标准,并须经国务院药品监督管理部门批准。

同一原料药用于不同制剂(特别是给药途径不同的制剂)时,需根据临床用药要求制定相应的质量控制项目。

检验方法和限度

二十四、本版药典品种正文收载的所有品种,均应按规定的方法进行检验。采用药典规定的方法进行检验时,应对方法的适用性进行确认。如采用其他方法,应进行方法学验证,并与规定的方法比对,根据试验结果选择使用,但应以本版药典规定的方法为准。

二十五、本版药典中规定的各种纯度和限度数值以及制剂的重(装)量差异,是包括上限和下限两个数值本身及中间数值。规定的这些数值不论是百分数还是绝对数字,其最后一位数字都是有效位。

试验结果在运算过程中,可比规定的有效数字多保留一位数,而后根据有效数字的修约规定进舍至规定有效位。计算所得的最后数值或测定读数值均可按修约规则进舍至规定的有效位,取此数值与标准中规定的限度数值比较,以判断是否符合规定的限度。

二十六、原料药的含量(%),除另有注明者外,均按重量计。如规定上限为100%以上时,是指用本版药典规定的分析方法测定时可能达到的数值,它为药典规定的限度或允许偏差,并非真实含量;如未规定上限时,系指不超过101.0%。

制剂的含量限度范围,是根据主药含量的多少、测定方法误差、生产过程不可避免偏差和贮存期间可能产生降解的可接受程度而制定的,生产中应按成分标示量100%投料。如已知某一成分在生产或贮存期间含量会降低,生产时可适当增加投料量,以保证在有效期内含量能符合规定。

标准品与对照品

二十七、标准品与对照品是指用于鉴别、检查、含量测定的标准物质。标准品是指用于生物检定或效价测定的标准物质,其特性量值一般按效价单位计,以国际标准物质进行标定;对照品系指采用理化方法进行鉴别、检查或含量测定时所用的标准物质,其特性量值一般按纯度(%)计。

标准品与对照品的建立或变更批号,应与国际标准物质或原批号标准品或对照品进行对比并经过协作标定。然后按照国家药品标准物质相应的工作程序进行技术审定,确认其质量能够满足既定用途后方可使用。

标准品与对照品均应附有使用说明书,一般应标明批号、特性量值、用途、使用方法、贮藏条件和装量等。

标准品与对照品均应按其标签或使用说明书所示的内容使用或贮藏。

计量

二十八、试验用的计量仪器均应符合国务院质量技术监督部门的规定。

二十九、本版药典采用的计量单位。

(1)法定计量单位名称和符号如下:

长度:米(m) 分米(dm) 厘米(cm) 毫米(mm) 微米(pm) 纳米(nm)

体积:升(L) 毫升(mL) 微升(μL)

质(重)量:千克(kg) 克(g) 毫克(mg) 微克(μg) 纳克(ng) 皮克(pg)

物质的量:摩尔(mol) 毫摩尔(mmol)

压力:兆帕(MPa) 千帕(kPa) 帕(Pa)

温度:摄氏度(℃)

动力黏度:帕秒(Pa·s) 毫帕秒(MPa·s)

运动黏度:平方米每秒(m^2/s) 平方毫米每秒(mm^2/s)

波数:厘米的倒数(cm^{-1})

密度:千克每立方米(kg/m^3) 克每立方厘米(g/cm^3)

放射性活度:吉贝可(GBq) 兆贝可(MBq) 千贝可(kBq) 贝可(Bq)

(2)本版药典使用的滴定液和试液的浓度,以 mol/L(摩尔/升)表示者,其浓度要求需精密标定的滴定液用"XXX 滴定液(YYY mol/L)"表示;作其他用途不需精密标定其浓度时用"YYY mol/L XXX 溶液"表示,以示区别。

（3）温度描述,一般以下列名词术语表示:

水浴温度:除另有规定外,均指98～100 ℃;

热水:是指70～80 ℃;

微温或温水:是指40～50 ℃;

室温(常温):是指10～30 ℃;

冷水:是指2～10 ℃;

冰浴:是指约0 ℃;

放冷:是指放冷至室温。

（4）符号"%"表示百分比,系指重量的比例;但溶液的百分比,除另有规定外,系指溶液100 mL中含有溶质若干克;乙醇的百分比,系指在20 ℃时容量的比例。此外,根据需要可采用下列符号:

%（g/g）表示溶液100 g中含有溶质若干克;

%（mL/mL）表示溶液100 mL中含有溶质若干毫升;

%（mL/g）表示溶液100 g中含有溶质若干毫升;

%（g/mL）表示溶液100 mL中含有溶质若干克;

（5）缩写"ppm"表示百万分比,是指重量或体积的比例。

（6）缩写"ppb"表示十亿分比,是指重量或体积的比例。

（7）液体的滴,是指在20 ℃时,以1.0 mL水为20滴进行换算。

（8）溶液后标示的"（1→10）"等符号,是指固体溶质1.0 g或液体溶质1.0 mL加溶剂使成10 mL的溶液;未指明用何种溶剂时,均是指水溶液;两种或两种以上液体的混合物,名称间用半字线"-"隔开,其后括号内所示的":"符号,是指各液体混合时的体积(重量)比例。

（9）本版药典所用药筛,选用国家标准的R40/3系列,分等如下:

筛号	筛孔内径(平均值)	目号
一号筛	2 000 μm ±70 μm	10 目
二号筛	850 μm ±29 μm	24 目
三号筛	355 μm ±13 μm	50 目
四号筛	250 μm ±9.9 μm	65 目
五号筛	180 μm ±7.6 μm	80 目
六号筛	150 μm ±6.6 μm	100 目
七号筛	125 μm ±5.8 μm	120 目
八号筛	90 μm ±4.6 μm	150 目
九号筛	75 μm ±4.1 μm	200 目

粉末分等如下:

最粗粉:指能全部通过一号筛,但混有能通过三号筛不超过20%的粉末;

粗粉:指能全部通过二号筛,但混有能通过四号筛不超过40%的粉末;

中粉:指能全部通过四号筛,但混有能通过五号筛不超过60%的粉末;

细粉:指能全部通过五号筛,并含能通过六号筛不少于95%的粉末;

最细粉:指能全部通过六号筛,并含能通过七号筛不少于95%的粉末;

极细粉:指能全部通过八号筛,并含能通过九号筛不少于95%的粉末。

(10)乙醇未指明浓度时,均是指95%(mL/mL)的乙醇。

三十、计算分子量以及换算因子等使用的原子量均按最新国际原子量表推荐的原子量。

精确度

三十一、本版药典规定取样量的准确度和试验精密度。

(1)试验中供试品与试药等"称重"或"量取"的量,均以阿拉伯数码表示,其精确度可根据数值的有效数位来确定。如称取"0.1 g",是指称取重量可为0.06~0.14 g;称取"2 g",是指称取重量可为1.5~2.5 g;称取"2.0 g",是指称取重量可为1.95~2.05 g;称取"2.00 g",是指称取重量可为1.995~2.005 g。

"精密称定"是指称取重量应准确至所取重量的千分之一;"称定"是指称取重量应准确至所取重量的百分之一;"精密量取"是指量取体积的准确度应符合国家标准中对该体积移液管的精密度要求;"量取"是指可用量筒或按照量取体积的有效数位选用量具。取用量为"约"若干时,是指取用量不得超过规定量的±10%。

(2)恒重,除另有规定外,是指供试品连续两次干燥或炽灼后称重的差异在0.3 mg以下的重量;干燥至恒重的第二次及以后各次称重均应在规定条件下继续干燥1 h后进行;炽灼至恒重的第二次称重应在继续炽灼30 min后进行。

(3)试验中规定"按干燥品(或无水物,或无溶剂)计算"时,除另有规定外,应取未经干燥(或未去水,或未去溶剂)的供试品进行试验,并将计算中的取用量按〔检查〕项下测得的干燥失重(或水分,或溶剂)扣除。

(4)试验中的"空白试验",是指在不加供试品或以等量溶剂替代供试液的情况下,按同法操作所得的结果;含量测定中的"并将滴定的结果用空白试验校正",系指按供试品所耗滴定液的量(mL)与空白试验中所耗滴定液的量(mL)之差进行计算。

(5)试验时的温度,未注明者,系指在室温下进行;温度高低对试验结果有显著影响者,除另有规定外,应以(25±2)℃为准。

试药、试液、指示剂

三十二、试验用的试药,除另有规定外,均应根据通则试药项下的规定,选用不同等级并符合国家标准或国务院有关行政主管部门规定的试剂标准。试液、缓冲液、指示剂与指示液、滴定液等,均应符合通则的规定或按照通则的规定制备。

三十三、试验用水,除另有规定外,均是指纯化水。酸碱度检查所用的水,均系指新沸并放冷至室温的水。

三十四、酸碱性试验时,如未指明用何种指示剂,均是指石蕊试纸。

动物试验

三十五、动物试验所使用的动物应为健康动物,其管理应按国务院有关行政主管部门颁布的规定执行。动物品系、年龄、性别、体重等应符合药品检定要求。

随着药品纯度的提高,凡是有准确的化学和物理方法或细胞学方法能取代动物试验进行药品质量检测的,应尽量采用,以减少动物试验。

说明书、包装、标签

三十六、药品说明书应符合《中华人民共和国药品管理法》及国务院药品监督管理部门对说明书的规定。

三十七、直接接触药品的包装材料和容器应符合国务院药品监督管理部门的有关规定,均应无毒、洁净,与内容药品应不发生化学反应,并不得影响内容药品的质量。

三十八、药品标签应符合《中华人民共和国药品管理法》及国务院药品监督管理部门对包装标签的规定,不同包装标签其内容应根据上述规定印制,并应尽可能多地包含药品信息。

三十九、麻醉药品、精神药品、医疗用毒性药品、放射性药品、外用药品和非处方药品的说明书和包装标签,必须印有规定的标识。

参考文献

［1］国家药典委员会.中华人民共和国药典（一部、二部、三部、四部）:2020 年版［M］.北京:中国医药科技出版社,2020.

［2］孙莹,刘燕.药物分析［M］.3 版.北京:人民卫生出版社,2018.

［3］贡济宇.药物分析［M］.10 版.北京:中国中医药出版社,2019.

［4］张振秋,马宁.药物分析［M］.北京:中国医药科技出版社,2016.

［5］董珏明.药物分析学［M］.北京:清华大学出版社,2019.

［6］杭太俊.药物分析［M］.8 版.北京:人民卫生出版社,2016.